全国高等院校健康服务与管理专业规划教材

健康营养学

（供健康管理学、中医学、针灸推拿学、中西医临床医学、护理学、食品卫生与营养学、预防医学、心理学等专业用）

主　编

李艳玲（天津中医药大学）　　　　　施洪飞（南京中医药大学）

副主编

戴　霞（山东中医药大学）　　　　　庄媛媛（大连医科大学）

李松涛（浙江中医药大学）　　　　　闫国立（河南中医药大学）

岳　嘉（甘肃中医药大学）　　　　　廖　艳（北京中医药大学）

刘志勇（江西中医药大学）

编　委（以姓氏笔画为序）

刁英飞（天津中医药大学）　　　　　马　莉（上海中医药大学）

王　伟（天津中医药大学）　　　　　朱　东（湖南医药学院）

刘　岩（营动智能技术有限公司）　　刘国华（云南中医药大学）

齐路明（成都中医药大学）　　　　　李　玲（湖南中医药大学）

吴　华（南京中医药大学）　　　　　何　其（南方医科大学）

张　蕾（徐州工程学院）　　　　　　张春玲（贵州中医药大学）

张胜利（福建中医药大学）　　　　　陈　剑（扬州大学）

周　蓓（南京中医药大学）　　　　　姚志翠（河北中医药大学）

郭乃菲（辽宁中医药大学）　　　　　康益敏（山西中医药大学）

焦凌梅（海南医学院）　　　　　　　熊常初（湖北中医药大学）

薛　慧（黑龙江中医药大学佳木斯学院）

全国百佳图书出版单位

中国中医药出版社

· 北 京 ·

图书在版编目（CIP）数据

健康营养学 / 李艳玲 , 施洪飞主编 . –– 北京：中国
中医药出版社 , 2024.7
　　全国高等院校健康服务与管理专业规划教材
　　ISBN 978-7-5132-8641-1

　　Ⅰ . ①健… Ⅱ . ①李… ②施… Ⅲ . ①营养学—高等
学校—教材 Ⅳ . ① R151

中国国家版本馆 CIP 数据核字 (2024) 第 014275 号

融合出版数字化资源服务说明

全国中医药行业高等教育"十四五"规划教材为融合教材，各教材相关数字化资源（电子教材、PPT 课件、视频、复习思考题等）在全国中医药行业教育云平台"医开讲"发布。

资源访问说明

扫描右方二维码下载"医开讲 APP"或到"医开讲网站"（网址：www.e-lesson.cn）注册登录，输入封底"序列号"进行账号绑定后即可访问相关数字化资源（注意：序列号只可绑定一个账号，为避免不必要的损失，请您刮开序列号立即进行账号绑定激活）。

资源下载说明

本书有配套 PPT 课件，供教师下载使用，请到"医开讲网站"（网址：www.e-lesson.cn）认证教师身份后，搜索书名进入具体图书页面实现下载。

中国中医药出版社出版

北京经济技术开发区科创十三街 31 号院二区 8 号楼
邮政编码　100176
传真　010-64405721
北京盛通印刷股份有限公司印刷
各地新华书店经销

开本 889×1194　1/16　印张 17.5　字数 433 千字
2024 年 7 月第 1 版　2024 年 7 月第 1 次印刷
书号　ISBN 978-7-5132-8641-1

定价　78.00 元
网址　www.cptcm.com

服 务 热 线　010-64405510　　微信服务号　zgzyycbs
购 书 热 线　010-89535836　　微商城网址　https://kdt.im/LIdUGr
维 权 打 假　010-64405753　　天猫旗舰店网址　https://zgzyycbs.tmall.com

如有印装质量问题请与本社出版部联系（010-64405510）

全国高等院校健康服务与管理专业规划教材

专家指导委员会

田小英（湖南医药学院教授）

史哲新（天津中医药大学教授）

朱燕波（北京中医药大学教授）

安　辉（福州理工学院教授）

孙贵香（湖南中医药大学教授）

阳吉长［谷医堂（湖南）健康科技有限公司董事长］

严小军（江西中医药大学教授）

苏　鑫（长春中医药大学教授）

李荣源（广西中医药大学教授）

李艳玲（天津中医药大学教授）

杨　芳（浙江中医药大学教授）

杨巧菊（河南中医药大学教授）

肖　炜（广东药科大学教授）

何　强（天津中医药大学教授）

沈敬国（广州柔嘉生物科技有限公司董事长）

张丽青（河南中医药大学教授）

张英杰（山东中医药大学教授）

张持晨（南方医科大学教授）

张俊杰（浙江中医药大学教授）

陈志恒（中南大学教授）

邵玉萍（湖北中医药大学教授）

尚　东（大连医科大学教授）

罗铁清（湖南中医药大学副教授）

金荣疆（成都中医药大学教授）

周尚成（广州中医药大学教授）

胡宗仁（湖南医药学院副教授）

饶利兵（湖南医药学院教授）

施洪飞（南京中医药大学教授）

骆　敏（湖南医药学院教授）

郭　清（浙江中医药大学教授）

唐春桥（湖南云医链生物科技有限公司董事长）

唐炳华（北京中医药大学教授）

曹　煜（贵州医科大学教授）

温红娟（长春中医药大学副研究员）

樊　旭（辽宁中医药大学教授）

鞠宝兆（辽宁中医药大学教授）

学术秘书

胡宗仁（湖南医药学院中西协同 5G 健康管理研究所副所长、副教授）

前　言

2016 年 8 月，习近平总书记在全国卫生与健康大会上指出："没有全民健康，就没有全面小康。要把人民健康放在优先发展的战略地位，以普及健康生活、优化健康服务、完善健康保障、建设健康环境、发展健康产业为重点，加快推进健康中国建设，努力全方位、全周期保障人民健康。"根据习近平总书记的指示精神，中共中央、国务院于 2016 年 10 月 25 日印发并实施的《"健康中国 2030"规划纲要》指出："积极促进健康与养老、旅游、互联网、健身休闲、食品融合，催生健康新产业、新业态、新模式。"应将健康融入人民衣食住行的各个产业，从而全方位、全周期地保障人民健康。

目前，医学模式已经由传统的疾病医学向健康医学转变。健康医学包含诊前、诊中、诊后的线上、线下一体化医疗服务模式。随着国民经济高质量发展，人民对健康的关注程度越来越高。加之人口老龄化加剧，慢性病发病率突增，医疗资源严重不足，目前急需从事健康服务与管理的人才。根据《"健康中国 2030"规划纲要》的要求，到 2030 年我国每千个常住人口会有医师 3 人，但即使是这个医师人数，也远不能满足人民群众对健康服务的需求。在健康医学模式下，未来需要大量的健康管理师来协助临床医师进行健康服务与管理。到 2030 年，我国健康服务业总规模将达 16 万亿元，这势必要求数量众多的具有一定医学专业知识的人才从事健康服务与管理。目前，社会对从事健康服务与管理工作的应用型人才需求急迫。

在此时代背景下，2016 年 2 月 16 日，教育部发布《教育部关于公布 2015 年度普通高等学校本科专业备案和审批结果的通知》，正式批准设立健康服务与管理专业，专业代码为120410T，学位授予门类是管理学，修业年限为 4 年。这标志着我国健康服务与管理专业正式作为独立设置专业进入本科院校，健康服务与管理专业将成为支撑健康管理产业的核心专业之一。2016—2023 年，教育部已批准全国 147 所本科院校开设健康服务与管理专业。

《"健康中国 2030"规划纲要》指出："到 2030 年，中医药在治未病中的主导作用、在重大疾病治疗中的协同作用、在疾病康复中的核心作用得到充分发挥。""实施中医治未病健康工程，将中医药优势与健康管理结合，探索融健康文化、健康管理、健康保险为一体的中医健康保障模式。鼓励社会力量举办规范的中医养生保健机构，加快养生保健服务发展。"中医药在治未病、养生与慢病调理等方面有独到的优势，国家对中医药在健康管理中的作用高度重视。健康服务与管理一定要与中医药融合，才能更好地为人民的健康服务。2021 年 5 月，习近平总书记在河南南阳考察时发表了重要讲话："中医药学包含着中华民族几千年的健康养生理念及其实践经验，是中华民族的伟大创造和中国古代科学的瑰宝。要做好守正创新、传承发展工作，积极推进中医药科研和创新，注重用现代科学解读中医药学原理，推动传统中医药和现代科学相结合、相促进，推动中西医药相互补充、协调发展，为人民群众提供更加优质的健康服务。"总书记充分肯定了中医健康养生的作用，并强调要中西医协同，为人民群众提供更加优质的健康服务。

目前，对于健康服务与管理专业，还没有贯彻中西医协同理念的规划教材，这不能满足中国健康管理行业以及医疗卫生事业发展的要求。因此，很有必要组织全国各大高校、医疗机构的相关专家学者编写具有中西医结合特色的健康服务与管理专业的规划教材。截至2022年，已有136所院校被批准设立健康服务与管理专业，未来将会有越来越多的高校开办本专业。因此，本套教材的编写适应时代要求，以推进健康中国建设为使命，将成为全国高等院校健康服务与管理专业规划教材。本套教材将体现医与管协同、中西医协同的思想，在推动我国健康服务与管理专业的发展和学科建设、规范健康服务与管理专业的教学模式、培养新时期健康服务与管理专业人才等方面起到重要作用。

健康服务与管理专业培养具备健康监测、健康评估、健康干预、健康教育、健康管理等技能，能够胜任互联网医院、医疗服务机构、社区卫生服务机构、健康保险机构、社会福利机构、健康体检和管理中心、养生保健中心、康养中心、功能食品和保健产品生产销售等企事业单位工作的复合型专业人才。因此，本专业的教材建设应以健康监测、评估、干预的核心技能为中心，坚持中西医协同理念。在此原则下，要做到科学性、实用性、先进性、系统性与协同性的结合。

本套教材包括《基础医学概论》《临床医学概论》《中医学概论》《中医临床辨治》《健康养生学》《健康管理学》《健康心理学》《健康营养学》《健康运动学》《康复医学》《健康服务与管理技能》《互联网健康服务与管理技术》《老年照护学》《健康药膳学》《社区健康服务与管理》《健康企业管理》《内经选读》《健康教育与促进》18本，在国家中医药管理局的指导下进行编纂，由中国中医药出版社有限公司负责组织出版，依托中国中西医结合学会教育工作委员会、世界中医药联合会慢病管理专业委员会、中华中医药学会治未病专业委员会等学术团体，邀请湖南医药学院、湖南中医药大学、浙江中医药大学、南方医科大学、北京中医药大学、上海中医药大学、山东中医药大学、广州中医药大学、广东药科大学、广西中医药大学、辽宁中医药大学、大连医科大学、福建中医药大学、南京中医药大学、长春中医药大学、天津中医药大学、河南中医药大学、江西中医药大学、湖北中医药大学、贵州医科大学、成都中医药大学等全国各大高校以及谷医堂（湖南）健康科技有限公司、湖南云医链生物科技有限公司、广州柔嘉生物科技有限公司等健康管理企业的相关专家学者进行编写。由于时间仓促，本套教材难免有不足之处，请业界同道多提宝贵意见，以便再版时修订完善。

何清湖

2023年8月

编写说明

全国高等院校健康服务与管理专业规划教材《健康营养学》是根据国务院《"健康中国2030"规划纲要》《国民营养计划（2017—2030年）》等文件的精神，落实党的二十大指出的教育根本问题"培养什么人、怎样培养人、为谁培养人"，严格遵循中医药行业人才培养规律和实际需要，紧紧围绕全面深化高等中医药教育教学改革、提升教育水平和培养质量，以推动健康中国建设为使命，体现医管协同、中西医协同的思想，坚持以基础理论与临床营养工作相结合。

《健康营养学》是指研究机体营养规律及改善措施的科学，即研究食物中对人体有益的成分及人体摄取和利用这些成分以维持、促进健康的规律和机制，在此基础上采取具体的、宏观的社会性措施改善人类健康、提高生命质量。本教材主要涵盖一些营养饮食的基础知识、常见食物的营养价值及食疗作用、特殊人群的营养和饮食推荐、常见慢性疾病的营养治疗原则和饮食推荐，通过合理营养、平衡膳食和营养治疗等达到促进健康、促进疾病康复的目的。整体从基础到深入，详细介绍了营养健康的相关知识。希望我们的学生作为未来的健康服务与管理专业人员能在各类健康管理机构、医疗卫生单位、社区卫生服务机构、卫生健康管理部门、健康保险机构、健康养老机构、卫生信息部门等中将营养风险管理、营养评估、营养干预、营养教育、营养监测、营养服务与营销的知识应用到实践中。通过合理营养、平衡膳食和营养治疗等达到促进健康、加快疾病康复的目的。培养学生对健康营养学的自信，从而提高文化自信，树立正确的世界观、人生观和价值观，热爱祖国，热爱专业，尊重科学，学风严谨，团结协作，具有为医药卫生事业的发展和人类健康服务的献身精神。

本教材在编写过程中，严格遵循理论与实践相结合的原则，汲取了国内外相关教材的精华，将学科领域成熟的新理论、新知识写入教材。如为突出中医思维，体现中西医结合特色，根据最新颁布的国家标准、指南及行业规范更新了陈旧的理论与数据。

本教材除本着供高等医学院校健康服务与管理专业学生使用外，也可供护理学、中医学、中西医临床医学、针灸推拿学、食品卫生与营养等专业学生使用，另外，可供从事临床工作的医师、营养师及食品专业工作人员参考。

本教材由天津中医药大学、南京中医药大学等25所高等院校和1家企业联合编写。其中绪论由李艳玲编写；第一章的第一～四节由姚志翠编写，第五～八节由闫国立、熊常初编写；第二章的第一、二节由廖艳编写，第三、四节由焦凌梅编写，第五、六节由郭乃菲编写；第三章的第一节由李松涛编写，第二、三节由薛慧编写；第四章由吴华编写；第五章由施洪飞、周蓓编写；第六章的第一节由陈剑编写，第二节由戴霞编写；第七章的第一、二、三、五节由刘志勇编写，第四、六节由康益敏编写；第八章的第一节由齐路明编写，第二节由李艳玲编写；第九章由李艳玲编写；第十章由李玲、岳嘉编写；第十一章的第一、二节由庄媛媛编写，第

三、四节由张春玲编写，第五、六节由朱东编写；第十二章的第一、三、五节由戴霞编写，第二节由张胜利编写，第四节由何其编写；第十三章的第一、二节由马莉编写，第三节由廖艳编写；第十四章的第一、二节由岳嘉编写，第三节由王伟编写；第十五章的第一节由刘国华编写，第二节由庄媛媛编写；第十六章的第一节由李松涛编写，第二节由刁英飞编写；第十七章由张蕾、李艳玲编写；附录部分由李艳玲、刁英飞、郭乃菲、王伟、陈剑编写。

本教材数字化工作由李松涛负责，编委会全体成员共同参与完成。

鉴于医学营养学的相关知识不断发展和更新，且编者的水平和能力有限，若有疏忽和不足之处，敬请广大读者、使用本教材的教师和同学们提出宝贵意见，以便再版时修订提高。

《健康营养学》编委会
2023 年 12 月

目 录

扫一扫，查阅本章数字资源，含PPT、音视频、图片等

绪　论

健康是促进人的全面发展的必然要求，是经济社会发展的基础条件，是民族昌盛和国家富强的重要标志，也是广大人民群众的共同追求。《"健康中国 2030"规划纲要》《国民营养计划（2017—2030 年）》和党的二十大明确提出推进健康中国建设，将健康教育纳入国民教育体系，把健康教育作为所有教育阶段素质教育的重要内容，提高健康教育服务能力。发展中医养生保健治未病服务，将中医药优势与健康管理结合。

一、健康营养学的概念

健康营养学是研究人体所需的营养成分和其摄取方式，以及这些营养物质如何影响身体机能和健康科学。健康营养学是健康管理专业的重要组成部分，"民以食为天"，合理营养是健康的基础。营养的原义是"谋求养生"，是指人类为了维持生命和健康、满足机体正常的生长发育及各种活动需求，必须从外界摄取食物，食物进入机体后，经过消化、吸收、代谢等一系列复杂反应，从中吸取营养物质的过程。食物及其消化、吸收对健康的影响一直是营养学探究的中心议题。

随着经济的发展和社会的进步，人类更加注重生活质量和健康。世界卫生组织提出健康的定义为"生理、心理及社会适应三个方面全部良好的一种状况，而不仅仅是指没有生病或者体质健壮"。在著名的《维多利亚宣言》中提出了健康的生活方式，即健康四大基石：合理膳食、适量运动、戒烟限酒、心理平衡。

二、营养学发展史

营养学的发展过程与其他许多学科一样，是人类在漫长的生活实践中，逐渐由感性认识上升到理性认识的过程。中国作为一个文明古国，营养学也与其他自然科学一样，历史悠久。中华民族在长期的生活和医疗实践中，形成了流传至今的饮食养生文化，并积累了丰富的食物保健治疗经验。历代医家的著作中对饮食营养均有论述，为我国人民的健康事业作出了很大贡献。

1. 古代营养学　早在 3000 多年前，我国西周时期，官方医政制度就把医学分为四大类：食医、疾医、疡医、兽医。其中，食医排在"四医"之首。食医主要掌握调配周天子的"六食""六饮""六膳""百馐""百酱"的滋味、温凉和分量。食医所从事的工作与现代营养医生的工作类似。

成书于战国时期的《黄帝内经》是我国现存最早的一部医学经典著作。其中大量篇章共同阐述了饮食的意义、饮食的种类、食物的配伍，而且对脏腑生理功能和食物性味的关系以及性味的选择与配合等也进行了较为详细的论述。其载"凡欲诊病者，必问饮食居处""治病必求于本""药以祛之，食以随之"。并提出"五谷为养，五果为助，五畜为益，五菜为充"的饮食模式，这是先祖根据实践经验加以总结而形成的古代朴素的营养学说。汉代名医张仲景的《伤寒杂病论》，开创了辨证论治的先河，在治疗上除了用药外，还采用了大量饮食调养方法来配合，如白虎汤、桃花汤、十枣汤、百合鸡子黄汤、当归生姜羊肉汤、甘麦大枣汤等。在食疗方面，张仲景不仅发展了《黄帝内经》的理论，突出了饮食的调养及预防作用，开创了药物与食物相结合治疗重病、急症的先例，而且记载了食疗的禁忌及应注意的饮食卫生事项。

东晋葛洪在《肘后备急方》中对饮食与疾病的关系和食养问题有了进一步的阐述，提出用豆豉、大豆、小豆、胡麻、牛乳、鲫鱼等六种食材治疗和预防脚气病。唐代孙思邈在其所著的《备急千金要方》中设有"食治"专篇，至此，食疗已经开始成为专门学科。《备急千金要方》第二十六卷专门论述食养食治，涉及食治原料 176 种，其中果实类 30 种、蔬菜类 63 种、谷米类 28 种、鸟兽类 55 种。它是食治原料学的奠基，强调顺应自然，特别要避免"太过"和"不足"的危害，就食物功能而言，"用之充饥则谓之食，以其疗病则谓之药"。元代太医忽思慧所编著的《饮膳正要》，是一部食、养、医相结合的著名食疗专著，收载食物 203 种，除了谈到疾病的治疗，首次从营养学的观点出发，强调了正常人应加强饮食、营养摄取，用以预防疾病，并详细记载了饮食卫生、服用药食的禁忌及食物中毒的表现，颇有见解。明代李时珍《本草纲目》收录的 1892 种药物中，仅谷、菜、果三部就收有 300 多种，虫、介、禽、兽有 400 余种。其中专门列有饮食禁忌，服药与饮食的禁忌等。

人类在长达几千年探索饮食与健康关系的历史进程中，逐渐形成了祖国传统医学中关于食物保健的独特理论体系，如"天人相应的整体营养观""精气补充营养观""药食同源营养观""阴阳调理平衡营养观""辨证施膳调养观"等。

2. 现代营养学　现代营养学起源于 18 世纪，并不断发展和壮大。从 18 世纪中叶到 19 世纪初，因碳、氢、氧、氮定量分析方法的确定，以及由此而建立的食物组成和物质代谢的概念、氮平衡学说等，为现代营养学的形成和发展奠定了坚实的基础。19 世纪初至 20 世纪中叶，对氨基酸、蛋白质、脂肪酸、维生素及各种营养物质等许多新的发现和认识，使现代营养学得到迅速发展。

3. 营养学新进展　近 20 多年来，营养学与分子生物学、免疫学、临床医学等专业密切联系，发挥了更大的作用，而且营养学从组织建设、社会需求、课题研究、书刊出版等方面均呈现繁荣景象，也备受重视。

随着生命科学与医学技术的飞速发展，营养在医学领域的重要性已得到医患双方的公认，营养失衡不只限于营养缺乏病的各种表现，而营养过多导致的慢性非传染性疾病更成为社会关注的热点。在这些疾病的前期采取营养干预或在治疗过程中应用营养诊疗，包括营养风险筛查、营养评估、营养诊断、营养治疗（肠外营养、肠内营养、膳食营养），可防止疾病的发生或减轻并发症的危害。由此可见，营养学早已发展为防治结合的学科。

三、营养与健康的关系

营养是保证机体健康的前提条件，也可以说人体健康依赖于营养。饮食对人体的作用主要是由它所含的对人体有利的物质成分决定的，与食物的性能密不可分。它体现在以下几个方面：

（一）强身健体，预防疾病

饮食对人体的滋养作用，经常在保健预防方面被采用。明代张景岳感受深刻："祸始于微，危因于易，能预此者，谓之治未病，不能预此者，谓之治已病。知命者，其谨于微而已矣。"充足的营养是人们身体健康的重要保证。合理地安排饮食，保证营养供给，可使气血充足，维持机体正常新陈代谢，以及免疫功能更好地抵御致病因素的侵袭。

1. 强身健体　合理饮食通过调整人体的阴阳平衡来达到强身健体的目的。正如《素问·阴阳应象大论》中所说"形不足者，温之以气，精不足者，补之以味"，根据食物的性质特点，以及人体阴阳盛衰的情况，给予适合的饮食既可补充营养，又可调整阴阳平衡，增强体质，强健体魄。

2. 预防疾病　预防思想是中医理论体系中的重要内容之一。根据中医理论，身体早衰和疾病发生的根本原因就在于人体自身功能失衡，正如《素问·刺法论》所言"正气存内，邪不可干"，人体正气旺盛，可以避免邪气的侵袭，就会保持健康状态，反之则易发生疾病。一切有利于维护正气、抗御邪气的措施都能预防疾病，一切损害正气、助长邪气的因素都能引起疾病，从而导致早衰和死亡。

在漫长的人类历史中，人们通过自身体会，发现某些食物的特异性作用，可直接用于某些疾病的预防，积累了大量的宝贵经验，如食用大蒜可以杀菌消炎、预防胃肠道炎症；食用海带预防甲状腺肿大；生姜、葱白、大蒜、豆豉、薄荷等预防感冒；西瓜、绿豆汤预防中暑等。随着医学模式的改变，预防医学、康复医学、老年医学不断发展，食物对疾病的预防作用也越来越受到国际医学界的重视。

现代营养学研究证明，人体如缺乏某些营养成分，就会导致相应疾病，如饮食长期缺少蛋白质就会导致机体免疫力下降，容易感染病毒；缺乏某种维生素就会引起夜盲症、口角炎、烟酸缺乏症、维生素C缺乏症等；缺乏某些矿物质如缺少钙会引起佝偻病、骨质疏松，缺乏铁会引起贫血，缺乏碘会引起甲状腺肿大，缺少锌则会引起生长发育不良、味觉障碍，缺乏硒元素则会引起地方性心脏病（克山病）等。但是营养素的摄入也不是多多益善，例如脂肪摄入过多可增加肥胖、高脂血症、动脉粥样硬化发生风险，高盐膳食可增加高血压发生风险，高嘌呤食物可增加痛风发生风险等。大量研究表明，营养不均衡不仅是人群中某些慢性疾病发病率增高的因素，而且还和某些肿瘤，如结肠癌、乳腺癌、胃癌等有明显关系。

（二）延缓衰老，延年益寿

保持人体的健康，延年益寿，为世人所向往。但随着年龄的增长，组织细胞的衰老，器官功能的下降，是不可抗拒的自然规律，《灵枢·天年》就提到"五十岁肝气始衰，六十岁心气始衰，七十岁脾气虚，八十岁肺气衰，九十岁肾气焦，百岁五脏皆虚，神气皆去，形骸独居而终矣"。根据中医食疗学的理论，如果注重养生保健，及时消除病因，使机体功能协调，使衰老得到延缓，即可达到延年益寿的目的。

1. 延缓衰老　中医在应用饮食调理预防衰老方面有很多方法，如辨证用膳，根据体质不同食用不同性质的食物；对重要脏腑功能的调理等。中医经典理论认为肺、脾、肾三脏的实质性亏损，以及其功能的衰退，会导致各种老年性疾病的提前出现，如肺虚或肺肾两虚所致的咳喘；脾虚或脾肺两虚所致的气短、消化不良、营养障碍；肾虚所致的腰酸腿软、小便失常、水肿、牙齿松动、须发早白或脱落等都是未老先衰的征象。因此，在中医饮食调养中特别强调维持这三种脏器的正常功能来达到预防衰老的目的。

特别是对于老年人，充分发挥饮食的防老抗衰作用尤其重要。《养老奉亲书》有"高年之人真气耗竭，五脏衰弱，全仰饮食以资气血"；清代养生家曹廷栋认为"老年有竟日食粥，不计顿，饥即食，亦能体强健，享大寿"，并编制粥谱百余种，供老年人选用。

2. 延年益寿　中医传统理论认为"精生于先天，而养于后天，精藏于肾而养于五脏，精气足则肾气盛，肾气充则体健神旺"，肾脏功能的正常是延年益寿的关键。因此，在选择食物种类时应注意选用具有补精益气、滋肾强身作用的食物来达到延年益寿的目的。如松子既是重要的中药，久食健身心，滋润皮肤，延年益寿，又有很高的食疗价值。常食用花粉有助延年益寿，花粉是花的雄性器官的产物，通俗地说就是植物的精子，是植物生命的精华所在。

从中医饮食养生延年益寿所确立的法则来看，也多以补益肺、脾、肾为主，历代医家所列保健医疗食谱功效也以调补肺、脾、肾三者功能为多。常用补益肺、脾、肾功能的食物主要有粳米、糯米、大枣、栗子、紫菜、海带、牛肉、鸡肉、鸭肉、鲤鱼、鲫鱼、鳝鱼等。脾胃在全身五脏六腑中占有非常重要的地位。《素问·五脏别论》中提到"胃者，水谷之海，六腑之大源也"，只有脾胃功能旺盛，才能摄纳食物营养，进一步化生气、血、精、液，增强体质，维护机体健康，延年益寿。

（三）滋养人体，治疗疾病

食物的滋养是人体赖以生存的基础，两千多年前，《难经》中就有"人赖饮食以生，五谷之味，熏肤（滋养肌肤），充身，泽毛"的记载。食物与药物都有治疗疾病的作用，古代医者在治疗过程中，确实先以食疗，后以药疗，并认为能用食物治病的医生为"良工"，可以通过补虚扶正、泻实祛邪等方法来达到治病目的。

1. 滋养人体　食物进入人体，通过胃的腐熟、脾的运化，成为水谷精微，然后输布全身，滋养人体脏腑、经脉，乃至四肢、骨骼、皮毛等，以维持正常的生命活动和抗御邪气。如战国时期的名医扁鹊有云："安身之本，必资于食。不知食宜者，不足以存生。"中医认为，气、血、津液是构成人体的基本物质，是脏腑、经络等生理功能的物质基础，三者在维持人体生命活动中不断损耗，都离不开脾胃运化生成的水谷精微的及时充养。

2. 治疗疾病　食物较之药物更加安全而易被人们所接受，且人们天生就有"喜食恶药"的心理，所以历代医家都主张"药疗"不如"食疗"。食物的治疗作用，其目的亦是调整机体的阴阳平衡，达到"阴平阳秘"。人体的生理功能只有在协调的情况下，才能得以维持，从而处于健康状态，抵御外邪的侵袭。

第一章　人体需要的能量和营养素

食物是人类赖以生存的物质基础，人体为了维持正常的生理功能并满足各类体力活动和生长发育的需要，必须从食物中获取各种营养素和能量。来自食物的营养素种类繁多，根据其化学性质和生理功能可分为六大类，即蛋白质（protein）、脂类（lipids）、碳水化合物（carbohydrate）、维生素（vitamin）、矿物质（mineral）和水（water）。这些营养素对人体具有独特的生理功能，其中碳水化合物、蛋白质和脂类人体需要量较多，在膳食中所占比重大，被称为宏量营养素；矿物质和维生素因为需要量相对较少，在膳食中所占比重较小，被称为微量营养素。

扫一扫，查阅本章数字资源，含PPT、音视频、图片等

第一节　能　量

机体各种生理功能的维持和生命活动的进行都需要能量（energy）。维持机体能量代谢平衡对于维护生命健康至关重要。人体所需要的能量来源于食物中碳水化合物、脂肪和蛋白质三大营养素在体内的氧化。由于此三种营养素在体内氧化过程中都可以产生能量，故统称为"产能营养素"。

一、概述

1. 能量单位　能量的国际单位是焦耳（Joule，简写为J）、千焦（kilojoule，kJ），营养学上常用的能量单位是卡（calorie）、千卡（kilocalorie，kcal），两种能量单位的换算关系如下：

$$1 千卡 =4.184 千焦，1 千焦 =0.239 千卡$$

2. 能量系数　能量系数（energy coefficient）是每克碳水化合物、脂肪和蛋白质在体内氧化分解（或在体外燃烧）时所产生的能量值，称为能量系数或食物的热价。在实际应用时，按如下关系换算产能营养素产生的能量：

$$1g 碳水化合物：17.15kJ \times 98\%=16.81kJ（4.0kcal）$$
$$1g 脂肪：39.54kJ \times 95\%=37.56kJ（9.46kcal）$$
$$1g 蛋白质：18.2kJ \times 92\%=16.74kJ（4.0kcal）$$

二、人体的能量消耗

成年人每日的能量消耗主要包括三个方面，即维持基础代谢、身体活动及食物热效应。对于特殊阶段或特殊年龄的人群，还包括孕妇、乳母、儿童生长发育等额外的能量消耗。

NOTE

（一）基础代谢

1. 概念   基础代谢（basal metabolism，BM），又称基础能量消耗（basal energy expenditure，BEE），是指维持人体基本生命活动所必需的能量消耗。即人体在安静和恒温条件下（18～25℃），禁食12小时后，静卧、放松而又清醒时的能量消耗，是仅用于维持体温、心跳、呼吸、各器官组织和细胞基本功能的能量消耗。基础代谢能量消耗占人体总能量消耗的60%～70%，是人体能量消耗最主要的途径。

基础代谢的水平常用基础代谢率（basal metabolic rate，BMR）来表示，是指单位时间内人体每平方米体表面积所消耗的基础代谢能量。

2. 影响因素   影响人体基础代谢消耗的因素包括体表面积与机体构成、生理与病理状况、生活和作业环境、性别、年龄等因素。

（1）体表面积与机体构成   基础代谢与体表面积的大小成正比，体表面积越大，向外散热越快，基础代谢能量消耗也越高。机体组织（包括肌肉、心脏、肝脏、肾脏、脑等）代谢活跃，脂肪组织惰性相对较强，能量消耗明显低于瘦体组织，所以同等体重下，瘦高且肌肉发达者的基础代谢能量消耗高于矮胖者，男性高于女性。

（2）生理、病理状况   婴幼儿、儿童和青少年生长发育迅速，基础代谢能量消耗相对较高，成年后基础代谢水平随年龄增长不断下降。孕妇和乳母的基础代谢能量消耗也较高，主要表现在孕妇的子宫、胎盘、胎儿的发育及体脂储备，以及乳母合成与分泌乳汁。当机体发热、甲状腺等有关激素水平异常、应激状态（创伤、失眠以及精神心理紧张）时，能量代谢增强，直接或间接影响人体的基础代谢能量消耗。

（3）生活和作业环境   寒冷、大量摄食、体力过度消耗均可提高基础能量代谢水平。而禁食、饥饿或少食时，基础代谢能量消耗相对降低。

（二）身体活动

身体活动（physical activity）是指任何由骨骼肌收缩引起能量消耗的身体运动，是除基础代谢外影响人体能量消耗的主要因素。通常情况下，所消耗的能量占人体总能量的15%～30%，身体活动水平直接影响人体的能量需要量。人体可通过调整身体活动控制能量消耗，保持能量平衡和维持健康。身体活动能量消耗受肌肉发达程度、体重、活动强度、持续时间及动作熟练程度等的影响。肌肉越发达体重越重，劳动强度越大，持续时间越长，能量消耗越多。

国际上，身体活动强度的通用单位是能量代谢当量（metabolic equivalence of energy，MET），1MET相当于每千克体重每小时消耗能量1kcal，即1kcal/（kg·h）。通常，＜3MET为低身体活动强度，3～6MET为中等强度身体活动，7～9MET为高强度身体活动，10～11MET为极高强度身体活动。常见身体活动强度和能量消耗见表1-1。

表1-1   常见身体活动强度（MET）和能量消耗

活动项目（一般强度）	身体活动强度（MET）	能量消耗量［kcal/（标准体重）·10min］	
		男（66kg）	女（56kg）
慢速步行（3km/h）	低强度	2.5	27.5	23.3
中速步行（5km/h）	中强度	3.5	38.5	32.7

续表

活动项目（一般强度）	身体活动强度（MET）		能量消耗量［kcal/（标准体重）·10min］	
			男（66kg）	女（56kg）
快速步行（5.5～6km/h）	中强度	4.0	44.0	37.3
走跑结合	中强度	6.0	66.0	56.0
自行车（12～16km/h）	中强度	4.0	44.0	37.3
慢速跑	高强度	7.0	77.0	65.3
上楼	高强度	8.0	88.0	74.7
下楼	中强度	3.0	33.0	28.0
乒乓球	中强度	4.0	44.0	37.3
篮球（一般）	中强度	6.0	66.0	56.0
羽毛球（一般）	中强度	4.5	49.5	42.0
网球（一般）	中强度	5.0	55.0	46.7
蛙泳	极高强度	10.0	110.0	93.3
跳绳（中速）	极高强度	10.0	110.0	93.3
太极拳	中强度	3.5	38.5	32.7
手洗衣服	中强度	3.3	36.3	30.8
扫地/拖地板/吸尘	中强度	3.5	38.5	32.7
做饭/收拾餐桌	低强度	2.2	27.5	23.3

资料来源：中国营养学会.中国居民膳食指南（2022）.北京：人民卫生出版社。

注：1MET 相当于每千克体重每小时消耗能量 1kcal［1kcal/（kg·h）］。

（三）食物热效应

食物热效应（thermic effect of food，TEF）是指人体在摄食过程中所引起的额外能量消耗，包括摄食后发生的一系列消化、吸收、利用，以及营养素及其代谢产物之间相互转化过程中所消耗的能量，又称食物特殊动力作用（special dynamic action，SDA）。食物热效应的高低与食物营养成分、进食量和进食速度有关。

食物中含有的产能营养素不同，食物的热效应不同，以蛋白质的食物热效应最大，为本身产生能量的 30%～40%，碳水化合物次之为 5%～6%，脂肪最低为 4%～5%。这与营养素消化吸收后在体内的代谢形式不同，以及代谢转变成 ATP 的转化率不同有关。成人摄入一般的混合性膳食时，食物的特殊动力作用所消耗的能量相当于总能量的 10%。摄食量越多，能量消耗也越多；进食快者比进食慢者食物热效应高，这主要是由于进食快时中枢神经系统更活跃，激素和酶的分泌速度快、数量多，吸收和贮存的速率更高，能量消耗也相对更多。

（四）特殊生理阶段的能量消耗

特殊生理阶段包括婴幼儿、儿童和青少年期、孕期、哺乳期等阶段。婴幼儿、儿童和青少年阶段生长发育需额外能量的消耗，主要指机体生长发育中合成新组织所需的能量，如出生后 1～3 月龄，能量需要量约占总能量需要量的 35%；2 岁时，约为总能量需要量的 3%；青少年期约为总能量需要量的 1%～2%。孕期额外能量消耗的增加主要包括胎儿生长发育和孕妇子宫、乳房与胎盘的发育、母体脂肪的储存以及这些组织的自身代谢等；哺乳期乳母产生乳汁及乳汁自身含有的能量等也需要额外的能量消耗。

NOTE

三、能量缺乏与过量

机体的能量平衡（energy balance）既受到外环境因素如摄食行为、温度变化、体力活动以及精神压力等的影响，也受到内环境因素如多种细胞因子、受体、激素以及神经-体液系统等的影响，任何原因导致的能量平衡失调均会引起一系列的健康问题。

当人体膳食能量长期摄入不足，不能满足正常生理代谢需要，体内储存的糖原、脂肪甚至蛋白质就会被用来氧化供能，从而发生营养不良，临床表现为体重减轻、消瘦、贫血、精神不振、神经衰弱、皮肤干燥等，甚至发生肌肉和内脏萎缩，会严重影响健康和工作效率。这些症状的出现，不一定由于单纯能量不足，也可能因蛋白质缺乏引起。因为能量不足时，也需要蛋白质氧化供能，会加重蛋白质的缺乏。

反之，若人体长期摄入能量过多，超过人体正常代谢的需要，多余的能量就会在体内以脂肪的形式储存起来，形成肥胖。研究证实，肥胖和高血压、高脂血症、糖尿病、冠心病、胰腺炎、胆石症、睡眠呼吸暂停综合征、骨关节疾病，甚至某些癌症的发生密切相关。

四、人体能量需要量与膳食来源

（一）能量需要量

人体能量需要量（estimated energy requirement，EER）是指能达到能量平衡所需的膳食能量摄入量，可以使机体长期保持良好的健康状态、维持良好机体构成以及理想的活动水平的能量摄入量。能量需要量受年龄、性别、生理状态以及劳动强度等多种因素的影响。中国营养学会推荐的健康成人能量需要量见表 1-2。

表 1-2   中国居民膳食不同身体活动水平能量需要量（kcal/d）

年龄（岁）/人群	男性			女性		
	轻体力活动水平	中体力活动水平	重体力活动水平	轻体力活动水平	中体力活动水平	重体力活动水平
0～	—	90kcal/（kg·d）	—	—	90kcal/（kg·d）	—
0.5～	—	75kcal/（kg·d）	—	—	75kcal/（kg·d）	—
1～	—	900	—	—	800	—
2～	—	1100	—	—	1000	—
3～	—	1250	—	—	1150	—
4～	—	1300	—	—	1250	—
5～	—	1400	—	—	1300	—
6～	1400	1600	1800	1300	1450	1650
7～	1500	1700	1900	1350	1550	1750
8～	1600	1850	2100	1450	1700	1900
9～	1700	1950	2200	1550	1800	2000
10～	1800	2050	2300	1650	1900	2100
11～	1900	2200	2450	1750	2000	2250
12～	2300	2600	2900	1950	2200	2450

续表

年龄（岁）/人群	男性			女性		
	轻体力 活动水平	中体力 活动水平	重体力 活动水平	轻体力 活动水平	中体力 活动水平	重体力 活动水平
15～	2600	2950	3300	2100	2350	2650
18～	2150	2550	3000	1700	2100	2450
30～	2050	2500	2950	1700	2050	2400
50～	1950	2400	2800	1600	1950	2300
65～	1900	2300	—	1550	1850	
75～	1800	2200		1500	1750	—
孕妇（1～12周）	—	—	—	+0	+0	+0
孕妇（13～27周）	—	—	—	+250	+250	+250
孕妇（≥28）	—	—	—	+400	+400	+400
乳母	—	—	—	+400	+400	+400

资料来源：中国居民膳食营养素参考摄入量（2023 版）。

注："—"表示未制定或未涉及；"+"表示在相应年龄阶段的成年女性需要量基础上增加的需要量。

（二）能量膳食来源

人体能量的主要来源是食物中的碳水化合物、脂肪和蛋白质，普遍存在于各类食物中。谷薯类食物含有丰富的碳水化合物；动物性食物含有较多的脂肪和蛋白质；植物性食物中的油料作物的籽仁含有丰富的脂肪；蔬菜水果中含产能营养素相对较少。

在我国成年人膳食中，碳水化合物提供的能量应占食物供给总能量的 50%～65%，脂肪占 20%～30%，蛋白质占 10%～15% 为宜。年龄越小，脂肪供能占总能量的比重应适当增加，但成年人脂肪摄入量不宜超过总能量的 30%。

第二节　蛋白质

蛋白质（protein）是一切生命的物质基础，是组成人体细胞、组织和器官的重要成分。从机体的构成到一切生命活动几乎都离不开蛋白质，没有蛋白质就没有生命。蛋白质是人体氮的唯一来源，占人体重量的 16%～19%。人体蛋白质处于不断分解和不断合成的动态平衡中，一般成人体内每天约有 3% 的蛋白质被更新。

一、概述

（一）蛋白质的构成

蛋白质分子由碳、氢、氧、氮等元素组成，有的还含有硫和磷，氨基酸是组成蛋白质的基本单位。不同的氨基酸按照一定的顺序排列，并由肽键连接在一起，肽链的长短不一，空间构象不同，构成了功能各异的蛋白质。一般组成蛋白质的氨基酸有 20 种，其中在人体内不能合成或合成速度不能满足人体需要，必须由食物供给的氨基酸称为必需氨基酸（essential amino acid，EAA）。成人必需氨基酸有 8 种，即缬氨酸、苏氨酸、亮氨酸、异亮氨酸、甲硫氨酸、苯丙氨酸、色氨酸、赖氨酸。对婴儿而言，组氨酸也是必需氨基酸。富含必需氨基酸的蛋白质称为优质蛋白质。某些氨基酸可在体内合成，但在特定的条件下（如早产儿、急慢性疾病患者等）合成速度不能满足机体的需要，需要从膳食中得到供应，这些氨基酸称为条件必需氨基酸（conditionally essential amino acid，CEAA），如半胱氨酸和酪氨酸。

（二）限制氨基酸

食物蛋白质中一种或几种必需氨基酸含量相对较低，导致其他必需氨基酸在体内不能被充分利用而浪费，造成其蛋白质营养价值降低，这些含量相对较低的必需氨基酸称限制氨基酸（limiting amino acid）。其中含量最低的称第一限制氨基酸，余者依此类推。植物性蛋白往往相对缺少下列必需氨基酸：赖氨酸、甲硫氨酸、苏氨酸和色氨酸。所以其营养价值相对较低，如大米和面粉蛋白质中赖氨酸含量相对较少。

（三）氨基酸模式

氨基酸模式（amino acid pattern）是指蛋白质中各种必需氨基酸的构成比例。其计算方法是将该种蛋白质中的色氨酸含量定为1，分别计算出其他必需氨基酸的相应比值，这一系列的比值就是该种蛋白质的氨基酸模式。人体蛋白质及几种常见食物蛋白质的氨基酸模式见表1-3。

表1-3　人体蛋白质及几种常见食物蛋白质的氨基酸模式

氨基酸	人体	全鸡蛋	大豆	面粉	大米
异亮氨酸	4.0	3.2	4.3	3.8	4.0
亮氨酸	7.0	5.1	5.7	6.4	6.3
赖氨酸	5.5	4.1	4.9	1.8	2.3
甲硫氨酸＋半胱氨酸	3.5	3.4	1.2	2.8	2.3
苯丙氨酸＋酪氨酸	6.0	5.5	3.2	7.2	3.8
苏氨酸	4.0	2.8	2.8	2.5	2.9
缬氨酸	5.0	3.9	3.2	3.8	4.8
色氨酸	1.0	1.0	1.0	1.0	1.0

人体蛋白质及各种食物蛋白质在必需氨基酸的种类和含量上存在着差异。食物蛋白质的氨基酸模式越接近人体蛋白质氨基酸模式，其必需氨基酸被机体利用的程度就越高，该食物蛋白质的营养价值就相对较高。因此，根据食物蛋白质的氨基酸模式不同，常将食物蛋白质划分为以下三类。

1. 完全蛋白质　此类蛋白质的必需氨基酸种类齐全，数量充足，氨基酸模式与人体蛋白质氨基酸模式接近，营养价值较高，不但可以维持人体健康，还可以促进儿童的生长发育，又称为优质蛋白质，如蛋、奶、肉、鱼等动物性蛋白质及大豆蛋白等。

2. 半完全蛋白质　此类蛋白质所含氨基酸虽然种类齐全，但氨基酸模式与人体蛋白质氨基酸模式差异较大，其中某些氨基酸的含量不能满足人体的需要，存在限制氨基酸，使得它们可以维持生命，但不能促进生长发育，如大多数植物蛋白。

3. 不完全蛋白质　此类蛋白质所含氨基酸种类不全，既不能维持生命，也不能促进生长发育，如动物结缔组织中的胶原蛋白等。

（四）蛋白质的互补作用

为提高植物蛋白质的营养价值，常将两种及以上的食物混合食用，其中所含有的必需氨基酸以多补少，提高膳食蛋白质的营养价值，这种不同食物间相互补充必需氨基酸的作用称为蛋白质互补作用（protein complementary action），如肉类和大豆蛋白可弥补米、面蛋白质中赖氨酸的不足。为充分发挥蛋白质的互补作用，在调配膳食时应遵循三个原则：①食物的生物学种属越远越好。②搭配的种类越多越好。③食用时间越近越好，同时食用最好。

二、生理功能

1. 人体组织、器官的主要构成成分，维持组织更新　蛋白质是构成人体的任何组织和器官的重要成分，人体内脏、骨骼、肌肉，甚至指甲和头发无一不含蛋白质。机体蛋白质处于不断分解和合成的动态平衡过程中，因此膳食蛋白质的充足摄入对维持组织更新有重要作用。

2. 构成人体各种重要的生物活性物质，参与生理功能的调节　蛋白质参与构成体内多种重要的生理活性成分，包括：①体内新陈代谢过程中起催化作用的酶。②调节生长和代谢的各种激素。③细胞膜和血液中负责各种物质运输和交换的转运体蛋白。④发挥免疫调节的抗体。⑤体液中维持体内酸碱平衡和水分的正常分布的可溶性蛋白质等。蛋白质作为以上多种成分参与调节机体的各种生命活动和新陈代谢。

3. 供给能量　蛋白质在体内分解代谢时产生的能量是人体的能量来源之一。1g 蛋白质在体内彻底氧化分解可释放 16.7kJ（4kcal）的能量。机体所消耗的能量约 14% 由蛋白质供给。

4. 肽类的特殊生理功能　肽是蛋白质被水解后的次级结构。近年来，越来越多的研究证据发现肽类具有许多重要功能，不仅作为氨基酸的供体，也是一类生理调节物。①参与机体的免疫调节：由食物蛋白转化具有免疫调节活性的小分子活性肽可以增强机体免疫功能。②降血压：降压肽主要通过抑制血管紧张素 I 转换酶（ACE）的活性调节肾素 - 血管紧张素系统（RAS）的生理功能来达到降血压的效果，其来源主要有乳酪蛋白、植物和鱼贝类三种。③促进矿物质的吸收：食源性肽具有促进矿物元素吸收和利用的作用，因其能够通过与金属元素形成螯合物，增加水溶性，从而促进矿物质元素的吸收。如研究发现酪蛋白磷酸肽可以促进钙、铁的吸收。④清除自由基：一些肽类可以作为自由基清除剂，保护细胞膜，避免被氧化性破坏，如谷胱甘肽（GSH）是谷氨酸、半胱氨酸和甘氨酸通过肽键缩合而成的三肽化合物，其清除自由基的作用与分子中含有一个活泼的巯基（-SH）有关。

三、食物蛋白质的营养学评价

食物不同，蛋白质的含量和组成不同，因此营养价值也不同。食物蛋白质营养价值的高低受多种因素的影响，营养学上主要从食物蛋白质含量、被消化吸收的程度和被人体利用的程度三个方面评价食物的蛋白质营养价值。

（一）蛋白质含量

蛋白质含量是评价食物蛋白质营养价值的基础。食物中的蛋白质一般采用凯氏定氮法（Kjeldahl determination）测定食物中的含氮量，将所测得的含氮量乘以换算蛋白质的系数，即为食物中蛋白质的含量。食物中蛋白质的含氮量一般为 16%，其倒数 6.25 即为换算系数。一般动物性食物蛋白质含量较高，而植物性食物蛋白质含量除豆类较高外，其他均较低。计算公式为：

$$食物蛋白质的含量 = 含氮量 \times 6.25$$

（二）蛋白质的消化率

蛋白质的消化率（digestibility of protein）是指食物中的蛋白质可被消化酶分解的程度。蛋白质的消化率越高，表明该蛋白质在体内被吸收利用的可能性越大，营养价值也越高。以吸收氮量与食物氮量的比值表示。计算公式为：

$$蛋白质消化率（\%）= \frac{食物氮 -（粪氮 - 粪代谢氮）}{食物氮} \times 100\%$$

食物氮指从食物中摄入的氮；吸收氮需以食物氮减去粪氮与粪代谢氮的差求得；粪氮指食物中未被消化的氮及粪代谢氮之和；粪代谢氮指来自消化道脱落的肠黏膜细胞、死亡的肠道微生物及由肠黏膜分泌的消化液中所含的氮，亦即摄入无氮膳食时的粪氮。在实际应用中，一般不考虑粪代谢氮，所得结果比实际消化率低，被称为表观消化率，易于测定，应用时具有较大安全性。蛋白质的消化率受多种因素的影响，如蛋白质在不同食物中存在的形式和结构或食物中含有的不利于蛋白质吸收的因素等。一般而言，动物性食物蛋白质消化率高于植物性食物。另外，不同的加工方式对同种食物蛋白质的消化率也具有较大影响，如整粒大豆消化率为60%，加工成豆腐或豆浆后其消化率可提高到90%以上，另外混合膳食可提高蛋白质消化率。

（三）蛋白质的利用率

蛋白质的利用率是蛋白质消化吸收后在体内被利用的程度。常用的衡量蛋白质利用率的指标有以下几种。

1. 生物价（biological value，BV） 生物价是指食物蛋白质消化吸收后，在体内储留被利用的氮量与被吸收氮量的比值，可以反映蛋白质在体内被利用程度。生物价越高，则该蛋白质在体内的利用率越高。计算公式为：

$$生物价 = \frac{储留氮}{吸收氮} \times 100\%$$

$$吸收氮 = 食物氮 -（粪便氮 - 粪代谢氮）$$

$$储留氮 = 吸收氮 -（尿氮 - 尿内源性氮）$$

2. 蛋白质净利用率（net protein utilization，NPU） 蛋白质净利用率是将食物蛋白质消化率和生物价结合起来评价蛋白质营养价值的指标，能更全面地反映被测食物蛋白质被机体利用的程度。计算公式为：

$$蛋白质净利用率（\%）= 消化率 \times 生物价 = \frac{储留氮}{食物氮} \times 100\%$$

3. 蛋白质的功效比值（protein efficiency ratio，PER） 蛋白质的功效比值是用处于生长阶段中的幼年动物（一般用刚断奶的雄性大白鼠）在实验期内体重增加（g）和摄入蛋白质的量（g）的比值来反映蛋白质营养价值的指标。计算公式为：

$$蛋白质的功效比值 = \frac{动物体重增加（g）}{摄入食物蛋白质（g）}$$

4. 氨基酸评分（acid score，AAS） 氨基酸评分是被测食物蛋白质中的必需氨基酸和参考蛋白或理想模式中相应必需氨基酸的比值，它反映了蛋白质构成和利用率的关系。计算公式为：

$$氨基酸评分 = \frac{每克被测蛋白质（或每克氮）中氨基酸含量（mg）}{每克参考蛋白质（或每克氮）中氨基酸量（mg）} \times 100$$

氨基酸评分方法简单实用，但没有考虑食物蛋白质的消化率。因此，美国食品药品管理局（FDA）推荐经消化率修正的氨基酸评分（protein digestibility corrected amino acid score，PDCAAS）。这种方法可替代蛋白质功效比值，对除孕妇和婴儿以外的所有人群的食物蛋白质进行评价，其计算公式：

$$PDCAAS = 氨基酸评分 \times 真消化率$$

四、蛋白质营养不良

（一）蛋白质缺乏

蛋白质缺乏在成人和儿童中都有发生，但处于生长发育阶段的儿童对蛋白质缺乏更为敏感。胎儿期蛋白质供应不足，会影响大脑的功能、智力发育，以及机体的免疫力。成人缺乏蛋白质则会出现消瘦、肌肉萎缩，严重时出现营养不良性水肿。

蛋白质缺乏常与能量缺乏同时存在，称为蛋白质－能量营养不良（protein-energy malnutrition，PEM）。此病在儿童和成人中均可发生，多发于婴幼儿，是影响儿童健康、引起死亡的重要原因之一。临床上表现为三种类型，即消瘦型（Marasmus）、水肿型（Kwashiorkor）和混合型。

1. 消瘦型蛋白质营养不良　此型主要由蛋白质和能量均长期严重缺乏导致，表现为生长发育迟缓、明显消瘦、体重减轻、肌肉萎缩、皮肤干燥、毛发细黄无光泽、对疾病的抵抗力降低等，易感染其他疾病而死亡。

2. 水肿型蛋白质营养不良　此型则是蛋白质严重缺乏而能量勉强维持机体需要的营养不良症，表现为精神萎靡、表情淡漠、食欲减退、体重减轻、下肢凹陷性水肿、毛发稀少无光泽、肝脾大、生长滞缓等。

3. 混合型营养不良　此型是指既有不同程度的水肿，又表现为消瘦的营养性疾病。

（二）蛋白质摄入过量

蛋白质摄入过多，尤其是动物性蛋白质摄入过多，对人体同样有害。原因在于动物蛋白质的摄入必定伴随着较多的动物脂肪与胆固醇的摄入，会导致脂肪与胆固醇摄入过量，增加高脂血症、心脑血管疾病等发生风险；其次，过多地摄入蛋白质本身也会产生危害，如过多的蛋白质无法在体内储存，经脱氨分解，由尿排出多余的氮，加重肝、肾脏的负担。研究发现，蛋白质摄入过多可能与一些癌症的发生有关，如结肠癌、乳腺癌、肾癌、胰腺癌和前列腺癌等。

五、蛋白质的参考摄入量与食物来源

（一）参考摄入量

不同年龄、性别人群膳食蛋白质的参考摄入量（dietary reference intake，DRIs）标准不同。一般健康成年人蛋白质摄入以 1.16g/（kg·d）为宜。中国营养学会推荐我国轻体力成年男女的蛋白质摄入量分别为 65g/d 和 55g/d。按能量计算，蛋白质产能占一日膳食总能量的 10% ～ 15%，其中动物性蛋白质和大豆蛋白质等优质蛋白质应占膳食蛋白质总量的 30% ～ 50%。中国居民膳食蛋白质参考摄入量见表 1-4。

表 1-4 中国居民膳食蛋白参考摄入量（g/d）

年龄（岁）/ 生理状况	男性		女性	
	EAR	RNI	EAR	RNI
0 ~	—	9（AI）	—	9（AI）
0.5 ~	—	17（AI）	—	17（AI）
1 ~	20	25	20	25
2 ~	20	25	20	25
3 ~	25	30	25	30
4 ~	25	30	25	30
5 ~	25	30	25	30
6 ~	30	35	30	35
7 ~	30	40	30	40
8 ~	35	40	35	40
9 ~	40	45	40	45
10 ~	40	50	40	50
11 ~	45	55	45	55
12 ~	55	70	50	60
15 ~	60	75	50	60
18 ~	60	65	50	55
30 ~	60	65	50	55
50 ~	60	65	50	55
65 ~	60	72	50	62
75 ~	60	72	50	62
孕妇（1 ~ 12 周）	—	—	+0	+0
孕妇（13 ~ 27 周）	—	—	+10	+15
孕妇（≥ 28）	—	—	+25	+30
乳母	—	—	+20	+25

资料来源：中国居民膳食营养素参考摄入量（2023 版）。

注："—"表示未制定或未涉及；"+"表示在相应年龄阶段的成年女性需要量基础上增加的需要量。

（二）食物来源

蛋白质主要来源于动物性食物和植物性食物两大类。动物性食物如奶类、蛋类、瘦肉、鱼类等，蛋白质含量较高、质量好且利用率高，是优质蛋白质的重要来源，但富含饱和脂肪酸和胆固醇。植物性食物中蛋白质必需氨基酸的比例与人体相差较多，利用率较低。但大豆蛋白不仅蛋白质含量高而且利用率也较高，干豆类蛋白质可达 20% ~ 40%。粮谷类含蛋白质 10% 左右，蔬菜、水果所含蛋白质较少。

第三节 脂 类

脂类（lipid）是脂肪（fat）和类脂（lipoids）的总称，占体重的 10% ~ 20%。脂肪又称为甘油三酯（triglycerides），约占人体脂类总量的 95%，主要储存在皮下、肌肉、腹腔及内脏周围包膜中，是体内重要的储能及供能物质。类脂主要包括磷脂（phospholipids）和固醇类（sterols），约占人体脂类总量的 5%，是细胞膜、组织器官、神经组织的重要组成成分。

一、脂肪酸的分类

食物中的脂肪由碳、氢和氧组成，由一分子甘油和三分子脂肪酸（fatty acid，FA）组成。脂肪酸是构成脂肪的重要部分，脂肪因其所含的脂肪酸碳链的长短、饱和程度及空间结构不同，呈现不同的特性和功能。

1. 根据碳链长度分类　根据碳链长度可将脂肪酸分为长链脂肪酸（含 14 ～ 24 碳原子）、中链脂肪酸（含 8 ～ 12 碳原子）和短链脂肪酸（含 6 碳原子以下）。食物中所含脂肪酸以长链脂肪酸为主；中链脂肪酸具有溶解度高、吸收快、氧化利用快等特点；短链脂肪酸除了由食物脂肪分解产生外，还可由肠道细菌合成。

2. 根据饱和程度分类　根据饱和程度可将脂肪酸分为饱和脂肪酸（saturated fatty acid，SFA）和不饱和脂肪酸（unsaturated fatty acid，USFA）。饱和脂肪酸的碳链中没有不饱和双键；不饱和脂肪酸含有一个或多个不饱和双键。根据不饱和双键的数量可将含有一个不饱和双键的脂肪酸称为单不饱和脂肪酸（monounsaturated fatty acid，MUFA），含有两个及以上不饱和双键的脂肪酸称为多不饱和脂肪酸（polyunsaturated fatty acid，PUFA）。脂肪酸饱和程度越高、碳链越长，其熔点也越高。一般植物油和鱼类脂肪中的 PUFA 的含量比畜类、禽类高。因此，植物油通常在室温下为液态（椰子油、棕榈油等除外），动物油通常在室温下为固态。

3. 根据空间结构分类　根据空间结构可将脂肪酸分为顺式脂肪酸和反式脂肪酸。在自然状态下，大多数脂肪酸为顺式脂肪酸。油脂的氢化过程和高温加热会使一些不饱和脂肪酸转化为反式脂肪酸。有研究发现，反式脂肪酸摄入过多可增加心脑血管疾病发生的风险。

4. 根据双键的位置分类　不饱和脂肪酸甲基端的碳原子称为 n 碳（ω 碳），如果第一个不饱和键在第三和第四碳之间，则为 n-3 系列脂肪酸，依次类推，可分为 n-3 系、n-6 系、n-9 系列脂肪酸。

二、脂类的功能

（一）必需脂肪酸及其功能

必需脂肪酸（essential fatty acid，EFA）是指人体不可缺少且自身又不能合成，必须由食物供给的多不饱和脂肪酸。亚油酸（$C_{18:2,\ n-6}$）和 α- 亚麻酸（$C_{18:3,\ n-3}$）是人体的两种必需脂肪酸。二者还可以转变为其他对人体有重要作用的脂肪酸，如花生四烯酸（arachidonic acid，AA）、二十碳五烯酸（eicosapentaenoic acid，EPA）、二十二碳六烯酸（docosahexenoic，DHA）等。必需脂肪酸主要有以下生理功能：

1. 磷脂的重要组成成分　磷脂是细胞膜的主要构成成分，所以 EFA 与细胞膜的结构和功能直接相关。

2. 合成前列腺素（prostaglandins，PG）、血栓素（thromboxane，TXA）及白三烯（leukot-riene，LT）等类花生酸（eicosanoid）的前体物质　类花生酸是一组比较复杂的化合物，是许多生化过程的重要调节剂，如调节血压、血脂、血栓的形成，以及调节机体对伤害、感染的免疫反应等。

3. 参与胆固醇代谢   体内大约 70% 的胆固醇与脂肪酸酯化成酯，然后被转运和代谢。

（二）脂肪的功能

1. 储存和提供能量   脂肪是人体重要的储备能源，当人体能量摄入过多不能完全被利用时，就转化成脂肪储存起来；当机体需要时，就会分解进入血液循环，满足机体的需要。1g 脂肪在体内氧化可产生 39.7kJ（9.46kcal）能量。

2. 构成人体细胞和组织   细胞膜中含有大量脂肪酸，是细胞维持正常的结构和功能的重要成分。

3. 保温及润滑作用   脂肪不仅能提供能量，也能防止散热，维持体温恒定，抵御寒冷。故肥胖的人由于在皮肤下及肠系膜等处储存多量脂肪，体温散发较慢，在冬天更能抗寒。脂肪组织在体内对器官有支撑和衬垫作用，可保护器官免受外力伤害及减少器官间的摩擦。皮脂腺分泌脂肪对皮肤可起到润滑保护作用。

4. 节约蛋白质作用   脂肪可为机体提供能量，其在体内代谢分解的产物也可促进碳水化合物的能量代谢，因此充足的脂肪可保护体内蛋白质不作为供能物质使用，从而使其有效发挥其他生理功能。

5. 促进脂溶性维生素的吸收   脂肪是维生素 A、D、E、K 等的良好溶剂。有些脂肪含量高的食物本身就含有丰富的脂溶性维生素，如鱼油和肝脏脂肪中含丰富的维生素 A、维生素 D，麦胚油含有丰富的维生素 E，这些维生素随着脂肪的吸收同时被吸收。当膳食中脂肪缺乏时，脂溶性维生素亦有缺乏的风险。

6. 内分泌作用   脂肪组织是机体内重要的内分泌和旁分泌器官，可分泌多种脂肪细胞因子，包括瘦素（LEP）、白细胞介素 –6（IL–6）、白细胞介素 –8（IL–8）、雌激素（estrogen）、脂联素（ADPN）、抵抗素（resistin）等，这些因子参与机体的代谢、免疫、生长发育等过程。

7. 改善食物的感官性状，促进食欲，增加饱腹感   脂肪是食品烹调加工的重要原料，可以改善食物的色、香、味、形，达到美观和促进食欲的功能；脂肪可刺激产生肠抑胃素，抑制胃蠕动，延迟胃排空，增加饱腹感。

（三）磷脂的功能

1. 提供能量   与甘油三酯一样，磷脂也可提供能量。

2. 构成细胞膜   磷脂是细胞膜的重要组成成分，可帮助脂类或脂溶性物质顺利通过细胞膜，促进细胞内外的物质交流；磷脂缺乏会造成细胞膜结构受损，使毛细血管脆性和通透性增加，导致皮肤细胞对水的通透性增高，引起水代谢紊乱，产生皮疹。

3. 乳化作用   磷脂可使体液中的脂肪悬浮于体液中，利于其吸收、转运和代谢。这一作用在食品加工中被广泛应用。如人造牛奶、蛋黄酱和巧克力生产中常以磷脂作为乳化剂。

4. 改善心血管作用   磷脂能改善脂肪的吸收和利用，防止胆固醇在血管内沉积，降低血液黏度，促进血液循环，对预防心血管疾病具有一定的作用。

5. 改善神经系统功能   食物磷脂经人体消化吸收后释放出胆碱，可合成神经递质——乙酰胆碱，有促进和改善大脑组织和神经系统的功能。

（四）固醇类的功能

1. 细胞膜的重要成分   胆固醇是细胞膜和细胞器膜的重要结构成分，也是体内许多重要活性物质的合成材料，如胆汁、性激素、肾上腺素等。

2. 合成维生素 D_3　胆固醇在体内可转变成的 7- 脱氢胆固醇，在皮肤中经紫外线照射转变为维生素 D_3。

膳食胆固醇的吸收率约为 30%，由于人体既可以从食物中获得胆固醇，又可以利用内源性胆固醇，所以一般不存在胆固醇缺乏。

三、膳食脂肪的营养学评价

膳食脂肪的营养价值可从脂肪的消化率、必需脂肪酸含量、各种脂肪酸比例、脂溶性维生素含量等方面进行评价。

1. 脂肪的消化率　食物脂肪的消化率与其熔点密切相关。熔点低于体温的脂肪消化率可达 97% ～ 98%；高于体温的脂肪消化率约 90%；熔点高于 50℃的脂肪较难消化，多见于动物脂肪。而熔点与脂肪中所含的脂肪酸组成有关，不饱和脂肪酸和短链脂肪酸所含比例越高，熔点越低，越容易消化，多见于植物脂肪。一般植物脂肪消化率高于动物脂肪。

2. 必需脂肪酸含量　一般植物油（椰子油除外）中亚油酸与 α - 亚麻酸的含量高于动物脂肪，其营养价值高于动物脂肪。

3. 各种脂肪酸比例　机体对饱和脂肪酸、单不饱和脂肪酸、多不饱和脂肪酸的需要不仅要求有一定数量，还要求比例适当，目前认为三者的比例以 1：1：1 为宜。

4. 脂溶性维生素含量　脂溶性维生素含量高的脂肪其营养价值也高。植物油中含有较多的维生素 E，特别是谷类种子的胚油（如麦胚油），而动物皮下脂肪中几乎不含维生素，但动物肝脏脂肪中含有丰富的维生素 A 和维生素 D。

四、脂类的缺乏与过量

（一）脂类摄入不足

由于膳食摄入不足、消化吸收障碍、需要量增加或者消耗过多等原因可导致脂肪营养不良。素食者、脱脂奶或低脂奶喂养的婴幼儿、过多食用动物脂肪者都会导致必需脂肪酸的缺乏。必需脂肪酸参与细胞膜的构成，膳食中缺乏必需脂肪酸会影响细胞膜的功能，如红细胞的脆性增加易于溶血，线粒体也可因渗透性改变而发生肿胀。磷脂也是细胞膜的重要构成成分，磷脂缺乏会造成细胞膜结构受损，使毛细血管脆性和通透性增加，皮肤细胞对水的通透性增高，引起水代谢紊乱，产生皮疹。脂肪缺乏常同时伴有其他营养问题，如脂溶性维生素缺乏，能量不足等。

（二）脂肪摄入过量

偏食、多食、进餐速度快、不良的饮食结构等原因可导致脂肪摄入过多，脂肪摄入过量会造成能量堆积，导致超重或肥胖，增加肥胖相关慢性病的发病风险。饱和脂肪酸摄入量过高会导致甘油三酯、胆固醇、低密度脂蛋白胆固醇（LDL-C）升高，增加冠心病的发病风险。多不饱和脂肪酸摄入过多也会使体内的氧化物、过氧化物等增加，对人体产生多种慢性危害。反式脂肪酸过量可升高 LDL-C、降低 HDL-C 水平，增加冠心病的风险，反式脂肪酸还可诱发肿瘤、2 型糖尿病等，这一结论虽有争议，但仍然值得关注。

五、脂类的参考供给量与食物来源

（一）参考摄入量

中国营养学会推荐成人脂肪摄入量应占总能量的 20%～30%，可根据年龄、劳动强度增减。一般膳食中注意摄入一定量的植物油，便不会造成必需脂肪酸的缺乏。此外，饱和脂肪酸、单不饱和脂肪酸、多不饱和脂肪酸的最佳比例为 1∶1∶1。中国居民膳食脂肪、脂肪酸参考摄入量和可接受范围见表 1–5。

表 1–5　膳食脂肪及脂肪酸参考摄入量

年龄（岁）/ 生理状况	总脂肪 AMDR/ %E	饱和脂 肪酸 AMDR/ %E	n–6 多不饱 和脂肪酸 [a] AMDR/ %E	n–3 多不饱 和脂肪酸 AMDR/ %E	亚油酸 AI/ %E	亚麻酸 AI/ %E	EPA+DHA AMDR/AI/ (g·d)
0 ～	48（AI）	—	—	—	8.0（0.15g[a]）	0.90	0.1[b]
0.5 ～	40（AI）	—	—	—	6.0	0.67	0.1[b]
1 ～	35（AI）	—	—	—	4.0	0.60	0.1[b]
3 ～	35（AI）	—	—	—	4.0	0.60	0.2
4 ～	20 ～ 30	< 8	—	—	4.0	0.60	0.2
6 ～	20 ～ 30	< 8	—	—	4.0	0.60	0.2
7 ～	20 ～ 30	< 8	—	—	4.0	0.60	0.2
9 ～	20 ～ 30	< 8	—	—	4.0	0.60	0.2
11 ～	20 ～ 30	< 8	—	—	4.0	0.60	0.2
12 ～	20 ～ 30	< 8	—	—	4.0	0.60	0.25
15 ～	20 ～ 30	< 8	—	—	4.0	0.60	0.25
18 ～	20 ～ 30	< 10	2.5 ～ 9.0	0.5 ～ 2.0	4.0	0.60	0.25 ～ 2.00 （AMDR）
30 ～	20 ～ 30	< 10	2.5 ～ 9.0	0.5 ～ 2.0	4.0	0.60	0.25 ～ 2.00 （AMDR）
50 ～	20 ～ 30	< 10	2.5 ～ 9.0	0.5 ～ 2.0	4.0	0.60	0.25 ～ 2.00 （AMDR）
65 ～	20 ～ 30	< 10	2.5 ～ 9.0	0.5 ～ 2.0	4.0	0.60	0.25 ～ 2.00 （AMDR）
75 ～	20 ～ 30	< 10	2.5 ～ 9.0	0.5 ～ 2.0	4.0	0.60	0.25 ～ 2.00 （AMDR）
孕早期	20 ～ 30	< 10	2.5 ～ 9.0	0.5 ～ 2.0	+0	+0	0.25（0.2[b]）
孕中期	20 ～ 30	< 10	2.5 ～ 9.0	0.5 ～ 2.0	+0	+0	0.25（0.2[b]）
孕晚期	20 ～ 30	< 10	2.5 ～ 9.0	0.5 ～ 2.0	+0	+0	0.25（0.2[b]）
乳母	20 ～ 30	< 10	2.5 ～ 9.0	0.5 ～ 2.0	+0	+0	0.25（0.2[b]）

资料来源：中国居民膳食营养素参考摄入量（2023 版）。

注：a：花生四烯酸；b：DHA。"—"表示未制定或未涉及；"+"表示在相应年龄阶段的成年女性需要量基础上增加的需要量。

（二）食物来源

膳食脂类主要来源于动物的脂肪组织、内脏和植物的种子。动物脂肪中饱和脂肪酸含量高，如肥肉、奶油等，但鱼虾贝类富含多不饱和脂肪酸，尤其深海冷水鱼体内富含二十五碳五烯酸（EPA）和二十二碳六烯酸（DHA）。植物性脂肪（或油）多富含不饱和脂肪酸，特别是必需脂肪酸含量丰富，如高油脂坚果和植物油等，但椰子油、可可油、棕榈油中含较多饱和脂肪酸。含磷脂丰富的食物有蛋黄、瘦肉、脑、肝肾等动物内脏、大豆、麦胚和花生等。胆固醇主要存在于动物性食物中，动物内脏、蛋黄、鱼子、虾卵、蟹黄中胆固醇含量较高。

第四节　碳水化合物

碳水化合物（carbohydrate）又称糖类，是由碳、氢、氧三种元素组成的有机化合物。广泛存在于动植物中，是人类膳食能量的主要来源，也是维持人类生命与健康最基本、最重要的物质。

一、碳水化合物的分类

碳水化合物分为糖、寡糖和多糖三类（表 1-6）。

表 1-6　膳食主要碳水化合物分类和组成

分类（糖分子 DP）	亚组	组成
糖（1～2）	单糖	葡萄糖、半乳糖、果糖
	双糖	蔗糖、乳糖、麦芽糖、海藻糖
	糖醇	山梨醇、甘露糖醇
寡糖（3～9）	异麦芽低聚寡糖	麦芽糊精
	其他寡糖	棉子糖、水苏糖、低聚果糖
多糖 ≥ 10	淀粉	直链淀粉、支链淀粉、变性淀粉
	非淀粉多糖	纤维素、半纤维素、果胶、亲水胶质物

资料来源："膳食主要碳水化合物分类和组成"引自 FAO/WHO.2007。

（一）糖

糖包含 1～2 个单糖，包括单糖、双糖和糖醇。单糖是结构最简单的不能被水解的碳水化合物，是构成各种寡糖和多糖的基本组成单位，易溶于水，可不经消化酶的作用直接被人体吸收和利用，最常见的为葡萄糖、果糖和半乳糖。双糖是两个相同或不相同的单糖分子生成的糖苷，最常见的为蔗糖、乳糖和麦芽糖。糖醇是单糖还原后的产物，广泛存在于生物界特别是在植物中，因其代谢不需要胰岛素，常用于糖尿病患者饮食中。在食品工业中，糖醇也是重要的甜味剂和湿润剂，目前常用的有甘露糖醇、麦芽糖醇、乳糖醇、木糖醇和混合糖醇等。

（二）寡糖

寡糖又称低聚糖，由 3～9 个单糖分子通过糖苷键构成的聚合物，多数不能被人体消化酶所分解，但可被结肠益生菌消化利用，产生短链脂肪酸。目前已知的几种重要的功能性低聚糖有异麦芽低聚糖（α- 葡聚糖）、低聚果糖（非 α- 葡聚糖）和大豆低聚糖（棉子糖和水苏糖）等。

（三）多糖

多糖由 10 个或以上单糖分子构成的大分子聚合物，一般不易溶于水，无甜味，无还原性，主要包括淀粉和膳食纤维。

1. 淀粉　淀粉由葡萄糖分子聚合而成，存在于谷类、根茎类植物中。因其聚合方式不同可分为直链淀粉和支链淀粉。直链淀粉遇碘产生蓝色反应，易"老化"，形成难以消化的抗性淀粉；支链淀粉遇碘产生棕色反应，易糊化，从而提高食物的消化率。不同的食物直链和支链淀粉的含量不同，其含量的变化一般取决于淀粉的来源和加工方式。

2. 膳食纤维　膳食纤维主要是指不能被人体胃肠道消化酶分解消化，且不被人体吸收利用的多糖，按其在水中的溶解性可分为可溶性膳食纤维和不可溶性膳食纤维。可溶性纤维包括果胶、树胶、戊聚糖等少数半纤维素，在大麦、豆类、胡萝卜、柑橘、燕麦等食物中含量较为丰富。不可溶性纤维包括纤维素、大多半纤维素等，主要存在于麦麸、坚果、蔬菜中。木质素虽不属于碳水化合物，但也纳入膳食纤维，主要来自动植物的细胞壁，虽不能被人体消化用来提供能量，但仍有其特殊的生理功能。

二、碳水化合物的生理功能

1. 提供能量　膳食碳水化合物是机体最主要的能量来源。1g 碳水化合物在体内氧化可产生 16.7kJ（4kcal）能量。糖原是碳水化合物在肝脏和肌肉中的储存形式，一旦人体需要，糖原可快速分解为葡萄糖来提供能量。葡萄糖在体内释放能量较快，供能也快，是神经系统和心肌的主要能源，也是肌肉活动时的主要燃料，对维持神经系统和心脏的正常功能、增强耐力、提高工作效率具有重要意义。

2. 构成组织结构及生理活性物质　碳水化合物是构成机体组织的重要组成成分，每个细胞都含有碳水化合物，主要以糖脂、糖蛋白、蛋白多糖的形式存在，分布在细胞膜、细胞器膜、细胞质及细胞间基质中。一些具有重要生理功能的物质，如抗体、酶和激素的组成成分，也需碳水化合物参与。

3. 调节血糖作用　碳水化合物的含量、类型和摄入总量是影响血糖的主要因素。不同类型的碳水化合物，即使摄入的总量相同，也会产生不同的血糖反应。因此，在糖尿病患者膳食中，合理使用和调节碳水化合物的种类和数量是关键。

4. 节约蛋白质作用　人体所需的能量主要由碳水化合物供给，但当碳水化合物供给不足时，会通过糖异生作用动用蛋白质供能。所以摄入碳水化合物充足时，可减少蛋白质作为能量的消耗，使更多的蛋白质参与构成组织、调节生理功能等，因此碳水化合物具有节约蛋白质的作用。

5. 抗生酮作用　脂肪在体内的分解代谢需要碳水化合物参与。当膳食中碳水化合物供给不足时，脂肪酸由于草酰乙酸不足而不能彻底氧化进而产生过多的酮体，酮体在体内蓄积就会造成酮症酸中毒。膳食中有充足的碳水化合物可以防止酮体在体内蓄积，因此碳水化合物具有抗生酮作用。

6. 膳食纤维的功能　膳食纤维虽然不能被人体所消化和吸收，但仍有重要的生理功能。

（1）促进排便　膳食纤维有很强的吸水能力或与水结合的能力，可增大粪便的体积，以机械刺激促进肠道蠕动；膳食纤维可被结肠细菌酵解，产生短链脂肪酸和气体刺激肠黏膜，从而促进粪便排泄；膳食纤维可增加粪便含水量，减少粪便硬度，利于排便。

（2）增加饱腹感　膳食纤维进入消化道后，在胃中吸水膨胀，增加胃内容物的体积，减缓胃排空速率，延缓胃中内容物进入小肠的速度，同时使人有饱腹感，有利于糖尿病和肥胖症患者减少进食量。

（3）降低血糖　膳食纤维能延缓淀粉在小肠的消化，减少葡萄糖在小肠内的吸收，使血糖不因进食而快速升高，有利于糖尿病的控制。

（4）降低胆固醇　膳食纤维也可以抑制人体对胆固醇的吸收和增加胆酸的排泄，降低血清胆固醇水平，从而预防动脉粥样硬化和心血管疾病的发生。

（5）预防结肠癌　有研究表明膳食纤维能够延缓和减少重金属等有害物质的吸收，减少和预防有害化学物质对人体的毒害，具有预防结肠癌的作用。此外，膳食纤维在肠道内发酵，分解产生一些短链脂肪酸，对肠道具有保护作用。

三、碳水化合物的参考摄入量与食物来源

（一）参考摄入量

中国营养学会建议成人碳水化合物占膳食总能量的 50%～65% 为宜，其中精制糖占总能量 10% 以下；一般成年人膳食纤维的适宜摄入量为 25g/d～30g/d；限制添加糖的摄入，每日不超过 50g，最好限制在 25g 以内。中国居民膳食碳水化合物参考摄入量见表 1-7。

表 1-7　中国居民膳食碳水化合物参考摄入量

年龄（岁）/生理状况	碳水化合物		膳食纤维	添加糖 a
	EAR/（g/d）	AMDR/（%E）	AI/（g·d⁻¹）	AMDR/（%E）
0～	60（AI）	—	—	—
0.5～	80（AI）	—	—	—
1～	120	50～65	5～10	
4～	120	50～65	10～15	＜10
7～	120	50～65	15～20	＜10
9～	120	50～65	15～20	＜10
12～	150	50～65	20～25	＜10
15～	150	50～65	25～30	＜10
18～	120	50～65	25～30	＜10
30～	120	50～65	25～30	＜10
50～	120	50～65	25～30	＜10
65～	120	50～65	25～30	＜10
75～	120	50～65	25～30	＜10
孕早期	+10	50～65	+0	＜10
孕中期	+20	50～65	+4	＜10
孕晚期	+35	50～65	+4	＜10
乳母	+50	50～65	+4	＜10

资料来源：中国居民膳食营养素参考摄入量（2023 版）。

注：a：添加糖每天不超过 50g/d，最好低于 25g/d。"—"表示未制定或未涉及；"+"表示在相应年龄阶段的成年女性需要量基础上增加的需要量。

（二）食物来源

碳水化合物的食物来源主要有面粉、大米、玉米、土豆、红薯等粮谷类和薯类，以及蔬菜和水果类食物。粮谷类含碳水化合物为 60% ～ 80%，豆类为 40% ～ 60%，薯类为 15% ～ 40%；糖果、甜食、糕点、水果、含糖饮料和蜂蜜等是单糖和双糖的来源；蔬菜、水果及全谷类是膳食纤维的主要来源。人们日常膳食中碳水化合物应来源于多种食物，粗、细粮合理搭配，多进食蔬菜和水果，以满足人体对能量和营养素的需要。

第五节　矿物质

人体组织中含有自然界各种元素，除主要以有机化合物形式存在的碳、氢、氧、氮外，其余元素统称为矿物质（mineral），亦称无机盐。矿物质在人体内的种类和数量与外界环境存在的种类与数量密切相关。已发现有 20 多种矿物质是构成人体组织和维持正常生理功能所必需的。

一、概述

人体内矿物质总量占体重的 4% ～ 5%。按照化学元素在体内含量的多少，通常将矿物质元素分为常量元素（macroelement）和微量元素（microelement）两类。其中含量大于体重 0.01% 的矿物质称为常量元素或宏量元素，包括钙、镁、钾、钠、磷、硫、氯 7 种；含量小于体重 0.01% 的矿物质称为微量元素，包括铁、铜、锌、锰、铬、钴、钒、锡、镍、钼、碘、氟、硒、硅 14 种。

1996 年，经联合国粮农组织（FAO）、国际原子能机构（IAEA）、世界卫生组织（WHO）三个国际组织的专家委员会重新界定必须微量元素的定义，并按其生物学的作用将其分为三类：①人体必需微量元素，共 8 种，包括碘、锌、硒、铜、钼、铬、钴、铁。②人体可能必需的元素，共 5 中，包括锰、硅、硼、钒、镍。③具有潜在的毒性，但在低剂量时，可能具有人体必需功能的元素，共 7 种，包括氟、铅、镉、汞、砷、铝、锡。

（一）矿物质的特点

1. 矿物质在体内不能合成，必须由食物和饮水提供　矿物质与蛋白质、脂肪和碳水化合物等营养素不同，不能在体内合成，而且每天都有一定量的矿物质随尿液、粪便、汗液等排出体外。因此，为满足机体需要，矿物质必须不断地从饮食中得到补充。

2. 矿物质在体内分布极不均匀　如钙和磷主要分布在骨骼和牙齿，铁分布在红细胞，锌分布在肌肉组织，碘主要集中在甲状腺等。

3. 矿物质之间存在着协同或拮抗作用　一种矿物质元素可影响另一种元素的吸收与利用，如摄入过量的锌可以抑制铁的吸收，而铁可以促进氟的吸收。

4. 某些微量元素生理剂量与中毒剂量范围较窄，摄入过多易产生毒性作用　如我国居民氟的适宜摄入量（AI）为 1.5mg/d，而其可耐受最高摄入量（UL）为 3.5mg/d，相差仅 1 倍。

（二）矿物质的生理功能

虽然不能为机体提供热能，但矿物质是构成机体组织和维持正常生理功能所必需的重要营养素。矿物质的生理功能主要有以下几个方面。

1. 构成机体组织的重要成分　如钙、磷、镁是构成骨骼和牙齿的主要成分，铁是构成血红蛋白的重要成分，磷、硫、氯等元素参与蛋白质的构成等。

2. 维持机体组织细胞的渗透压及酸碱平衡　矿物质如钠、钾、氯等与蛋白质共同维持各种组织细胞的渗透压稳定；酸性离子与碱性离子适当配合，以及重碳酸盐和蛋白质的缓冲作用，共同调节体内的酸碱平衡。

3. 维持神经肌肉兴奋性及细胞膜的通透性　各种无机离子，特别是保持一定比例的钾、钠、钙、镁离子的适当配合，是维持神经、肌肉具有一定兴奋性和细胞膜具有一定通透性的必要条件。

4. 多种酶的活化剂、辅助因子或组成成分　矿物质还是体内多种生物活性物质的活化剂、辅助因子或组成成分，如钙为凝血酶的活化剂、铁是细胞色素氧化酶的组成成分、硒是谷胱甘肽过氧化物的构成成分等。

（三）人体矿物质的缺乏与过量

食物和水中的矿物质含量较为丰富，平衡膳食一般不会出现缺乏或过量，但由于地球环境因素，地壳中矿物质元素分布不平衡，某种矿物质元素含量过低或过高，会导致人群因长期摄入在这种环境中生长的食物或饮用水而引起亚临床症状甚至疾病。食物成分及加工因素也会影响矿物质的营养，如某些食物中天然存在矿物质拮抗物，如菠菜中含有大量的草酸，蔬菜热水煮过后弃掉热水，均可影响矿物质的吸收利用。此外，人体自身因素如摄入不足，消耗或需求增加，也会导致矿物质的缺乏。我国居民容易缺乏的矿物质主要是钙、铁、锌、碘等。过量摄入矿物质制剂容易导致中毒。

二、钙

钙（calcium）是人体含量最多的矿物质元素，占成人体重的 1.5% ～ 2.0%。人体 99% 的钙集中在骨骼和牙齿，其余约 1% 的钙分布于软组织、细胞外液和血液中，以游离或结合状态存在，统称为混溶钙池（miscible calcium pool）。混溶钙池与骨骼钙维持着动态平衡，对维持体内细胞正常生理状态、调节机体生理功能发挥重要作用。

（一）生理功能

1. 构成机体骨骼和牙齿的主要成分　人体骨骼和牙齿中无机物的主要成分是钙的磷酸盐，多以羟磷灰石 $[Ca_{10}(PO_4)_6(OH)_2]$ 或磷酸钙 $[Ca_3(PO_4)_2]$ 的形式存在，体内骨骼的钙与混溶钙池中的钙保持着动态平衡，使得骨骼不断更新。

2. 维持神经与肌肉正常功能　钙离子可以调节细胞膜的离子通透性，参与调节神经肌肉的兴奋性、神经冲动的传导及心脏的正常搏动。若血钙浓度明显下降，则使神经肌肉的兴奋性增高，可引起手足抽搐；血钙浓度过高则可导致心脏和呼吸衰竭。

3. 调节酶的活性和凝血过程　钙离子对体内许多参与细胞代谢的酶具有重要的调节作用，如三磷酸腺苷酶、琥珀酸脱氢酶、鸟苷酸环化酶、蛋白质分解酶、凝血酶等。钙离子还参与凝血因子的活化而促进凝血过程。

4. 维持细胞组织结构的完整性　钙离子与细胞膜上的磷脂结合，维持其结构的完整性与通透性；钙还可与细胞外液的某些蛋白质结合，在细胞间起粘连作用；在细胞内，钙与核酸结合

NOTE

维持染色体结构的完整性。

5. 促进细胞信息的传递 钙离子作为细胞内重要的"第二信使",通过钙离子调控的组织和细胞间的反应非常广泛,如基因的表达与调控、细胞的增殖与分化、腺体的分泌、神经递质的释放等。

此外,钙还参与激素的分泌、体液酸碱平衡的调节;钙可降低毛细血管的通透性,防止体液渗出,控制炎症和水肿。

(二)影响钙吸收的因素

钙主要在酸性较高的十二指肠和小肠上段被吸收。影响钙吸收的因素有以下几个方面。

1. 促进钙吸收的因素 维生素 D 可诱导钙结合蛋白的合成,促进小肠对钙的吸收;某些氨基酸如亮氨酸、赖氨酸、色氨酸、精氨酸等可与钙形成可溶性钙盐,促进钙的吸收;乳糖可在肠道内细菌作用下发酵产酸,降低肠内 pH 值,乳糖还可与钙螯合成低分子可溶性物质,均有利于钙的吸收;一些抗生素如青霉素、氯霉素、新霉素有促进钙吸收的作用。

2. 抑制钙吸收的因素 某些蔬菜如菠菜、苋菜、竹笋中含有较多草酸,粮谷物中含有较多植酸,膳食纤维中含糖醛酸残基,草酸、植酸、糖醛酸残基、磷酸等均可在肠腔内与钙结合成不溶解的钙盐;脂肪过多或脂肪消化不良时未被吸收的脂肪酸可与钙结合形成脂肪酸钙;此外,抗酸药、四环素、肝素也不利于钙的吸收。

3. 机体因素 人体对钙的需要量和年龄也会影响钙的吸收。当人体对钙的需要量增加时,钙的吸收率也较高,如在妊娠和哺乳期钙的吸收率可达到 30% ～ 60%。钙的吸收率随着年龄的增长而降低,如婴儿钙的吸收率超过 50%,儿童约为 40%,成年人仅 20% 左右,老年人仅 15% 左右。

(三)缺乏与过量

婴幼儿及儿童长期钙缺乏和维生素 D 不足可导致生长发育迟缓、骨钙化不良、骨骼变形,严重缺乏者可导致佝偻病(rickets),表现为囟门闭合延迟、骨软化、方颅、肋骨串珠、鸡胸、"O"形腿或"X"形腿等。成年人长期钙缺乏易导致骨质软化症、骨骼变形。孕妇钙缺乏容易出现骨盆变形、难产等。老年人随年龄增加,钙丢失加快,长期钙缺乏易引起骨质疏松症、骨折,血清钙水平降低还可能出现手足抽搐等。所以中老年人应注意补充膳食钙丰富的食品,减缓骨钙的丢失速度。

钙摄入过量会增加肾结石的患病危险,还可明显抑制铁、镁、磷的吸收及降低锌的生物利用率,在高钙膳食的同时摄入可吸收碱,如碳酸氢钠,可能会引起奶碱综合征(milk-alkali syndrome,MAS),出现高钙血症、碱中毒和肾功能障碍。

(四)参考摄入量与食物来源

中国营养学会推荐我国居民每日钙的 RNI 为婴儿(AI)200 ～ 350mg/d,1 ～ 6 岁 500 ～ 800mg/d,7 ～ 17 岁 800 ～ 1000mg/d,18 岁以上成年人及老年人均为 800mg/d,孕妇、乳母钙的 RNI 为 800mg/d,钙的 UL 为 2000mg/d。

钙的最好来源是奶类及其制品,不仅含钙丰富,而且吸收率高。此外,大豆及其制品、绿色蔬菜、各种瓜子、小虾皮、芝麻酱、发菜和海带等食品含钙也很丰富,食用骨粉也是补钙的很好方式。

三、铁

铁（iron，Fe）是人体含量最多的必需微量元素，一般成人体内铁总量为 4～5g。其中 60%～75% 存在于血红蛋白中，3%～5% 在肌红蛋白中，1% 为含铁酶类，这些铁称为功能性铁；其余 25%～30% 的为储存铁，以铁蛋白和含铁血黄素形式存在于肝、脾和骨髓中。

（一）生理功能

铁是血红蛋白和肌红蛋白的构成成分，参与体内氧气及二氧化碳的转运和交换；铁也是细胞色素氧化酶、过氧化物酶、过氧化氢酶等的组成成分，在组织呼吸、生物氧化过程中作为电子载体起重要作用；维持正常的免疫功能；参与催化 β-胡萝卜素转化成维生素 A、嘌呤与胶原的合成、脂类在血液中转运及药物在肝脏的解毒作用。

（二）影响铁吸收的因素

食物中的铁有血红素铁（Fe^{2+}）和非血红素铁（Fe^{3+}）两种类型。血红素铁主要存在于动物性食物中，可直接被肠黏膜上皮细胞吸收而不受其他因素的影响，吸收率可达 25%～35%。非血红素铁主要以 $Fe(OH)_3$ 络合物的形式存在于食物中，需要还原成为亚铁离子（Fe^{2+}）后才能被吸收，非血红素铁主要存在于植物性食物中，其吸收受很多因素的影响，吸收率一般低于 10%。

1. 促进铁吸收的因素　维生素 C 可将 Fe^{3+} 还原为 Fe^{2+}，并可与其形成可溶性螯合物，促进铁的吸收，维生素 A、维生素 B_2、维生素 B_{12} 等对铁的吸收起重要的协助作用；某些有机分子如蛋白质可促进胃酸分泌，促进植物性食物中铁的吸收；某些氨基酸，如半胱氨酸、组氨酸、甲硫氨酸等可与铁螯合成可溶性单体，提高铁的吸收。此外，其他有机酸，如柠檬酸、乳酸、枸橼酸等，也可促进铁的吸收。近年研究发现核黄素对铁的吸收、转运与储存也具有一定作用，当核黄素缺乏时，铁的吸收、转运，以及肝、脾储铁均受阻。

2. 抑制铁吸收的因素　膳食中存在的磷酸盐、植酸、草酸、膳食纤维等可与非血红素铁形成不溶性的铁盐，而阻止铁的吸收；铅、铬、锰等矿物质过多摄入抑制铁的吸收；蛋类中因存在卵黄高磷蛋白，铁吸收率仅 3%。碱或碱性药物可使 Fe^{3+} 形成难溶的氢氧化铁，从而阻碍铁的吸收。

3. 机体因素　机体铁营养状况、生理与病理改变都可以影响铁的吸收。当体内铁的需要量增大，或贮存量减少时，铁的吸收率会增加，反之则减少。某些疾病如慢性萎缩性胃炎、胃大部分切除或过多服用抗酸药物时，胃酸分泌减少影响铁的吸收。

（三）缺乏与过量

人体长期膳食铁供给不足，可引起体内铁缺乏或导致缺铁性贫血（iron deficiency anemia，IDA）。缺铁性贫血是目前世界范围内最常见的营养性疾病之一，多见于婴幼儿、孕妇及乳母，在我国患病率为 20%～60%。人体铁缺乏由轻到重一般可分为三个阶段：①贮存铁减少期，血清铁蛋白含量降低。②红细胞生成缺铁期，除血清铁蛋白下降外，血清铁也下降，游离原卟啉含量升高。③缺铁性贫血期，此时血红蛋白和红细胞比积均下降，贫血的严重程度取决于血红蛋白减少的程度。铁缺乏对儿童智力发育与行为产生影响，主要表现为注意力不集中、烦躁乏力、面色苍白、口唇和眼结膜苍白、心悸、头昏眼花、记忆力减退、学习成绩下降等，此外，还可出现食欲减退、生长发育迟缓、免疫力下降等症状。成年人铁缺乏易出现呆滞冷漠、免疫力下降等。

铁长期摄入过量，在体内储存过多会损伤肝脏，可引起肝纤维化、肝脏肿瘤。另外，铁过量可以使活性氧和自由基过量生成，引起线粒体损伤及脂质过氧化等的发生，会增加动脉粥样硬化和心血管疾病发生的风险。

（四）参考摄入量与食物来源

中国营养学会推荐中国居民铁的 RNI 分别为 0.5 ~ 11 岁 10 ~ 16mg/d，12 ~ 17 岁男性 16mg/d，18 ~ 49 岁男性 12mg/d，12 ~ 49 岁女性 18mg/d，50 岁以上女性和男性分别为 12mg/d、10mg/d，孕中期、孕晚期、乳母分别增加 7mg/d、11mg/d、6mg/d。可耐受最高摄入量（UL）为 42mg/d。在缺氧、手术、创伤、失血、贫血、溶血以及口服避孕药、抗酸药时，铁的供给量要相应增加。

食物中铁的良好来源为动物肝脏、动物全血、畜禽瘦肉和鱼类等。某些蔬菜，如香菇、木耳、海带和绿色蔬菜等含铁也较丰富。一般动物性食品的吸收率高于植物性食品。蛋类含铁虽多，但因与卵黄磷蛋白结合而吸收率不高。奶类属贫铁食物，故对婴儿应及时增加含铁丰富的辅食，防止缺铁性贫血发生。

四、锌

锌（zinc，Zn）是人体必需的微量元素之一，成人体内锌含量为 2 ~ 2.5g，主要分布于肌肉、骨骼和皮肤。锌对生长发育、免疫功能、物质代谢和生殖功能等具有重要作用。

（一）生理功能

1. 锌是体内多种酶的组成成分或激活剂　锌参与超氧化物歧化酶、碱性磷酸酶、乳酸脱氢酶、RNA 多聚酶、DNA 多聚酶、反转录酶等 200 多种酶的组成或激活，在组织呼吸、能量代谢、核酸代谢及抗氧化过程中发挥着重要作用。

2. 促进生长发育和组织再生　锌参与蛋白质合成、细胞分裂和生长等过程。锌缺乏可引起蛋白质的合成障碍，细胞分裂减少，导致生长停止。锌参与促黄体激素、促性腺激素等有关内分泌激素的代谢，影响胎儿的生长发育和生殖功能。

3. 促进机体免疫功能　锌参与机体免疫反应细胞、体液免疫因子的调控作用，促进机体免疫功能。缺锌可使机体免疫细胞功能受损，降低机体免疫力。

4. 维持细胞膜结构稳定性　锌可与细胞膜上的受体结合，增强膜稳定性和抗氧自由基的能力，维持细胞膜正常的结构与功能。锌缺乏可造成细胞膜的氧化损伤，结构变形，膜内载体和运载蛋白的功能改变。

此外，锌还参与维持正常的味觉、促进食欲；锌对皮肤和视力具有保护作用，缺锌可引起皮肤粗糙和上皮角化。

（二）影响锌吸收的因素

锌的吸收主要在十二指肠和空肠，吸收率约为 30%。动物性食物中锌的利用率高于植物性食物。维生素 D_3、高蛋白、葡萄糖可促进锌的吸收；膳食纤维及过多的铜、镉、钙和亚铁离子可抑制锌的吸收；人体自身对锌的吸收也有影响，当自身需要量增加时，锌的吸收率升高，反之则降低。

（三）缺乏与过量

儿童缺锌主要表现为食欲减退或异食癖、生长发育停滞、免疫力低下，男孩性腺发育不全，严重时导致侏儒症；孕妇缺锌可导致胎儿畸形；成人长期缺锌导致性功能减退、精子数减少、皮肤粗糙、免疫功能降低等。锌过量可损害免疫器官，影响免疫功能；还可影响体内铜、铁和其他微量元素的吸收与利用。

（四）参考摄入量与食物来源

中国营养学会推荐成人锌的 RNI 为男性 10.1mg/d，女性 6.9mg/d。

动物性食物是锌的主要来源，不仅含量高而且吸收率高。贝壳类海产品（如牡蛎、海蛎肉、蛏干、扇贝）、红色肉类及内脏均是锌的良好来源。贝类含锌量大多为 1.19 ～ 13.6mg/100g，生蚝含锌量最高可达 71.2mg/100g，牛、猪、羊肉中锌含量为 2.99 ～ 6.06mg/100g。蛋类、豆类、谷类胚芽等也富含锌，蔬菜、水果锌含量较低。

五、碘

碘（iodine）是人体必需的微量元素之一，成人体内含碘 15 ～ 20mg，主要分布在甲状腺组织内，其余分布在骨骼肌、肺、肾、淋巴结、肝、脑、卵巢等组织中。血液中含碘 30 ～ 60μg/L，主要为蛋白结合碘。

（一）生理功能

碘在体内主要参与合成甲状腺激素，其生理功能主要通过甲状腺素的生理作用显示出来，甲状腺激素的生理功能有：①维持和调节机体的代谢，甲状腺激素能促进生物氧化，参与氧化磷酸化过程，调节蛋白质、碳水化合物、脂肪及能量的代谢和水盐平衡。②甲状腺激素能促进蛋白质合成，保证胚胎和儿童的生长发育。③促进大脑及神经系统的发育，保证智力的正常发育，胎儿或婴儿期缺碘可患克汀病。④促进维生素的吸收和利用，包括促进维生素 B_3 的吸收利用及 β-胡萝卜素向维生素 A 的转化。⑤参与多种酶系的活化过程，包括细胞色素酶系、琥珀酸氧化酶系等 100 多种酶。

（二）缺乏与过量

饮食中碘长期摄入不足，生理需要量增加，或者大量摄入十字花科植物等富含抗甲状腺素因子的食物，影响甲状腺对碘的吸收利用，均可引起碘缺乏。缺碘的典型症状是甲状腺肿大，伴有甲状腺功能低下，多见于青春期、妊娠期和哺乳期。缺碘的最大危害是胎儿期和新生儿期缺碘导致生长发育迟缓、智力低下，严重者发生呆小症，又称克汀病。患儿表现为生长停滞、发育不全、智力低下、聋哑、瘫痪。孕妇严重缺碘可影响胎儿神经、肌肉的发育，甚至导致流产、早产、死胎。我国于 1995 年开始在全国范围内实施食盐加碘防治碘缺乏病策略，较好地改善了人群碘缺乏状况，取得了良好的防治效果。

长期大量摄入含碘高的食物，以及摄入过量的碘剂，可致高碘性甲状腺肿大。碘过量摄入还可引起碘致性甲状腺功能亢进症、桥本甲状腺炎等，一般认为每日碘摄入量大于 2000μg 是有害的。

（三）参考摄入量与食物来源

中国营养学会推荐碘的 RNI 为 1 ～ 11 岁 90μg/d，12 ～ 14 岁 110μg/d，15 岁以上 120μg/d，孕期增加 110μg/d，乳母增加 120μg/d。成人、孕妇和乳母碘的 UL 为 600μg/d。

食物中碘含量随地球化学环境变化会出现较大差异，也受食物烹调加工方式的影响。一般海产食物如海带、紫菜、发菜、淡菜、海参、干贝、海鱼、虾皮、蚶等是碘良好的食物来源。

六、硒

硒（selenium）是人体重要的必需的微量元素，人体内硒总量为 14～20mg。硒存在于机体所有细胞和组织器官中，在肝、肾、胰、心、脾、指甲、牙釉质中含量较高，脂肪中含量最低。血硒和发硒常可反映体内硒的营养状况。

（一）生理功能

人体内的硒主要以两种形式存在，一种是来自膳食的硒甲硫氨酸，作为非调节性储存形式存在；另一种形式是硒蛋白中的硒半胱氨酸，为具有生物活性的化合物。硒的主要生理功能：①抗氧化作用：硒是谷胱甘肽过氧化物酶（GSH-Px）的重要组成成分，GSH-Px 能清除自由基、抗氧化，使有害的过氧化物还原为无害的羟基化合物，保护细胞和组织免受过氧化物损伤，维持细胞的正常功能。②保护心肌和心血管：缺硒可引起以心肌损害为特征的克山病，缺硒还可引起脂质过氧化，导致心肌纤维、小动脉及微血管的结构及功能损伤。③有毒金属的解毒作用：硒与金属有较强的亲和力，在胃肠道中，硒能与体内重金属如汞、镉、铅等结合成金属硒蛋白复合物，并排出体外，起到解毒作用。④增强机体免疫功能：硒可通过调控白细胞介素 -2 受体的表达，增强淋巴细胞、NK 细胞等机体免疫细胞的活性，从而提高免疫功能。此外，硒还有促进生长、抗肿瘤的作用，对某些化学致癌物有阻断作用；具有保护神经性视觉免受损害的作用，补硒可改善视觉功能障碍。

（二）缺乏与过量

我国科学家首先证实硒缺乏是我国黑龙江省克山县发生克山病的重要原因。认为人群中缺硒现象与其生存的环境土壤中硒元素含量偏低及膳食中硒摄入量不足有关。克山病多发于山区和丘陵，以 2～6 岁儿童和育龄妇女为易感人群，是一种多发性灶状坏死为主要病变的心肌病，临床主要表现为心律失常、心动过缓或过速、心脏扩大、心功能不全，严重的会出现心衰、心源性休克，死亡率可到达 85%。生化检查可见血浆硒含量和红细胞 GSH-Px 活力下降。服用亚硒酸钠对减少克山病的发病有明显的效果。此外，还发现缺硒是发生大骨节病的重要原因，该病主要发生于青少年人群。缺硒还影响机体的免疫功能，补硒可提高机体的抗体和补体的应答能力。

过量的硒可引起中毒。我国湖北的恩施县由于水土中含硒量过高，造成当地粮食、蔬菜中硒含量过高，居民因过量摄入硒而发生慢性硒中毒。主要表现为毛发和指甲脱落，甲面有白点及纵纹、皮疹或水疱、恶心、呕吐、神经系统异常、肢端麻木、抽搐等，严重者可死亡。

（三）参考摄入量和食物来源

中国营养学会推荐我国居民硒的 RNI 为 1 岁以内 15～20μg/d（AI），1～3 岁 25μg/d，4～6 岁 30μg/d，12 岁以上 60μg/d，孕妇增加 5μg/d，乳母增加 18μg/d，成人的 UL 为 400μg/d。

食物中硒的含量因地区而异。海产品、动物内脏、肉类为硒的良好来源，如鱼子酱、海参、牡蛎、猪肉肾等。谷类、蔬菜、水果等植物性食物中含硒量因产地地表土壤层中硒元素水平而异。精制食品的含硒量减少。此外，硒可挥发，烹调加热会造成一定的损失。

第六节　维生素

维生素（vitamin，Vit）是维持机体生命活动过程所必需的一类微量的低分子有机化合物。在体内既不是构成各种组织的主要原料，也不能提供能量，但却在机体物质和能量代谢过程中起重要作用。

一、概述

（一）维生素的特点

维生素虽然种类很多，化学结构各不相同，但具有共同的特点：①机体需要量很小，常以mg 或 μg 计，一旦缺乏就会引起相应的疾病。②大多数维生素不能在体内合成或合成数量不能满足机体需要，必须由食物供给。③一般是以本体形式或以能被机体利用的前体形式存在于天然食物中。④维生素不参与机体组成也不提供热能，但在机体物质和能量代谢过程中起重要作用。

（二）维生素的分类

目前所发现的维生素化学结构和生理功能各不相同，根据维生素的溶解性不同，可将其分为脂溶性维生素和水溶性维生素。脂溶性维生素是指溶于脂肪和有机溶剂而不溶于水的维生素，包括维生素 A、维生素 D、维生素 E、维生素 K。其在食物中常与脂类共存，其吸收与肠道中的脂类密切相关；体内主要储存于肝脏，摄入过多，易在体内蓄积而导致毒性作用。水溶性维生素是指可溶于水的维生素，包括 B 族维生素（如维生素 B_1、维生素 B_2、维生素 B_6、烟酸、叶酸等）和维生素 C。水溶性维生素在体内仅少量储存，且极易通过尿液、汗液排出体外，一般不易引起中毒，但大量摄入也可引起中毒；若摄入不足，可较快出现缺乏症状。

（三）维生素缺乏与过量

1. 维生素缺乏　人体维生素缺乏的常见原因：①摄入不足：食物缺乏、食物选择不当；也可因食物运输、加工、烹调、储藏不当使食物中的维生素丢失或被破坏。②维生素拮抗物质的存在：在天然食物中有一些称为抗维生素的化合物，可使部分维生素的吸收利用降低。如抗生物素蛋白可与生物素紧密结合而使之失活，但这类物质随食物加工、烹调而失去作用。③人体吸收利用降低：当消化系统吸收功能障碍，如长期腹泻、胆汁分泌受限、胃酸分泌减少；或膳食成分改变致吸收降低，如膳食中脂肪含量低，可影响脂溶性维生素的吸收。④机体对维生素的需要相对增高：如妊娠与哺乳期妇女、生长发育期儿童、某些疾病（长期高热、慢性消耗性疾患）等，均可使需要量相对增高。如没有及时补充，可引起维生素缺乏。人体维生素不足或缺乏是一个渐进的过程，轻度缺乏常不出现临床症状，但常有劳动效率下降、对疾病抵抗力降低等表现，称为亚临床缺乏或不足。由于亚临床缺乏不易发现且对健康有影响，故需特别注意。

2. 维生素过量　当维生素摄入过多时，水溶性维生素常以原形从尿中排出体外，但超过非生理量时有不良作用，如维生素的不正常代谢，会干扰其他营养素的代谢。脂溶性维生素大量摄入可导致体内蓄积过多引起中毒。因此，必须注意某些含维生素丰富的食物及维生素制剂的合理应用。

二、脂溶性维生素

（一）维生素 A

维生素 A 类是指具有视黄醇（retinol）结构及其生物活性的一大类物质，包括维生素 A（vitamin A）和维生素 A 原（provitamin A）及其代谢产物。维生素 A 在体内有三种活性形式，即视黄醇、视黄醛和视黄酸。在植物中不含维生素 A，但某些有色（黄、橙、红色）植物中含有类胡萝卜素，如 α- 胡萝卜素、β- 胡萝卜素和 γ- 胡萝卜素等，这部分类胡萝卜素可以在体内转变成维生素 A 或其代谢产物，称为维生素 A 原。其他类胡萝卜素不能分解形成维生素 A，不具有维生素 A 的活性，如玉米黄素、番茄红素等。维生素 A 为脂溶性化合物，不溶于水，对热、酸、碱稳定，易被氧化，紫外线可促进其氧化破坏。在油脂酸败过程中，其所含的维生素 A 会受到严重的破坏。一般烹调和罐头加工不易破坏。

1. 生理功能

（1）维持正常视觉　构成视觉细胞内感光物质；人视网膜上的杆状细胞主要与暗视觉有关，它含有一种视紫红质是由视蛋白和 11- 顺式视黄醛组成的复合蛋白质，对暗视觉形成非常重要。

（2）调节上皮细胞正常的增殖和分化　维生素 A 能调节皮肤和机体保护层（如肺、肠道、阴道、泌尿道等）上皮细胞正常的增殖和分化，维持抗感染和抵御外来侵袭的天然屏障作用。维生素 A 缺乏，可导致上皮基底层增生变厚，表层角化、干燥等。

（3）促进生长发育　维生素 A 可以调节机体多种组织细胞的生长和分化，缺乏可引起儿童食欲减退、生长迟缓、骨骼和牙齿发育不良。

（4）增强免疫功能　维生素 A 通过调节细胞和体液免疫提高免疫功能，维生素 A 缺乏可使机体免疫功能降低，容易感染细菌、病毒等。

（5）抑制肿瘤生长　维生素 A 抑制肿瘤的作用可能与其调节细胞的分化、增殖和凋亡有关，也可能与抗氧化有关。

2. 缺乏与过量　维生素 A 缺乏是发展中国家重要公共卫生问题之一，婴幼儿和儿童的发生率远高于成人。维生素 A 缺乏的早期症状是暗适应能力降低，严重者可致夜盲症；还可引起眼干燥症，其重要的临床诊断体征是结膜干燥，儿童可出现比托斑（Bitot's spots），进一步发展可致失明；除眼部症状外，维生素 A 缺乏还会引起不同组织上皮干燥、增生及角化，出现皮肤干燥、毛囊丘疹、毛发脱落等，口腔、消化道、呼吸道和泌尿生殖道黏膜角化失去滋润，容易感染细菌，特别是儿童、老人易发生呼吸道炎症；此外维生素 A 缺乏还可引起免疫力下降，儿童生长发育迟缓。

过量摄入维生素 A 可引起急性、慢性中毒，也有致畸作用。急性中毒时患者可有恶心、呕吐、眩晕、视物模糊，停止食用后，症状可消失。数周或数年内反复服用 RNI10 倍剂量时，可发生慢性中毒，患者有头痛、脱发、肝大、骨骼和关节疼痛、皮肤干燥、瘙痒等，但停服维生素 A 后，多数患者可完全恢复。大量摄入富含胡萝卜素的食物，可引起皮肤黄染。孕妇摄入过量可引起胚胎吸收、流产、出生缺陷和子代永久性学习能力丧失等。普通膳食一般不会引起维生素 A 急慢性毒性，过量摄入主要是由于服用维生素 A 制剂及富含维生素 A 的动物肝所引起。

3. 参考摄入量与食物来源   食物中维生素 A 包括维生素 A 和类胡萝卜素两方面，为综合考虑两种来源，方便计算，2013 年中国营养学会提出以视黄醇活性当量（retinol activity equivalent，RAE）代替以往提出的视黄醇当量（retinol equivalent，RE）评估膳食维生素 A 活性。换算关系如下：

视黄醇活性当量（μg RAE）= 膳食或补充剂来源全反式视黄醇（μg）+1/2 补充剂纯品全反式 β– 胡萝卜素（μg）+1/12 膳食全反式 β – 胡萝卜素（μg）+1/24 其他膳食维生素 A 原类胡萝卜素（μg）

我国成人维生素 A 推荐摄入量（RNI）：男性 770μg RAE/d，女性 660μg RAE/d；孕妇中、后期增加 70μg RAE/d，乳母可增加 600μg RAE/d。成人的 UL 为 3000μg RAE/d。

维生素 A 最好的食物来源是动物肝脏、鱼肝油、鱼卵、奶及其制品等。类胡萝卜素主要存在于深绿色或红黄橙色的蔬菜和水果中，如胡萝卜、西蓝花、菠菜、苜蓿、红心红薯、芒果、南瓜、杏和柿子等。此外，维生素 A 和类胡萝卜素补充剂也是其重要来源。

（二）维生素 D

维生素 D（vitamin D）是指含环戊氢烯菲环结构、并具有钙化醇生物活性的一大类物质。比较常见的是维生素 D_3（胆钙化醇，cholecalciferol）和维生素 D_2（麦角钙化醇，ergocalciferol），分别由皮下的 7- 脱氢胆固醇及酵母菌或麦角中的麦角固醇，经阳光和紫外光照射转化形成。吸收后的维生素 D 在肝脏、肾脏中转化为其活性形式 $1,25-(OH)_2D_3$，并发挥其功能。

维生素 D_2 和维生素 D_3 皆溶于脂肪和脂溶剂，其化学性质比较稳定，耐热，在中性和碱性溶液中不易被氧化，但在酸性溶液中则逐渐分解。故通常的烹调加工不会引起维生素 D 的损失，但脂肪酸败可引起维生素 D 破坏。接受过量辐射，可形成少量具有毒性的化合物，而且无抗佝偻病活性。

1. 生理功能

（1）维持血清钙磷浓度的稳定   维生素 D 在体内与甲状旁腺素、降钙素共同作用，维持血钙平衡。当机体血钙降低时，甲状旁腺素升高，$1,25-(OH)_2-D_3$ 增多，通过骨钙动员，促进肾小管再吸收，促进小肠黏膜上皮中钙结合蛋白合成，增加食物钙的吸收，提高血钙水平。当机体血钙升高时，维生素 D 可促进甲状旁腺产生降钙素，阻止骨钙动员，增加钙、磷从尿中排出，维持血钙水平稳定。

（2）维持骨骼正常   维生素 D 对骨细胞呈现多种作用，维持破骨和溶骨之间的平衡。维生素 D 通过核受体诱导破骨细胞的活性，可以动员骨组织中的钙和磷释放入血，又可以增加成骨细胞碱性磷酸酶的活性和骨钙化基因的表达促进骨化作用。

（3）调节免疫功能   维生素 D 是一种神经内分泌 – 免疫调节激素，参与细胞免疫的调节。

（4）与机体多种功能的调节有关   维生素 D 通过与体内靶器官上的核受体结合，可以调节生长发育、细胞分化、免疫、炎性反应等功能。近年来大量研究发现机体低维生素 D 水平与高血压、糖尿病、心脑血管疾病、脂肪肝、低水平的炎性反应、自身免疫疾病、某些癌症有关。

2. 缺乏与过量   维生素 D 缺乏可导致肠道吸收钙、磷减少，肾小管对钙、磷的重吸收减少，影响正常的骨钙化。婴幼儿缺乏维生素 D 可导致佝偻病，表现为囟门闭合延迟、骨骼软化变形、方颅、肋骨串珠、鸡胸、"O"形腿或"X"形腿等。成人（尤其是孕妇、乳母和老人）缺乏维生素 D 可导致骨质软化病和骨质疏松。血清钙水平降低可出现手足痉挛症。

过量摄入维生素 D 可引起高钙血症和高钙尿症，患者食欲减退、呕吐、腹泻、头痛、多尿、烦渴、发热，血清钙磷增高，进一步发展可导致动脉、心肌、肺、肾、气管等软组织转移性钙化和肾结石，严重的维生素 D 中毒可致死亡。因此要避免滥用维生素 D 膳食补充剂。

3. 参考摄入量与食物来源　维生素 D 既可来源于食物，又可经晒太阳由皮肤合成，因而较难估计维生素 D 的需要量。在钙、磷供给量充足的情况下，我国居民膳食维生素 D 的 RNI 儿童、青少年、成人、孕妇、乳母均为 10μg/d，老年人为 15μg/d，12 岁以上人群 UL 为 50μg/d。维生素 D 的量可用 IU 或 μg 表示，换算关系是 1IU = 0.025μg。

食物中的维生素 D 主要存在于海水鱼（如沙丁鱼）、肝脏、蛋黄等动物性食品和鱼肝油制剂中。奶类维生素 D 含量较低，蔬菜、谷类和水果几乎不含维生素 D。经常晒太阳是人体廉价获得维生素 D 的最好来源，成年人只要经常接触太阳，一般不会发生维生素 D 缺乏病。

（三）维生素 E

维生素 E（vitamin E）是指具有 α- 生育酚生物活性的一类物质，因最初发现其可以预防大鼠胚胎的死亡和吸收，而称之为抗不育因子，又称生育酚（tocopherol）。它包括生育酚和三烯生育酚两类 4 个形式（α、β、γ、δ）共 8 种化合物，其中 α- 生育酚是主要存在形式而且活性最高。维生素 E 溶于酒精与脂溶剂，不溶于水，在酸性或无氧条件下较稳定，遇碱不稳定。对氧十分敏感，易于氧化破坏。一般烹调对维生素 E 破坏不大，但在高温中加热可加速其破坏，特别是油炸时维生素 E 活性明显降低。

1. 生理功能

（1）抗氧化作用　维生素 E 是一种强抗氧化剂，具有很强的抗脂质过氧化作用，与类胡萝卜素、维生素 C、硒和谷胱甘肽等共同组成体内的非酶抗氧化系统。可直接保护细胞膜上的巯基和其他蛋白质、DNA 等免受自由基的攻击，这一功能与其预防动脉硬化、抗癌、改善免疫功能及延缓衰老等过程密切相关。

（2）预防衰老　随着年龄的增长，人体血液、血管壁和组织中的脂褐质（lipofuscin）含量增加，脂褐质俗称老年斑，是细胞和组织内某些成分被氧化分解后的沉积物。补充维生素 E，可防止脂质过氧化，减少脂褐质的形成，改善皮肤弹性，减轻性腺萎缩，提高免疫能力。

（3）抑制血小板聚集　维生素 E 可调节血小板的黏附力和聚集作用，缺乏时可抑制血小板聚集，增加心肌梗死及脑卒中的风险。

（4）维持正常的生殖功能　维生素 E 与动物的生殖功能及精子生成有关，缺乏时可出现睾丸变性，孕育异常。临床上常用维生素 E 治疗不孕症、先兆流产和习惯性流产。

此外，维生素 E 还参与调节体内 DNA 和辅酶 Q 的合成，降低血浆胆固醇，抑制肿瘤细胞的生长和增殖等。

2. 缺乏与过量　维生素 E 在食物中广泛存在，并且能在体内各种组织中储存，因此维生素 E 缺乏在人类较为少见。缺乏时，可出现视网膜退行性改变、蜡样质色素积聚、新生儿溶血性贫血、肌无力、小脑共济失调等。流行病学研究发现，维生素 E 水平低下可能增加患肿瘤、动脉粥样硬化、白内障及其他老年退行性疾病的风险。

维生素 E 毒性相对较小，但每日摄入维生素 E 达到 0.8～3.2g 时，可出现中毒症状，如恶心、腹泻、肌无力、复视、血小板黏附力降低，故在手术前后应慎服大剂量的维生素 E。补充维生素 E 制剂不宜超过 400mg/d。

3. 参考摄入量与食物来源　维生素 E 的活性常用 α- 生育酚当量（α-tocopherol equivalent，α-TE）表示。

膳食中总 α-TE(mg)=1×α- 生育酚（mg）+0.5×β- 生育酚（mg）+0.1×γ- 生育酚（mg）+0.02×δ- 生育酚（mg）+0.3×α- 三烯生育酚（mg）

我国成人（包括孕妇）的维生素 E 适宜摄入量（AI）是 14mg α-TE/d，乳母为 17mg α-TE/d；成人（包括孕妇、乳母）的 UL 为 700mg α-TE /d。

维生素 E 广泛存在于植物油、麦胚、坚果、种子、豆类及其他谷类胚芽中，一般情况下不会缺乏。肉类、蛋类、鱼类等动物性食品和蔬菜、水果中含量较少。食物加工、储存和制备过程中可损失部分维生素 E。

（四）维生素 K

维生素 K（vitamin K）又称抗凝血因子，是含有 2- 甲基 -1,4- 萘醌基团的一组化合物，具有叶绿醌（phylloquinone）生物活性。维生素 K 包括维生素 K_1、K_2、K_3、K_4 等几种形式，其中维生素 K_1 仅存在于绿色植物中，是人类食物中维生素 K 的主要来源。维生素 K_2 主要存在于动物体内，为细菌合成的产物。维生素 K_3、K_4 是通过人工合成的。天然存在的维生素 K_1 和 K_2 为黄色油状化合物，不溶于水；人工合成的维生素 K_3 和 K_4 是黄色结晶粉末，可溶于水。四种维生素 K 化学性质都较稳定，加热不易破坏。但对酸、碱和紫外线敏感，在脂肪酸败时易被破坏失去活性。

1. 生理功能　目前已知的维生素 K 的生物学作用是作为维生素 K 依赖羧化酶的辅酶，参与蛋白质翻译后修饰的羧化反应，这一反应过程存在于肾、骨骼、软骨、动脉粥样硬化斑块及各种软组织等。维生素 K 的生理功能多与该作用相关。我们最熟悉的维生素 K 的功能是参与凝血因子的羧化修饰，启动凝血机制；其次，维生素 K 通过羧化骨钙素，改善骨矿含量，增加骨强度，防止骨质疏松；此外，研究发现高剂量的维生素 K_2 还可以抑制心血管钙化，抑制病毒性肝炎所致的肝硬化发展为肝癌。

2. 缺乏与过量　维生素 K 缺乏会导致低凝血酶原血症和出血性疾病。新生儿尤其具有维生素 K 缺乏引起出血性疾病的风险，这是由于维生素 K 经胎盘转运量少，而肠道的无菌状态阻碍维生素 K_2 的生成和利用，母乳中维生素 K 的含量低和婴儿母乳摄入量少造成的。此外，有研究表明，低浓度的维生素 K 和异常的骨矿物质密度、骨代谢及骨关节炎相关。也有研究发现，维生素 K 缺乏会降低胰岛素的反应，对葡萄糖耐量造成负面影响。维生素 K 中毒较罕见。在新生儿中，大量的胃肠外给予水溶性合成维生素 K_3 与溶血性贫血、高胆红素血症、胆红素脑病相关。

3. 参考摄入量与食物来源　中国营养学会推荐 18 岁以上成人维生素 K 的 AI 是 80μg/d。维生素 K_1 来源于苜蓿类植物和绿叶蔬菜、豆油、种子、奶制品，是人类食物中维生素 K 的主要来源；肉类、蛋类、谷类、水果和其他蔬菜含量较少。维生素 K_2 由肠道细菌合成。

NOTE

三、水溶性维生素

(一) 维生素 B_1

维生素 B_1（vitamin B_1）又名硫胺素（thiamine）、抗神经炎因子、抗脚气病因子。维生素 B_1 溶于水，在酸性溶液中稳定，中性特别是碱性环境中易被氧化而失去活性。一般烹调温度下损失不多，但在碱性条件下易被氧化和受热破坏。二氧化硫、亚硫酸盐等在中性介质中能加速维生素 B_1 分解破坏，故富含维生素 B_1 食物保存时不宜使用二氧化硫、亚硫酸盐作为防腐剂，或者熏蒸谷仓。

1. 生理功能　维生素 B_1 在体内的主要功能是以辅酶的形式参与能量和三大营养素的代谢，此外，在神经组织中具有特殊的非辅酶功能，还与心脏功能和幼年动物的生长发育有关。

（1）参与能量和三大营养素代谢　硫胺素焦磷酸（thiamine pyrophosphate，TPP）是维生素 B_1 的主要活性形式。TPP 是碳水化合物代谢中氧化脱羧酶的辅酶，即作为丙酮酸和 α- 酮戊二酸脱羧反应的辅酶，在体内的能量代谢中具有重要作用。在体内参与能量代谢的两个重要反应：① α- 酮酸氧化脱羧反应，即由葡萄糖、脂肪酸和支链氨基酸衍生的丙酮酸和 α- 酮戊二酸需经氧化脱羧反应产生乙酰辅酶 A（acetyl CoA）和琥珀酰辅酶 A（succinyl CoA），才能使来自碳水化合物和氨基酸的 α- 酮酸进入三羧酸循环，氧化产生 ATP。乙酰辅酶 A 和琥珀酰辅酶 A 是三大营养物质分解代谢和产生能量的关键酶。因此，当维生素 B_1 严重缺乏时，ATP 生成障碍，丙酮酸和乳酸在机体内堆积，会对机体造成损伤。②磷酸戊糖途径的转酮醇酶反应，TPP 作为转酮醇酶的辅酶参与转酮醇作用，这是磷酸戊糖通路中的重要反应。转酮醇作用不是碳水化合物氧化供能的主要途径，但它是核酸合成戊糖以及脂肪酸合成还原型辅酶Ⅱ的重要来源。

（2）维持神经、肌肉的正常生理功能　与在神经细胞膜上 TPP 去磷酸化移位，打开钠离子通道有关；促进神经递质乙酰胆碱合成，维持神经、肌肉的正常功能，有效调节心脏活动，维持正常食欲、胃肠蠕动和消化液的分泌，因此临床上将 B_1 作为辅助消化药使用。

2. 缺乏与过量　维生素 B_1 缺乏常由于摄入不足、需要量增高和吸收利用障碍引起，导致一系列神经肌肉系统的症状，即脚气病（beriberi），主要损害心血管、神经系统，多发生在以加工精细米面为主食的人群。

（1）干性脚气病　以多发性神经炎症状为主，多为上行性周围神经炎，表现为指趾麻木、肌肉酸痛、压痛，尤以腓肠肌为甚，膝反射在发病初期亢进，后期减弱或消失。向上发展累及腿伸屈肌、手臂肌群，而出现垂足、垂腕症状。

（2）湿性脚气病　以水肿和心脏症状为主。由于心血管系统障碍，出现水肿，可由下肢上行至全身。右心室可扩大，有心悸、气促、心动过速。当处理不及时，常致心力衰竭。

（3）婴儿脚气病　多发生于 2～5 月龄的婴儿，多是维生素 B_1 缺乏的母乳喂养所致。其发病突然，病情急。初期食欲不振、吸吮无力、呕吐、肠蠕动弱；继而出现兴奋、心跳快、呼吸急促和困难；严重时身体可出现发绀、水肿、嗜睡、心脏扩大、心力衰竭、强直性痉挛、昏迷，常在症状出现 1～2 天突然死亡。

维生素 B_1 一般不会引起过量中毒，只有短时间服用超过 RNI 100 倍以上的剂量时有可能出现头痛、惊厥、心律失常等。

3. 参考摄入量与食物来源　人体对维生素 B_1 的需要量与能量代谢有密切关系，因此维生素 B_1 参考摄入量可按所需能量确定，目前我国成人维生素 B_1 平均需要量为 $0.5 \sim 0.6mg/1000kcal$，孕妇、乳母、老人应适当增加。中国营养学会 2013 年推荐的我国成人维生素 B_1 的 RNI 为男性 1.4mg/d，女性 1.2mg/d。

维生素 B_1 在天然食物中广泛存在，动物内脏、瘦肉、谷类、豆类、花生等食物中含量丰富。我国居民以粮谷类为主食，维生素 B_1 多存在于粮谷类表皮和胚芽中，一般不会发生硫胺素缺乏，但需注意其在烹调加工过程中的损失，如粮谷类加工精度过高、过度淘洗、烹调加碱和高温油炸等均可使维生素 B_1 大量损失。

（二）维生素 B_2

维生素 B_2（vitamin B_2）又称核黄素（riboflavin），溶于水，中性和酸性溶液中对热稳定，碱性条件下易被破坏，游离维生素 B_2 对光敏感。食物中核黄素以结合型为主，较稳定，在加工与烹调过程中，一般损失较少。

1. 生理功能　维生素 B_2 以黄素腺嘌呤二核苷酸（FAD）和黄素单核苷酸（FMN）辅酶形式参与体内多种代谢的氧化还原反应。

（1）参与体内生物氧化和能量代谢　维生素 B_2 在体内以 FMN 和 FAD 的形式参与许多酶系统重要辅基的组成，通过呼吸链参与体内氧化还原反应与能量代谢，如氨基酸氧化酶、细胞色素 C 还原酶、丙酮酸脱氢酶、脂肪酰辅酶 A 脱氢酶、谷胱甘肽还原酶、黄嘌呤氧化酶和单胺氧化酶等。这些酶在氨基酸的氧化脱氨基作用及嘌呤核苷酸的代谢中起重要作用，从而维持蛋白质、脂肪和碳水化合物的正常代谢，促进正常的生长发育，维护皮肤和黏膜的完整性。

（2）参与烟酸和维生素 B_6 的代谢　FAD 和 FMN 分别作为辅酶参与色氨酸转变为烟酸和维生素 B_6 转变为磷酸吡哆醛的反应，还可参与叶酸转化成各种辅酶的过程，由于这些辅酶是合成脱氧核糖核酸所必需的，所以维生素 B_2 间接地影响细胞增殖及人体的生长。

（3）参与体内的抗氧化防御系统　FAD 可作为谷胱甘肽还原酶的辅酶，参与体内抗氧化防御系统，维持还原性谷胱甘肽的浓度。

另外，维生素 B_2 还与体内铁的吸收、储存与动员有关，在防治缺铁性贫血中有重要作用。

2. 缺乏与过量　维生素 B_2 缺乏主要表现为"口腔 - 生殖综合征（orogenital syndrome）"，即眼、口腔、生殖器官等皮肤黏膜的非特异性炎症，可致口角炎、唇炎、舌炎、脂溢性皮炎、睑缘炎、角膜炎和阴囊皮炎等症状；维生素 B_2 缺乏还可导致缺铁性贫血，影响生长发育；妊娠期缺乏可导致胎儿骨骼畸形。维生素 B_2 缺乏常与其他维生素缺乏同时出现，故必须详加鉴别。

维生素 B_2 在体内不能大量储存，一般不会引起过量中毒。

3. 参考摄入量与食物来源　维生素 B_2 需要量与热能、蛋白质摄入量有关，生长加速、创伤恢复、妊娠与哺乳期热能、蛋白质需要增加，维生素 B_2 需要量也增加。中国营养学会推荐我国成人维生素 B_2 的 RNI 为男性 1.4mg/d，女性 1.2mg/d。

维生素 B_2 广泛存在于动植物食物中，动物性食物含量较植物性食物高，动物肝脏、肾脏、心脏、乳汁及蛋类中含量尤为丰富。植物性食物以绿色蔬菜、豆类含量较高，谷类含量较少。

（三）烟酸

烟酸（niacin）亦名维生素 B_3、尼克酸、维生素 PP，因有防治烟酸缺乏症的作用，又称抗烟酸缺乏症因子，在体内具有生理活性的形式为烟酰胺（尼克酰胺）。烟酸溶于水及酒精，烟酰胺比烟酸更易溶解水中，在酸、碱、光、氧或加热条件下不易破坏。一般加工、烹调损失极小，在高压下，120℃20分钟也不被破坏，性质最稳定，但会随水流失。

1. 生理功能

（1）参与体内物质和能量代谢　烟酸以烟酰胺的形式构成辅酶Ⅰ与辅酶Ⅱ，在碳水化合物、脂肪和蛋白质的能量代谢上起重要作用，是氧化还原反应的递氢者，是氢的供体或受体；参与细胞内呼吸。

（2）参与脂肪、蛋白质和DNA合成　在维生素B_6、泛酸和生物素存在下，烟酸参与脂肪、蛋白质和DNA合成。

（3）降低体内胆固醇水平　烟酸在固醇类化合物的合成中起重要作用，可降低体内胆固醇水平，促进血液循环、降低血压，从而对心血管起到保护作用。

（4）葡萄糖耐量因子的组成成分　葡萄糖耐量因子（glucose tolerance factor，GTF）是由三价铬、烟酸、谷胱甘肽组成的一种复合体，可能是胰岛素的辅助因子，有增加葡萄糖的利用及促进葡萄糖转化为脂肪的作用。

2. 缺乏与过量　摄入不足、消化吸收障碍、消耗或需要量增加等原因是导致烟酸缺乏的主要原因。长期以玉米（烟酸为结合型，无法吸收利用）为主食的人群、患结核病长期服用异烟肼者色氨酸转变为烟酸受影响，长期腹泻的患者等容易出现烟酸缺乏症，即癞皮病（pellagra）。其典型症状是皮炎（dermatitis）、腹泻（diarrhea）和痴呆（depression），即所谓的"三D"症状。皮炎多呈对称性分布于身体暴露和易受摩擦部位，边界清楚，常见面颊、手背、足背、颈部红肿，随后皮肤变为红棕色、色素沉着、表皮粗糙、过度角化、脱屑；胃肠道症状表现为腹痛及腹泻，可伴有食欲减弱、消化不良、口腔黏膜和舌糜烂、腥红舌；精神神经症状有忧虑、抑郁、健忘、淡漠、失眠，甚至发展为痴呆，有的表现为情绪不稳定、狂躁、肌肉震颤。烟酸缺乏常与维生素B_1、B_2缺乏同时存在。

烟酸摄入过量会出现皮肤发红、眼部不适、恶心、呕吐、糖耐量异常和高尿酸血症等，长期大量摄入会损害肝脏。

3. 参考摄入量与食物来源　烟酸的参考摄入量应综合考虑能量的消耗和蛋白质摄入情况。烟酸除了直接从食物中摄取外，还可在体内由色氨酸转化而来，平均约60mg色氨酸可转化为1mg烟酸。因此，膳食中烟酸参考摄入量应以烟酸当量（niacin equivalence，NE）表示。

$$烟酸当量（mg NE）= 烟酸（mg）+1/60 色氨酸（mg）$$

中国营养营养学会推荐我国成人烟酸的RNI为男性15mg NE/d，女性12mg NE/d，UL为35mg NE/d。

烟酸广泛存在于动植物食物中，动物性食物中以烟酰胺为主，烟酸则主要存在于植物性食物中。两者在肝、肾、畜禽肉、鱼、粮谷类及坚果中含量最为丰富，奶类、蛋类食物色氨酸含量较多，色氨酸在体内可转化为烟酸。粮谷类中烟酸80%～90%存在于种皮中，视加工程度而有很大变化。玉米中烟酸含量较大米高，用碱处理玉米，可将结合型水解为游离型易被人体吸收利用。

（四）叶酸

叶酸（folic acid）又称蝶酰谷氨酸、维生素M，因最初是从菠菜叶中分离提取而得名。其生物活性形式为四氢叶酸（tetrahydrofolate，THFA），是人体各种细胞分裂、增殖和组织生长的必需物质。叶酸不溶于冷水，但钠盐易溶于水，不溶于酒精、乙醚等有机溶剂。叶酸在水中易被光破坏；在酸性溶液中对热不稳定，在中性或碱性溶液中对热稳定。

1. 生理功能 叶酸的重要生理功能是作为一碳单位的载体参与代谢。叶酸分子上的 N-5 及 N-10 可携带一碳基团，包括甲酰基、亚甲基及甲基等，参与嘌呤和嘧啶核苷酸的合成，在细胞分裂和增殖中发挥作用；促进丝氨酸与甘氨酸的相互转变、高半胱氨酸合成甲硫氨酸；在某些甲基化反应中起重要作用；通过这些代谢转变合成许多重要物质，特别是 DNA、RNA 及蛋白质的合成。

2. 缺乏与过量 叶酸缺乏主要由于摄入不足、吸收不良、机体需要量增加和丢失过多等。酗酒者、服用药物（如避孕药、抗肿瘤药物、长期应用肠道细菌抑制剂）者，都是高危人群。叶酸缺乏可导致巨幼红细胞性贫血、舌炎、胃肠道功能紊乱等；叶酸缺乏还可导致甲硫氨酸代谢障碍，使血中同型半胱氨酸升高，增加动脉硬化和心血管疾病的风险；孕早期缺乏叶酸可导致胎儿神经管畸形（neural tube defect，NTD），主要表现为无脑畸形和脊柱裂等中枢神经系统发育异常，儿童缺乏叶酸还可见生长发育不良；叶酸缺乏与某些癌症，如结肠癌、前列腺癌、宫颈癌相关。

大剂量服用叶酸可干扰惊厥药物的作用，诱发惊厥；影响锌的吸收，导致锌缺乏；可能掩盖维生素 B_{12} 缺乏的症状而导致严重的不可逆的神经损害；使胎儿发育迟缓，低出生体重儿增加。

3. 参考摄入量与食物来源 叶酸的摄入量应以膳食叶酸当量（dietary folic acid equivalent，DFE）表示。由于膳食来源叶酸的生物利用率约为 50%，而叶酸补充剂与膳食混合时生物利用率为 85%，是单纯食物来源叶酸的 1.7 倍，因此膳食叶酸当量的计算公式如下：

叶酸当量（μg DFE）= 天然食物来源叶酸（μg）+1.7× 合成叶酸（μg）

目前我国成人叶酸 RNI 为 400μg DFE/d，孕妇为 600μg DFE/d，乳母为 550μg DFE/d，UL 为 1000μg DFE/d。

叶酸广泛存在于动植物性食物中，含量丰富的食物有动物肝脏、肾脏、蛋类、豆类、绿叶蔬菜、柑橘、香蕉、坚果和酵母等。天然食物中的叶酸经过烹调加工可损失 50%～90%。

（五）维生素 B_6

维生素 B_6（vitamin B_6）广泛分布于自然界中，在植物体内多以吡哆醇形式存在，在动物组织中多以吡哆醛和吡哆胺形式存在。吡哆醇、吡哆醛、吡哆胺结构性质相近，而且均具有维生素 B_6 活性。维生素 B_6 易溶于水和乙醇，微溶于有机溶剂，在空气和酸性条件下稳定，但易为碱破坏，对光敏感。

1. 生理功能 维生素 B_6 在体内起重要作用的是吡哆醛和吡哆胺，它们被磷酸化为辅酶参与近百种酶的酶系反应。主要表现在以下几方面：①参与氨基酸代谢，如转氨、脱氨、脱羧、转硫、色氨酸转化等。②参与脂肪酸和糖原代谢。③作为辅酶参与一碳单位的代谢。④参与色氨酸转化成烟酸的代谢。⑤作为酶的辅助因子参与脑内多种神经递质的合成。⑥促进维生素 B_{12}、铁和锌的吸收。此外，还参与免疫反应、核酸代谢、内分泌腺功能、辅酶 A 的生物合成，以及草酸盐转化为甘氨酸等过程。

2. 缺乏与过量 维生素 B_6 缺乏可导致皮肤脂溢性皮炎和口腔生殖综合征，并可伴有神经精神症状、易激惹、抑郁及神志错乱等，还可出现细胞免疫功能减弱及高同型半胱氨酸血症等。血清高同型半胱氨酸血症可增加动脉粥样硬化和心血管疾病发生的风险。维生素 B_6 缺乏通常会与其他 B 族维生素缺乏同时存在。通常经食物来源摄入维生素 B_6 不会引起毒副反应，但服用大剂量维生素 B_6 达到 500mg/d 时可出现神经毒性和光敏感性反应。

3. 参考摄入量与食物来源   维生素 B_6 的需要量受膳食蛋白质摄入水平、肠道菌群合成的量，以及吸收利用率、生理或病理状况等因素的影响。正常情况下维生素 B_6 不易缺乏。目前，我国居民膳食中 18 岁以上成人维生素 B_6 的 RNI 为 1.4mg/d，50 岁以上人群的 RNI 为 1.6mg/d，孕妇增加 0.8mg/d，乳母增加 0.3mg/d，成年人的 UL 为 60mg/d。维生素 B_6 广泛存在于动植物性食物中，天然食物中维生素 B_6 含量较高的有畜禽类、肝脏类、鱼类、蛋黄类、豆类、坚果类等。蔬菜、水果中维生素 B_6 含量也较丰富，如香蕉、卷心菜、菠菜等，但在柠檬类水果、奶类等食品中含量较少。

（六）维生素 B_{12}

维生素 B_{12}（vitamin B_{12}）因含有金属元素钴，又称钴胺素，是唯一含有金属元素的维生素。维生素 B_{12} 易溶于水和乙醇，对热稳定，在强酸、强碱和光照下易被破坏，易受重金属、强氧化剂或还原剂作用而被破坏。

1. 生理功能   维生素 B_{12} 在体内核黄素、烟酸与镁等参与下转化成两种具有活性的辅酶形式，即甲基钴胺素和 5′- 脱氧腺苷钴胺素，参与体内生化反应。

（1）参与甲硫氨酸合成   甲基钴胺素作为甲硫氨酸合成酶的辅酶，与四氢叶酸协同将甲基转移给同型半胱氨酸，合成甲硫氨酸。所以维生素 B_{12} 缺乏会导致高同型半胱氨酸血症，同时还可导致活性四氢叶酸缺乏，DNA 合成受阻，所以维生素 B_{12} 缺乏可发生巨幼红细胞贫血。

（2）参与脂肪酸代谢   5′- 脱氧腺苷钴胺素作为辅酶，参与甲基丙二酸向琥珀酸的转化，维生素 B_{12} 缺乏可影响脂肪酸的正常合成，影响神经组织脂质代谢，引起神经系统疾患。

2. 缺乏与过量   一般维生素 B_{12} 缺乏的情况较少发生，膳食缺乏多见于素食者、母亲为素食者的婴幼儿和老年人。胃酸过少、胰蛋白酶分泌不足、回肠疾病及血清全钴胺传递蛋白 Ⅱ 合成减少等均可导致维生素 B_{12} 吸收减少，进而导致维生素 B_{12} 缺乏。维生素 B_{12} 缺乏典型的临床表现主要是巨幼红细胞性贫血、神经系统损害及高同型半胱氨酸血症。

维生素 B_{12} 毒性相对较低，未见明显不良反应报道。

3. 参考摄入量与食物来源   中国营养学会建议我国成人维生素 B_{12} 的 RNI 为 2.4μg/d，孕妇为 2.9μg/d，乳母为 3.2μg/d。

膳食中维生素 B_{12} 来源于动物性食品，动物内脏、肉类、鱼贝类和蛋类含量较多。乳类及其制品含量较低，植物性食物几乎不含维生素 B_{12}，但是发酵豆制品中含量较高。

（七）维生素 C

维生素 C（vitamin C）又称抗坏血酸（ascorbic acid）。维生素 C 溶于水，不溶于脂溶性溶剂，水溶液为强酸性，水溶液遇空气、热、光、碱性物质、氧化酶，以及微量铜、铁等重金属离子易氧化，蔬菜烹调不当可损失 30% 以上。食物中维生素 C 有还原型与氧化型两种形式，二者均具有生物活性。血中维生素 C 主要以还原形式存在。

1. 生理功能   维生素 C 是一种很强的还原剂，在体内具有多种生理功能，参与机体羟化反应。

（1）抗氧化作用　维生素C是一种体内很强的抗氧化剂，使氧化型谷胱甘肽还原为还原型谷胱甘肽，从而发挥抗氧化作用；还可以发挥解毒作用，还原高铁血红蛋白恢复其携氧能力。此外，维生素C与体内其他抗氧化剂一起清除自由基，保护维生素A、E及不饱和脂肪酸不被氧化。

（2）作为羟化过程底物和酶的辅助因子促进胶原蛋白合成　羟脯氨酸与羟赖氨酸是胶原蛋白的重要成分，维生素C可保持脯氨酸羟化酶和赖氨酸羟化酶的活性，所以当维生素C充足时，将促进胶原蛋白合成和创伤愈合，维护微血管壁的弹性避免出血。

（3）改善铁、钙和叶酸的利用　在细胞内被作为铁与铁蛋白间相互作用的电子供体，使铁保持二价状态而增加铁的吸收、转运和贮备，提高肝脏对铁的利用率。维生素C还可促进钙等矿物质的吸收。维生素C可将叶酸还原成四氢叶酸活性形式，防止发生巨幼红细胞性贫血。

（4）降低胆固醇　维生素C参与胆固醇的羟化反应，促进代谢，如胆固醇转变为胆汁酸、皮质激素及性激素，从而降低血胆固醇含量。维生素C还可在体内将胆固醇转变为能溶于水的硫酸盐而增加排泄。

此外，维生素C能促进抗体形成，增加机体抵抗力；还可在大脑中产生去甲肾上腺素和5-羟色胺等神经递质。

2. 缺乏与过量　维生素C缺乏可导致维生素C缺乏症（scurvy），它是一种以胶原结构受损、合并毛细血管广泛出血为特征的严重疾患。早期表现为疲劳、倦怠，毛细血管脆性增加可导致皮肤淤点或者淤斑，毛囊过度角化伴有出血性晕轮；继而出现典型的维生素C缺乏症表现，牙龈出血、牙床溃烂、球结膜出血、紫癜、四肢关节疼痛、关节腔积液、伤口愈合不良等。维生素C缺乏严重者还可出现贫血、水肿、心力衰竭、严重内出血等。

维生素C摄入过量会出现腹泻、腹胀；长期过量摄入可增加患尿路草酸结石风险。

3. 参考摄入量与食物来源　中国营养学会建议我国成人膳食维生素C的RNI为100mg/d，孕中、晚期增加15mg/d，哺乳期增加50mg/d，UL为2000mg/d。

新鲜蔬菜和水果是维生素C的主要来源，一般叶菜类含量比根茎类多，酸味水果比无酸味水果含量多。维生素C含量较丰富的蔬菜有辣椒、西红柿、油菜、菠菜、西蓝花、苦瓜等，含量较多的水果有樱桃、石榴、柑橘、柠檬、草莓、柚子、猕猴桃、酸枣等。

第七节　水

水是人体内含量最多、最重要的组成成分，是维持生命活动必不可少的物质之一。水在体内各组织器官的分布差异很大，在内脏、血液、肌肉、皮肤中含量很丰富，在骨骼和脂肪组织中含量较少。随着年龄的增加，体内的水含量逐渐减少。成年人体内水分含量占体重的65%左右。细胞内水含量为体内总量的2/3，细胞外水含量约占1/3。

一、水的生理功能

水不仅是构成细胞和体液的重要组成成分，可调节机体的生理功能，还具有保健和缓解病痛的作用。水直接参与新陈代谢，是体内一切生化反应的主要介质；参与体温调节；参与内脏间、关节间的润滑、缓冲和保护作用；调节渗透压和酸碱平衡；水还可以协助营养素、激素、酶等在体内运送，以及尿素、CO_2、尿酸等代谢废物的排出。此外，充足的水分还能减少皱纹，使皮肤滋润而富有弹性，稀释血液，降低血液黏稠度，排出多余的废物，减轻肾脏负担等。

二、水的缺乏与过量

人体每日摄入的水量必须和排出的水量保持平衡，称为水平衡。若摄入水不足或丢失水过多，可引起体内水缺乏，重者可导致脱水；人体缺水时出现口渴、尿少、烦躁、皮肤失去弹性、体温升高、眼球凹陷、血压下降等，人体失水达 20% 时，就会出现死亡。

若饮水量过大而电解质摄入不足或者水在体内的异常滞留和分布，可导致水分过多症或水中毒。由于水分在体内大量潴留，导致细胞外液渗透压下降、细胞肿胀，尤其脑细胞水肿、颅内压增高，就会出现视物模糊、疲乏、淡漠、头痛、恶心、呕吐、嗜睡、昏迷和抽搐等症状。

三、水的来源与需要量

人体水的来源主要有三个途径：①饮水获取水分约 1200mL。②摄入食物（饭菜和水果）可获取水分约 1000mL。③蛋白质、脂肪、碳水化合物分解代谢产生的内生水约 300mL。

人体对水的需要量受代谢、年龄、体力活动、环境温度、膳食、疾病和损伤等多方面因素的影响，因此水的需要量变化很大。中国营养学会推荐在温和气候条件下，轻体力活动水平的成年人饮用水的 AI：18 岁以上男性为 1.7L/d，女性为 1.5L/d，孕妇为 1.7L/d，乳母为 2.1L/d，若在高温或进行中等以上身体活动时，应适当增加饮水量。

第八节　植物化学物

食物中除了含有前面章节讲到的各种营养素之外，还含有许多对人体有益的其他生物活性物质，这类物质不是维持人体生长发育所必需的营养物质，但对维护人体健康、调节生理功能和预防疾病具有重要作用。通常我们把来自植物性食物的生物活性物质称为植物化学物（phytochemicals），是植物中广泛存在的次级代谢产物，种类繁多，具有多种生物学活性，其与人类健康的关系已成为营养学研究的热点。本节主要介绍植物化学物的分类和主要生物学功能。

一、植物化学物的分类与来源

植物化学物是生物进化过程中植物维持其与周围环境（包括紫外线）相互作用的生物活性物质。这些物质可以保护植物本身不受杂草、昆虫及微生物的侵害，或可作为植物色素或植物生长调节剂发挥作用。天然存在的植物化学物种类繁多，目前得到分离鉴定的物质已逾 10 万种。根据化学结构或生物学作用，植物化学物主要分为类胡萝卜素、酚类化合物、植物固醇、蛋白酶抑制剂、萜类、含硫化物和植酸等。其中摄入量较多且功能相对比较明确的植物化学物见表 1-8。就混合膳食而言，每人每天摄入的植物化学物约为 1.5g，而对素食者来讲可能会更高一些。

表 1-8　常见植物化学物的种类、食物来源及生物学作用

名称	代表化合物	食物来源	生物学作用
多酚	原儿茶酸、绿原酸、白藜芦醇、黄酮类	深色蔬菜、水果和谷物	抗氧化、抗炎、抗肿瘤、调节毛细血管功能
类胡萝卜素	胡萝卜素、番茄红素、玉米黄素	玉米、绿叶菜、黄色蔬菜和水果	抗氧化、增强免疫功能、预防眼病
萜类化合物	单萜、倍半萜、二萜、三萜、四萜	柑橘类水果	杀菌、防腐、镇静、抑制肿瘤作用
有机硫化物	异硫氰酸盐、烯丙基硫化物	十字花科和葱蒜类蔬菜	杀菌、抗炎、抑制肿瘤作用
皂苷	三萜皂苷、甾体皂苷	酸枣、枇杷、豆类	抗菌及抗病毒作用、增强免疫功能
植物雌激素	异黄酮、木酚素	大豆、葛根、亚麻籽	雌激素样作用
植酸	肌醇六磷酸	各种可食植物种子	抗氧化、抑制淀粉及脂肪的消化吸收
植物固醇	β-谷固醇、豆固醇	豆类、坚果、植物油	抗炎和退热作用、抑制胆固醇吸收

资料来源：Sizer F，Whitney E.Nutrition：Concepts and Controversies.12th ed.Belmont：Wadsworth Cengage Learning. 2011：63。

二、植物化学物的主要生物学作用

1. 抗氧化作用　恶性肿瘤和心血管疾病的发病机制与过量反应性氧分子及自由基的存在有关。大量研究已发现植物化学物，如类胡萝卜素、多酚、黄酮类、植物雌激素、蛋白酶抑制剂和硫化物等具有明显的抗氧化作用。在植物源性食物的所有抗氧化物中，多酚无论在数量上还是在抗氧化作用上都是最高的。血液中低密度脂蛋白胆固醇浓度升高是动脉硬化症发生的主要原因，但低密度脂蛋白胆固醇只有经过氧化后才会引起动脉粥样硬化。有报道红葡萄酒中的多酚提取物及黄酮醇（槲皮素）在离体实验条件下与等量具有抗氧化作用的维生素相比，可更有效地保护低密度脂蛋白胆固醇不被氧化。

2. 抑制肿瘤作用　大量的人群流行病学研究及动物实验研究证据都显示，蔬菜和水果中所富含的植物化学物多有抑制人类癌症发生的潜在作用。癌症的发生是一个多阶段过程，植物化学物几乎可以在每一个阶段抑制肿瘤的发生。日常摄入含植物化学物丰富的食物较多的人群比摄入量较少的人群癌症发生率低 50% 左右。

3. 免疫调节作用　目前进行的大量动物实验和干预性研究均表明，类胡萝卜素对免疫功能有调节作用，部分黄酮类化合物具有免疫抑制作用，而皂苷、硫化物和植酸具有增强免疫功能的作用。由于缺少人群研究，目前还不能准确对植物化学物影响人体免疫功能的作用进行评价，但可以肯定类胡萝卜素及黄酮类化合物对人体具有免疫调节作用。

4. 抗微生物作用　研究已证实球根状植物中的硫化物具有抗微生物作用。蒜素是大蒜中的硫化物，具有很强的抗微生物作用。芥子油苷的代谢物异硫氰酸盐和硫氰酸盐同样具有抗微生物活性。在日常生活中可用一些浆果，如酸莓和黑莓来预防和治疗感染性疾病。一项人群研究发现，每日摄入 300mL 酸莓汁就能增加具有清除尿道上皮细菌作用的物质，可见经常食用这类水果可能同样会起到抗微生物作用。

5. 降胆固醇作用　动物实验和临床研究均发现，以皂苷、植物固醇、硫化物和生育三烯酚为代表的植物化学物具有降低血胆固醇水平的作用。植物化学物可抑制肝中胆固醇代谢的关键酶，其中最重要的是羟甲基戊二酸单酰 CoA 还原酶（HMG-CoA），其在动物体内可被生育三

烯酚和硫化物所抑制。也有报道显示，在动物实验中花色素中的茄色苷和吲哚 –3– 甲醇也有降胆固醇作用。

此外，植物化学物所具有的其他促进健康的作用还包括调节血压、血糖、血凝，以及抑制炎症等作用。

三、常见植物化学物

（一）类胡萝卜素

1. 概述　类胡萝卜素（carotenoids）是一类重要的天然色素的总称，普遍存在于植物、动物、真菌、藻类中的一类黄色、橙红色或红色的脂溶性色素。其具有抗氧化、免疫调节、抗癌、延缓衰老等多种生物学作用。目前被发现的天然类胡萝卜素已达 700 多种，按照分子结构中是否含有氧原子可分为两大类：一类为不含有氧原子的类胡萝卜素，称为胡萝卜素类；另一类为含有氧原子的类胡萝卜素，称为叶黄素类。主要的类胡萝卜素包括 α– 胡萝卜素、β– 胡萝卜素、γ– 胡萝卜素、叶黄素、玉米黄素、番茄红素等。α、β、γ– 胡萝卜素在体内可分解形成维生素 A，属于维生素 A 原；而叶黄素、玉米黄素、番茄红素则不具有维生素 A 原的活性。

2. 生物学作用

（1）抗氧化作用　类胡萝卜素具有较强的抗氧化活性，能抑制脂质过氧化，减少自由基对细胞 DNA、蛋白质和细胞膜的损伤，能够预防与氧化损伤相关的多种疾病，如衰老、心脑血管疾病、肿瘤和白内障等。其中，番茄红素的抗氧化活性最强，有研究表明血浆番茄红素是预防动脉粥样硬化发生的重要保护因子。

（2）抑制肿瘤作用　蔬菜、水果中所含的类胡萝卜素对降低癌症的发生率有重要作用，目前较多的研究集中在番茄红素和 β– 胡萝卜素中。

（3）保护视觉功能　叶黄素是视网膜黄斑的主要色素，增加摄入可预防和改善老年性眼部退行性病变，如视网膜色素变性、黄斑病变、白内障等。类胡萝卜素还可以预防夜盲症、眼干燥症、角膜溃疡症等。

（4）增强免疫功能　类胡萝卜素能够增强人体免疫功能。研究表明，番茄红素、β– 胡萝卜素能够促进 T、B 淋巴细胞增殖，刺激特异性效应细胞功能，增强巨噬细胞、NK 细胞的杀伤能力。类胡萝卜素还能促进某些白细胞介素（IL）的产生而发挥免疫调节功能。

3. 食物来源　类胡萝卜素在植物中主要存在于新鲜的蔬菜和水果中，其中 α– 胡萝卜素、β– 胡萝卜素主要来自黄橙色蔬菜和水果，叶黄素主要来自深绿色蔬菜，番茄红素则来自番茄。人体每天摄入的类胡萝卜素大约为 6mg。中国营养学会提出叶黄素的特定建议值（SPL）为10mg/d，UL 为 60mg/d；番茄红素的 SPL 为 15mg/d，UL 为 70mg/d。

（二）多酚类化合物

1. 概述　多酚类化合物是所有酚类衍生物的总称，广泛分布于植物界，主要包括酚酸和黄酮类化合物。酚酸类主要由羟基苯甲酸类和羟基苯丙烯酸类组成，前者包括羟基苯甲酸、原儿茶酸、没食子酸等，后者包括香豆酸、咖啡酸、芥子酸等。黄酮类化合物又称类黄酮，主要以糖苷的形式存在于植物中，按其结构可分为黄酮和黄酮醇类、黄烷酮和二氢黄酮醇类、异黄酮和二氢异黄酮类、黄烷醇类、花青素类、双黄酮类、查耳酮类等。

2. 生物学作用　多酚类化合物具有抗氧化、抑制肿瘤、保护心血管、抑制细菌和病毒的生长繁殖等多种生物学功能。

（1）抗氧化作用 黄酮类化合物因其结构中含有酚羟基，均具有较强的清除自由基作用。黄酮类化合物既可以直接清除自由基链引发阶段及反应链中的自由基，还可以通过抑制与自由基产生有关的氧化酶等途径间接清除体内自由基。

（2）抑制肿瘤作用 大量动物实验和人群研究资料揭示了黄酮化合物，尤其是茶多酚和大豆异黄酮的抑制肿瘤作用。研究显示，茶多酚对肝癌、肺癌、白血病等具有抑制作用；大豆异黄酮对乳腺癌、前列腺癌、结肠癌、胃癌、肺癌等具有抑制作用。目前已开展多项黄酮类化合物肿瘤化学防治的人群研究。

（3）保护心血管作用 黄酮类化合物在防治心血管疾病，如防止动脉硬化、降低血脂和胆固醇、降低血糖、舒张血管和改善血管通透性及减少冠心病发病率等方面均具有良好的效果。如银杏叶、山楂、葛根、丹参等一些有效治疗心血管疾病的中药材均富含黄酮类化合物，葛根素、大豆苷元等对心肌缺氧性损伤有明显的保护作用。

（4）抑菌及抗病毒作用 研究表明，黄酮类化合物对很多微生物（包括革兰阳性菌、革兰阴性菌和真菌）都具有程度不等的抑菌作用。黄酮类化合物还是许多抗病毒中药（如金银花、大青叶、黄连、黄芩、鱼腥草、板蓝根、柴胡等）的有效成分，可抑制病毒复制。

此外，黄酮类化合物还具有增强免疫、抗衰老、抗突变等作用。

3. 食物来源 主要食物来源有绿茶、有色水果及蔬菜、大豆、巧克力、部分药食两用的植物等。不同国家人群每日黄酮类化合物的膳食摄入量为 20 ～ 70mg。中国营养学会提出了部分黄酮类化合物 SPL 和 UL，如大豆异黄酮的 SPL 为 55mg/d，UL（绝经后女性）为 120mg/d；花色苷的 SPL 为 50mg/d；原花青素的 SPL 为 200mg/d。

（三）皂苷类化合物

1. 概述 皂苷（saponin）是一类结构复杂的螺甾烷及与其相似生源的甾体化合物及三萜类化合物的低聚糖苷，主要存在于植物的茎、叶和根中。可溶于水，其水溶液经振摇能产生大量持久性的肥皂样泡沫。根据其化学结构不同可分为甾体皂苷和三萜皂苷两大类。目前已研究了 200 多种天然皂苷，常见的有大豆皂苷、人参皂苷、三七皂苷、绞股蓝皂苷、薯蓣皂苷等。

2. 生物学作用

（1）调节脂质代谢，降低胆固醇 皂苷具有明显的降低胆固醇和调节脂质代谢的作用。大豆和绞股蓝皂苷能降低血中胆固醇和甘油三酯水平，人参皂苷降低血清中脂质过氧化水平。其机制主要是阻止肠胃吸收胆固醇，促进胆固醇排泄，促进胆固醇代谢降解。

（2）抗病毒作用 大豆皂苷具有广谱抗病毒能力，不仅对单纯疱疹病毒和腺病毒等 DNA 病毒有作用，对脊髓灰质炎病毒和柯萨奇病毒等 RNA 病毒也有明显作用，其主要作用机制是增强人体吞噬细胞和 NK 细胞的功能发挥杀伤病毒作用。

（3）抑制肿瘤作用 大豆皂苷、葛根总皂苷、绞股蓝总皂苷、人参皂苷、薯蓣皂苷等均具有抑制肿瘤细胞生长的作用，其中以大豆皂苷的研究居多。大豆皂苷可抑制结肠癌、肝癌、乳腺癌、白血病、肺病等肿瘤细胞生长；人参皂苷能抑制肿瘤血管新生、侵袭和转移。其机制主要通过抑制 DNA 合成、直接破坏细胞膜结构、诱导细胞凋亡、抑制血管新生、增强自身免疫力等实现。

（4）抗氧化作用 大豆皂苷可抑制血清中脂类氧化而减少过氧化脂质的生成，增加超氧化物歧化酶（SOD）含量，清除自由基而减轻机体的氧化损伤。绞股蓝皂苷能明显降低血清过氧化脂质，并升高血清 SOD 活性。人参皂苷可减少自由基的生成。

另外，皂苷还具有溶血特性、抗疲劳作用、改善记忆能力和延长寿命的作用。

3. 食物来源 其主要来源于豆科、蔷薇科、葫芦科、苋科等植物中。人参皂苷是人参成分中最有效的药用成分。一般人群平均每日膳食摄入的皂苷约为 10mg，食用豆类食物较多的人群，其皂苷摄入量可达 200mg 以上。

（四）有机硫化物

1. 概述 有机硫化物（organosulfur compound，OSCs）是广泛存在于自然界中分子结构含有硫元素并具有特殊生理活性的有机化合物。植物性食物含量较高且研究较深入的有两类，一类是来源于十字花科植物中的芥子油苷及其水解产物异硫氰酸盐；另一类是来源于百合科葱属植物中的烯丙基硫化物，其前体为蒜氨酸和 γ- 谷氨酰 -S- 烯丙基 - 半胱氨酸。

芥子油苷广泛分布于 3000 多种十字花科蔬菜中，在蔬菜收割、加工或咀嚼时与其中的黑芥子酶或葡萄糖硫苷酶相接触并水解，生成异硫氰酸盐、硫氰酸盐和腈等。常见的异硫氰酸盐（ITCs）有烯丙基异硫氰酸盐（AITC）、苯甲基异硫氰酸盐（BITC）、苯乙基异硫氰酸盐（PEITC）和莱菔硫烷（SFN）等，中国大白菜中主要含有 AITC，芹菜中主要含有 BITC，西蓝花中主要含有 SFN。

百合科葱属植物富含有机硫化物，尤以大蒜的含量最为丰富。大蒜中至少含 33 种不同种类的有机硫化物，其中主要为 γ- 谷氨酰基 -S- 烯丙基 - 半胱氨酸和蒜氨酸等。γ- 谷氨酰基 -S- 烯丙基 - 半胱氨酸在 γ- 谷氨酰转肽酶的催化下可转化为水溶性的烯丙基硫化物，包括 S 烯丙基半胱氨酸（SAC）、S 烯丙基巯基半胱氨酸（SAMC）等。蒜氨酸在蒜氨酸酶的作用下迅速生成大蒜素，大蒜素性质极不稳定，在室温下易分解成多种不同的脂溶性烯丙基硫化物，包括二烯丙基一硫化物（DAS）、二烯丙基二硫化物（DADS）、二烯丙基三硫化物（DAT）和阿藿烯等。水溶性烯丙基硫化物没有特殊臭味，是大蒜提取液的主要成分，脂溶性烯丙基硫化物有特殊的刺激性臭味，是大蒜油和大蒜浸油的主要成分。

2. 生物学作用

（1）**抑制肿瘤作用** 异硫氰酸盐能有效防止膳食中多种致癌物所引起的肿瘤，对食管癌、胃癌、肝癌、乳腺癌等有明显的阻断作用。流行病学研究表明，摄入十字花科蔬菜对结肠和直肠癌有保护作用，摄入富含大蒜、ITCs 的膳食可以降低多种癌症的患病风险。大蒜硫化物对胃癌、食道癌、结肠癌、肝癌、肺癌等多种肿瘤均有明显的抑制作用。

（2）**抗氧化作用** 大蒜及其烯丙基硫化物组分能消除羟自由基、超氧阴离子自由基等活性氧，抑制脂质过氧化，诱导超氧化物歧化酶、谷胱甘肽过氧化物酶和过氧化氢酶等抗氧化酶，提高机体抗氧化能力。

（3）**抗微生物作用** 大蒜素对多种革兰阳性菌、革兰阴性菌和真菌具有抑制和杀灭作用，并用于治疗相应的感染性疾病。大蒜被广泛用于防治急性胃肠道传染病和白喉、肺结核、流行性感冒、脊髓灰质炎等。大蒜素具有预防和治疗感冒的作用。

（4）**其他作用** 有机硫化物还具有免疫调节、降血糖、降血脂、保护肝脏等生物学功效。

3. 食物来源 有机硫化物主要来源于十字花科蔬菜，如花椰菜、甘蓝、卷心菜、白菜、芥菜、小萝卜、辣根、水田芥等，以及百合科葱属大蒜、洋葱、葱等蔬菜，尤以大蒜的含量最为丰富。人体每日膳食摄入异硫氰酸盐（ITCs）为 10 ～ 50mg，素食者最高可达 100mg 以上。由于缺乏异硫氰酸盐、烯丙基硫化物与健康关系研究的确定证据，中国营养学会提出异硫氰酸酯的 SPL 为 30mg/d。

（五）其他植物化学物

1. 植物固醇　植物固醇（phytosterols）是一类甾体化合物，主要来源于植物油、坚果、种子、豆类等，也少量存在于蔬菜、水果等植物性食物中，虽然水果、蔬菜中植物固醇含量相对较低，但由于日常食用量较大，也为人类提供了较多植物固醇。

它的主要生物学作用有：①降低胆固醇作用：为其主要生物学作用，但植物固醇仅能降低血清胆固醇水平，对降低甘油三酯或升高高密度脂蛋白没有作用。②抗癌作用：其机制可能包括阻滞细胞周期、诱导细胞凋亡、阻止肿瘤细胞转移、激素样作用、调节免疫、影响细胞膜结构和功能等。③调节免疫功能：可选择性地促进辅助性 T 细胞 1（helper T cells 1，TH1）的细胞免疫功能，激活 NK 细胞，增加嗜酸性粒细胞、淋巴细胞和单核细胞的数量。④其他：植物固醇还有一定抗炎作用，还可能影响类胡萝卜素的吸收等。

2. 植物雌激素　植物雌激素（phytoestrogens）是植物中具有类似雌激素的结构和功能的多酚类化合物。其通过与甾体雌激素受体以低亲和度结合而发挥类雌激素或抗雌激素效应。含植物雌激素的植物主要有大豆（大豆异黄酮）、葛根及亚麻籽等。

其主要作用有预防骨质疏松，如大豆异黄酮；抗氧化作用，通过酚羟基清除机体内的自由基，以防止细胞过氧化损伤；保护心血管系统；抑制肿瘤；对中枢神经系统的损伤有保护作用等。

3. 蛋白酶抑制剂　蛋白酶抑制剂（protease inhibitors，PI）存在于植物、动物和微生物中，可分为丝氨酸蛋白酶抑制剂、半胱氨酸蛋白酶抑制剂、金属蛋白酶抑制剂和酸性蛋白酶抑制剂。其具有抑制某些蛋白酶活性和调控蛋白酶基因表达的作用，可以通过抑制炎症反应来降低自由基生成，还能够通过抑制蛋白质的水解而限制肿瘤生长所需的过量氨基酸。蛋白酶抑制剂也可以通过促进一氧化氮的释放，而对心血管起到保护作用。

4. 植酸　植酸（phytic acid）广泛存在于植物种子的胚层和谷皮内，被机体吸收后参与调节细胞的重要功能。其具有螯合、抗氧化、抗肿瘤、免疫调节等作用。

第二章　常见食物的营养价值及食疗作用

　　食物是人类赖以生存的物质基础，是人类摄取各种营养素和有益的生物活性物质的主要来源。食物的营养价值是指各类食物所含能量和营养素满足人体营养需要的程度。食疗作用是指在中医理论指导下，利用饮食来发挥治疗或者辅助治疗疾病的作用。了解各类食物的营养价值和食疗作用是选择食物帮助搭配均衡膳食和保持并增进人体健康、防治疾病的关键。

　　食品营养价值的评定主要是从食品所含的能量、营养素种类及含量、营养素的相互比例等方面进行。也就是在评价某种食物的营养价值时，所含营养素的质和量同等重要。营养质量指数（INQ）是常用的评价食物营养价值的指标，是在营养素密度的基础上提出来的。

$$INQ = 营养密度 / 热能密度$$
$$营养密度 = 某营养素含量 / 该营养素参考摄入量$$
$$热能密度 = 所产生的热能 / 热能参考摄入量$$

　　INQ=1，表示食物的该营养素与能量含量达到平衡。

　　INQ > 1，说明食物该营养素的供给量高于能量的供给量，故 INQ ≥ 1 为营养价值高。

　　INQ < 1，说明此食物中该营养素的供给少于能量的供给，长期食用此种食物，可能发生该营养素的不足或能量过剩，则该食物的营养价值低。

第一节　粮谷类和薯类

一、粮谷类

　　我国居民膳食中，粮谷类食物能量占每日总能量的一半以上，也是蛋白质、一些矿物质及B族维生素的重要来源。粮谷类食物包括稻米、小麦、大麦、玉米、荞麦、高粱、燕麦、小米、粳米等。

　　谷粒是由谷皮、糊粉层、胚乳和谷胚四个部分构成。全谷物含有谷物全部的天然营养成分，如膳食纤维、B族维生素、维生素E、矿物质、不饱和脂肪酸等。而精制谷物则是在加工的过程中只保留胚乳部分，胚乳含大量淀粉和一定蛋白质，仅有少量的脂肪、矿物质和维生素。《中国居民膳食指南（2022）》建议：每日膳食坚持以谷类为主，坚持每日摄入谷类食物200～300g，其中全谷物和杂豆类50～150g。

（一）营养价值

1. 碳水化合物　粮谷类的碳水化合物含量较高，是碳水化合物最经济、最理想的来源。其主要成分为淀粉，占 40% ～ 70%。谷类淀粉分为直链淀粉和支链淀粉。直链淀粉容易"老化"，形成难以被人体消化的抗性淀粉。支链淀粉容易"糊化"，但消化率较高，其血糖生成指数也较直链淀粉大。由于直链淀粉和支链淀粉在谷类中所占的比例不同，其品种、味道及营养价值也有所差异，如普通玉米淀粉约含 26% 的直链淀粉，而糯玉米、黏高粱和糯米淀粉几乎全为支链淀粉。另外，谷皮中含有丰富的膳食纤维，精加工后易大量损失，故全谷类食物也是膳食纤维的重要来源。

2. 蛋白质和脂肪　粮谷类的蛋白质含量一般在 7.5% ～ 15.0%。谷类蛋白质的赖氨酸含量较低，为第一限制氨基酸，建议与豆类等含赖氨酸丰富的食物混合食用，形成蛋白质互补，从而提高谷类蛋白质的营养价值。粮谷类中脂肪含量普遍较低，为 1% ～ 4%，但小麦胚芽脂肪含量可达 10.1%，玉米胚芽的脂肪含量则更高，常用来加工玉米胚芽油。玉米胚芽油中不饱和脂肪酸含量达 80% 以上，主要为亚油酸和油酸。

3. 维生素　粮谷类是人体 B 族维生素摄入的重要来源，如维生素 B_1、维生素 B_2、烟酸、泛酸和维生素 B_6 等。而玉米中的烟酸为结合型，不易被人体利用，经加碱加工后可转化为易被人体吸收的游离型烟酸。谷类的维生素主要存在于糊粉层和胚芽中，而精加工的谷物其维生素大量损失。玉米和小米含少量胡萝卜素，玉米和小麦胚芽中含有较多的维生素 E。

4. 矿物质　粮谷类中矿物质的含量为 1.5% ～ 3.0%。其主要为磷和钙，多以植酸盐形式存在，消化吸收较差，主要存在于谷皮和糊粉层中，加工容易损失。

5. 其他植物化学物　另外，粮谷类中还有多种植物化学物，主要存在于谷皮部位，包括黄酮类化合物、酚酸类物质、类胡萝卜素、植酸、植物固醇等。

（二）中医食疗

从中医角度来看，粮谷物大多性味甘平、无毒，而少数粮谷物如薏苡仁、赤小豆、大麦、小麦、粟米、荞麦等性味偏凉，如小米能健脾益肾、除烦；而糯米等性味偏温，如粳米能补中益气、健脾止泻。粮谷物具有固护脾胃、帮扶正气的功效，对后天脾胃虚弱、纳差神疲人群起到滋养脾胃的作用。大麦炒黑，研磨成末，油调搽之，可治汤火烫伤。将糯米放入猪肚内炖食或炒熟后同山药研末，加白糖、胡椒末、滚汤调食，可治脾胃虚弱、食少便溏及久泄。

二、薯类

（一）营养价值

薯类主要包括马铃薯、甘薯、山药、芋头等，是一种高淀粉、低蛋白、低脂肪的植物块根。由于其淀粉含量较高，故日常膳食中建议作为主食食用。薯类富含丰富的胡萝卜素、膳食纤维、磷、铁、钾、钙等矿物质，以及各种植物化学物。马铃薯中酚类化合物含量较高，多为酚酸物质，马铃薯中绿原酸的含量可达其鲜质量的 0.45%。山药块茎主要含山药多糖等多种活性成分，这些化学成分是山药营养价值和生物活性作用的物质基础。《中国居民膳食指南（2022）》建议：每日膳食薯类推荐摄入量为 50 ～ 100g。

（二）中医食疗

从中医角度来看，马铃薯具有和胃补脾、益气通便、解毒抗炎消肿等功效，对由消化不良、胃肠溃疡引起的腹痛、习惯性便秘和皮肤湿疹等症均有较好治疗效果；甘薯有健脾胃、养心神、益气力、润肠通便等功效；山药含有山药多糖，有增强免疫力，清除自由基、抗氧化的作用，并含有淀粉酶、多酚氧化酶等物质，能补虚赢、益元气、滋养肺阴、健脾养胃、固肾益精，可改善对于脾胃虚弱导致的食欲不振、消化不良、腹胀等；芋类能益脾胃、调中益气、软坚散结、化痰和胃，可用于脾胃虚弱、虚劳乏力、瘰疬、肿毒、大便干结等。将马铃薯与牛腹筋同炖煮食，可治病后脾胃虚寒，气短乏力。将芋头同猪肉煮食，或与鱼同煮食，可调中补虚。

三、杂豆

（一）营养价值

杂豆主要包括豌豆、蚕豆、绿豆、红豆、虹豆、小豆和芸豆等。杂豆营养素含量与谷类较接近，其中碳水化合物含量占 50% ～ 60%，主要以淀粉形式存在，蛋白质仅占 20% 左右，含量低于大豆，其脂肪含量也极少，占 1% ～ 2%。《中国居民膳食指南（2022）》把杂豆归为谷薯类，但杂豆的蛋白质氨基酸模式比谷类好，当杂豆制成粉条、粉皮、凉皮等，蛋白质被去除，其营养成分则以碳水化合物为主。

（二）中医食疗

从中医食疗来看，赤小豆与鲤鱼同煮烂食用，可治脾虚水肿、脚气、小便不利。将火麻仁煎汤取汁，加绿豆和陈皮煮食，可治热淋、小便不利。将豌豆捣去皮，同羊肉食用，加或不加草果，可治脾胃虚弱、中气不足。以鲜蚕豆捣成泥，涂疮，随干随换，或以干豆水泡胀后捣敷，可治秃疮。

第二节　豆类和坚果类

一、豆类

本节重点讨论大豆。大豆即黄豆、黑豆、青豆等。《中国居民膳食指南（2022）》建议：成年人要经常摄入大豆及其制品，每人每天摄入大豆及其制品和坚果类 25 ～ 35g。

（一）营养价值

1. 蛋白质　大豆的蛋白质含量高达 35% ～ 40%，其中球蛋白含量最高。大豆类蛋白氨基酸模式较好，有较高的营养价值，属于优质蛋白质。大豆中赖氨酸含量较丰富，与谷类食物混合食用，可较好地发挥蛋白质互补作用。

2. 脂肪　大豆中脂肪含量为 15% ～ 20%，以黄豆和黑豆较高，可用来榨油。大豆油不饱和脂肪酸约占 85%，其中油酸含量为 32% ～ 36%，亚油酸为 52% ～ 57%，亚麻酸为 2% ～ 10%，还含有 1.64% 的磷脂，其在体内消化率高达 97.5%。大豆油是目前我国居民主要的烹调食用油。

3. 碳水化合物　碳水化合物的含量较少，为 25% ～ 30%。

4. 维生素和矿物质　大豆含有丰富的钙、铁、维生素 B_1、维生素 B_2 和维生素 E。

5. 其他植物化学物　植物化学物具有多种生物学功能，可促进健康、预防疾病。

（1）大豆异黄酮　大豆异黄酮含量为 0.1% ～ 0.3%，具有广泛生物学作用，目前发现的大豆异黄酮共有 12 种。

（2）大豆皂苷　大豆皂苷在大豆中含量为 0.62% ～ 6.12%，具有广泛的生物学作用。

（3）大豆甾醇　摄入大豆甾醇能够阻碍胆固醇吸收，抑制血清胆固醇上升，能够预防和治疗高血压、冠心病等心血管疾病。

（4）大豆卵磷脂　大豆卵磷脂对营养相关慢性病如高脂血症和冠心病等具有一定预防作用。

（5）大豆低聚糖　近年来发现大豆低聚糖可被肠道益生菌所利用，具有维持肠道微生态平衡、提高免疫力、降血脂、降血压等作用，故被称为"益生元"，该"益生元"目前可应用于饮料、面包等食品加工之中。

（6）植酸　大豆中约含植酸 1% ～ 3%，可与肠道内锌、钙、镁、铁等矿物质结合，影响吸收。将大豆浸泡在 pH4.5 ～ 5.5 的溶液中，可溶解 35% ～ 75% 的植酸。

（7）蛋白酶抑制剂　蛋白酶抑制剂会降低大豆的营养价值。利用常压蒸汽加热 30 分钟或 1kg 压力加热 10 ～ 25 分钟，胰蛋白酶抑制剂即可被破坏。

（8）豆腥味　日常生活中将豆类加热、煮熟及烧透后即可破坏脂肪氧化酶和去除豆腥味。

（9）植物红细胞凝血素　植物红细胞凝血素表现为大量食用大豆数小时后可引起头晕、头痛、恶心、呕吐、腹痛、腹泻等症状。其会影响人类及动物的生长发育，加热即被破坏。

（二）中医食疗

大豆的菜品种类丰富，常见的豆制品有豆浆、豆腐、发酵豆制品、豆芽和大豆蛋白等。其中豆腐具有宽中益气、调和脾胃、清热散血的功效，蛋白质在各种酶的作用下更易消化，并使氨基酸游离，味道鲜美，而且 B 族维生素增加。以黑大豆加大蒜、红糖水煎，可治妊娠水肿；黑大豆同薏苡仁、木瓜煎服，能除湿止痹。将黄大豆磨浆煮沸，或同大枣研服，与籼米同做粥食，可治疗脾胃虚弱、气血不足、消瘦萎黄。

二、坚果类

坚果可以分为油脂类坚果和淀粉类坚果。前者为富含油脂的种子类食物，包括花生、核桃、瓜子、腰果、松子、杏仁、开心果等，脂肪含量可达 40% 以上，是一种高能量的食物。后者淀粉含量高而脂肪很少，包括栗子、银杏、莲子、芡实等。每周进食适量的坚果有利于心脏健康，《中国居民膳食指南（2022）》建议成年人平均每周 50 ～ 70g（平均每天 10g 左右）。

（一）营养价值

1. 蛋白质和脂肪　坚果的蛋白质占 12% ～ 22%，但坚果中有些必需氨基酸含量相对较低，从而影响蛋白质的生物学价值，如核桃中蛋白质甲硫氨酸和赖氨酸的含量明显偏低。脂肪类坚果中的油脂含量可高达 44% ～ 70% 且多为不饱和脂肪酸，如葵花子、核桃和西瓜子中含有较多的亚油酸，并富含亚麻酸和油酸。

2. 碳水化合物和膳食纤维　不同种类坚果中的碳水化合物含量有所差异。油脂类坚果大都在 15% 以下，如核桃、榛子碳水化合物含量分别为 9.6% 和 14.7%；淀粉类坚果如栗子的碳水化合物含量较高，为 77.2%。坚果中的膳食纤维含量也较高，如杏仁中含 19.2%。

3. 维生素和矿物质　坚果中的钾、钙、锌等矿物质丰富，富含维生素 E 和硒等抗氧化成分，B 族维生素的含量也较高，如开心果中硫胺素的含量最高，还富含卵磷脂，对健脑补脑有一定的作用。近些年研究表明，杏仁、榛子和核桃可用于阿尔茨海默病的神经保护，尤其是长期食用榛子可以保护大脑功能。

4. 其他植物化学物　坚果富含多种抗氧化剂，如多酚及黄酮类物质，具有抗氧化和抗炎特性，这些可直接或间接对血压产生有益影响。

（二）中医食疗

坚果大多味甘性平，具有养肝益肾、健脑益智、强健筋骨、润肠通便的功效，经常适量食用坚果可以改善腰膝酸软、记忆力减退等肾阳不足或肺肾两虚之证。用松子仁同核桃仁研磨如膏状，加蜂蜜服，可治阴虚肺燥、干咳无痰。用甜杏仁同落花生、黄豆研磨制浆，煎服，可治脾虚食少，消瘦乏力。

第三节　蔬菜、水果类

蔬菜和水果均含水量高而蛋白质和脂肪含量低，其共同特点是富含维生素、矿物质、膳食纤维。由于蔬菜、水果含有多种有机酸、芳香物、色素等，使其具有良好的感官性质，对增进食欲、帮助消化具有重要意义。此外，循证医学研究发现，蔬菜水果摄入充足，可降低心血管疾病、肺癌，以及食管癌、胃癌、结肠癌等消化道癌症的发病风险。

一、蔬菜类

蔬菜类按结构及可食部分不同，可分为叶菜类、根茎类、瓜茄类、鲜豆类和菌藻类，所含的营养成分因其种类不同而差异较大。《中国居民膳食指南（2022）》建议每日保证餐餐有蔬菜，推荐成年人每天摄入蔬菜量不少于 300g，其中深色蔬菜应占一半，注重不同种类之间的搭配和替换。

（一）营养价值

1. 碳水化合物　蔬菜中的碳水化合物包括单糖、双糖、淀粉和膳食纤维。大部分蔬菜的碳水化合物含量较低，为 2%～6%，几乎不含淀粉。然而，根茎类蔬菜碳水化合物含量比较高，如马铃薯为 16.5%，藕为 15.2%，其中大部分是淀粉。蔬菜中纤维素、半纤维素等膳食纤维含量较高。菌类蔬菜中的菌类多糖，如香菇多糖、银耳多糖等，具有多种保健作用。

2. 蛋白质和脂肪　大部分蔬菜的蛋白质含量很低，为 1%～2%，鲜豆类平均可达 4%。蔬菜中的脂肪含量普遍低于 1%，属于低能量食品。菌藻类中干香菇和蘑菇的蛋白质含量可达 20% 以上，必需氨基酸含量较高且组成均衡，因此其营养价值较高。

3. 维生素　蔬菜中的维生素含量与品种、鲜嫩程度及颜色有关，通常叶片的维生素含量高于茎杆和根部，深色蔬菜高于浅色蔬菜。嫩茎、叶、花菜类蔬菜富含胡萝卜素、维生素 C、维生素 B_2、维生素 K 和叶酸等，胡萝卜素在绿色、黄色或红色蔬菜中含量较多，维生素 K、维生素 B_2 和叶酸以绿叶蔬菜中含量较多。为了减少加工烹调中水溶性维生素的损失和破坏，宜先洗后切、急火快炒、现做现吃，烹调时上浆挂糊。

4. 矿物质 蔬菜富含矿物质，是钙、铁和镁的重要膳食来源。蔬菜作为高钾低钠食品，对人体调节膳食酸碱平衡也十分重要。不少蔬菜中的钙含量超过 100mg/100g，如油菜、苋菜、茴香、芹菜等。虽然绿叶蔬菜的铁含量较高，每 100g 中含 2～3mg 铁，但蔬菜中的铁为非血红素铁，其吸收利用率易受膳食中其他多种因素的影响，生物利用率比动物性食品低。蔬菜中的维生素 C 可促进铁的吸收，但一些蔬菜如菠菜、空心菜、茭白等含有较多草酸，会影响钙、铁等矿物质的吸收和利用，可在烹调中选择水焯和爆炒的方式将其破坏。

（二）中医食疗

《黄帝内经·素问》中曾有"五菜为充"的记载，"五菜"补充"五谷"的不足，辅助谷气，疏通壅滞。少数蔬菜性温暖（如香菜、大蒜等），能起到温中散寒、开胃消食的作用。大多数蔬菜性寒凉（如苦瓜、芹菜、葵白、藕等），能清热除烦、通利二便、化痰止咳。

二、水果类

新鲜水果和新鲜蔬菜为人体提供的营养成分相似，主要为人体提供维生素、矿物质和膳食纤维。

（一）营养价值

1. 碳水化合物 水果中的碳水化合物包括淀粉、蔗糖、果糖和葡萄糖。鲜果中蔗糖和还原糖含量多为 5%～20%，多在 10% 左右，但柠檬可低至 0.5%，水果干制品的糖含量可高达 60% 以上。未成熟果实中淀粉含量较高，但随着果实的成熟，糖分含量提高，淀粉含量降至可忽略的水平。水果中含有较丰富的膳食纤维，包括纤维素、半纤维素和果胶，其中果胶最为突出，是膳食纤维的重要来源。

2. 蛋白质和脂肪 水果中蛋白质和脂肪含量多低于 1%。

3. 维生素 水果中维生素 C 和胡萝卜素的含量较多，但其 B 族维生素含量普遍较低，硫胺素和核黄素的含量通常低于 0.05mg/100g。柑橘类是维生素 C 的良好来源，包括橘、橙、柑、柚、柠檬等。草莓、山楂、酸枣、鲜枣、猕桃、龙眼肉等也是维生素 C 的优质来源。芒果、木瓜、柑橘类和杏、黄桃等黄色及橙色的水果含类胡萝卜素较多。

4. 矿物质 水果中富含人体所需的各种矿物质，以钾、镁、钙和磷含量居多，钠含量较低。

5. 其他植物化学物 水果中有机酸含量为 0.2%～3.0%。其中主要为柠檬酸、苹果酸、酒石酸和抗坏血酸。仁果、核果、浆果和热带水果以柠檬酸为主，蔷薇科水果则以苹果酸为主，而葡萄中含有酒石酸。有机酸具有开胃、促进消化和促进多种矿物质吸收的作用。水果中的酚类物质主要影响果品的色泽和风味，其中包括酚酸类、黄酮类、花青素类、原花青素类、单宁类等。其中花青素具有高度的抗氧化作用，较多摄入黄酮类物质与心血管疾病的低死亡率有关。

（二）中医食疗

《黄帝内经·素问》中的"五果为助"，说明水果主要的作用是辅助消化吸收功能与补足营养。果品类食物中性平、凉，味甘、酸者偏多。偏寒凉者有清热之功，偏甘、酸者可化阴生津。山楂可防治冠心病；香蕉可抗胃溃疡，杏仁、枇杷可止咳化痰。五汁饮，为五种水果汁组成，能治热甚伤津。将橙子切细，加盐、蜂蜜煎服，可治胃气不和、呕逆少食。

第四节　肉禽水产类

畜、禽、水产类等动物性食品是人类膳食中优质蛋白质、脂肪、矿物质及维生素的重要来源，对人类的营养起着重要的作用。

一、畜禽肉

畜肉是指猪、牛、羊、马等牲畜的肌肉、内脏及其制品。禽肉包括鸡、鸭、鹅、鸽等的肌肉、内脏及其制品。畜禽肉类中的营养素的分布和含量因动物的种类、年龄、肥瘦程度及部位不同而差异较大。

（一）营养价值

1. 蛋白质　畜禽肉类的蛋白质主要存在于动物肌肉组织中，含量占动物总质量的 10%～20%，属于优质蛋白质。蛋白含量因动物种类、肥瘦程度及部位的不同而差异较大，如牛肉为 15%～20%，瘦猪肉为 10%～17%，羊肉为 9%～17%，鸡肉中含量可达 20% 以上，鸭肉中含量为 15%～18%；猪里脊肉为 20.2%，而猪五花肉为 7.7%。畜禽内脏如肝、心、禽胗蛋白含量较高，皮肤和筋腱多为结缔组织，主要含胶原蛋白和弹性蛋白，缺乏色氨酸和甲硫氨酸，蛋白利用率较低。

畜、禽类食品有较多的含氮浸出物，主要为肌肽、肌酸、肌酐、氨基酸、嘌呤类化合物等，尤其是成熟（成年）的畜、禽较幼年动物的含量更多，故其肉汤鲜味较浓。禽肉与畜肉相比，质地更加细嫩，含氮浸出物更多，味道更鲜美。

2. 脂肪　畜肉的脂肪含量高于其他食物，含量因动物种类、肥瘦程度及部位的不同有较大差异。脂肪在肉中的含量为 10%～30%，多为饱和脂肪酸，脂肪熔点较高。与畜肉相比，禽肉脂肪含量较少且脂肪熔点较低，其所含的亚油酸占脂肪酸总量的 20%，易于消化吸收。除脂肪外，畜肉中胆固醇含量也高于其他食物，瘦肉中胆固醇含量约为 80mg/100g，肥肉高达 109mg/100g，内脏为 200mg/100g，脑中的含量最高，猪脑可达 3000mg/100g。

3. 碳水化合物　畜禽肉中的碳水化合物以糖原形式存在于肌肉和肝脏中，含量较少。

4. 矿物质　畜禽肉中矿物质总含量占 0.8%～1.2%，多集中在内脏器官如肝、肾及瘦肉中。畜肉和动物血中铁含量丰富且以血红素铁的形式存在，不易受食物中其他因素的干扰，生物利用率高，是膳食铁的良好来源。

5. 维生素　畜禽肉可提供多种维生素，其中以 B 族维生素和维生素 A 为主，尤其内脏含量较高，其中肝脏是含维生素 A 最为丰富的器官，牛肝和羊肝中的维生素 A 含量最高。因畜肉的脂肪、胆固醇及饱和脂肪酸含量较高，故不宜过多食用。禽肉含不饱和脂肪酸较多，故老年人及心血管疾病患者宜推荐。动物内脏含有较多的维生素、铁、锌、硒、钙，特别是肝脏，维生素 B_2 和维生素 A 的含量丰富，宜适当食用。

罐装肉、腌腊肉制品等因水分减少，蛋白质、脂肪和矿物质的含量升高，易出现脂肪氧化及 B 族维生素的损失，应控制其摄入量，尽量食用鲜畜禽肉类。

（二）中医食疗

中医学认为，畜肉性味以甘、咸、温为多。甘能补，助阳益气；咸入血分、阴分，可益阴血；温以祛寒。畜肉营养价值较高，阴阳气血俱补，适用于先天、后天之不足或诸虚百损之人。适当进食，对人体的体力、智力均有益处。过食也会产生一定危害，易引起高脂血症、糖尿病的发生。脾虚、脾湿之人慎食。禽肉类食品以甘平性味为多，其次为甘温。其补益作用并不逊于畜肉，因甘平益气、甘温助阳、甘淡渗湿通利，病后、产后，以及老幼皆宜。

将猪脊髓与大枣、莲子、木香同煮，饮汤，可治消渴多饮。将羊肉与当归、生姜同煮食，可治产后腹中寒疝、虚劳不足及血虚经寒腹痛。

二、水产类

水产品是指从水中获得的食物，主要包括鱼类、虾类、蟹类、贝类及其他软体水生物，如海参、海蟹、鱿鱼等。

（一）营养价值

1. 蛋白质　鱼、虾、蟹、贝类等含蛋白质 10%～20%，单从蛋白质的营养价值而言，大多数水产品都比其他动物性食物高。水产类食物肌纤维细而短，水分含量多，结缔组织较少，较畜肉鲜嫩易消化。从氨基酸组成来看，与畜禽肉类相似，是膳食蛋白质的良好来源。

2. 脂肪　水产类脂肪含量大部分占 1%～10%，主要由多不饱和脂肪酸组成，熔点低，消化吸收率高达 95% 以上。海鱼中含有丰富的多不饱和脂肪酸 EPA、DHA，具有调节血脂、防治动脉粥样硬化、辅助抗肿瘤等作用。需要注意的是，鱼籽和鱼肝中胆固醇含量较高。

3. 矿物质　水产品中微量元素含量较高。其矿物质高于畜肉类，占 1%～2%，其中钙、磷、锌、钠、钾、镁等矿物质含量较丰富。其钙含量较畜禽肉高，为钙摄入的良好来源。海鱼含有丰富的碘，牡蛎富含锌和铜。

4. 维生素　水产类食物是人类所需的视黄醇、核黄素、烟酸和维生素 E 的良好来源，海鱼肝脏富含维生素 D。鳝鱼、海蟹、河蟹等含有丰富的核黄素；生水产类食物中含硫胺素酶，如果经常食用生水产类食物或在生的状态下放置过久，可破坏食物中的硫胺素，所以鲜水产应尽快加工，避免吃生水产，以减少硫胺素的损失。

（二）中医食疗

水产品中，海产品咸味偏多，河产品多为平性。因此河产品具有助阳益气作用，海产品具有滋阴清热作用。如青鱼、鲤鱼可利尿；鲫鱼可通乳；带鱼、黄鱼可开胃；虾可补肾壮阳；鳝鱼可祛风等。

海参同切烂的木耳，放入猪大肠中煮食，可治阴血亏虚、肠燥便结。将螃蟹捣烂，以黄酒温浸，取汁服用，可治骨伤筋伤。

第五节　蛋类与乳制品

一、蛋类

蛋类主要包括鸡蛋、鸭蛋、鹅蛋、鹌鹑蛋等，其中鸡蛋的食用量最大，也是蛋制品的主要原料。蛋是一个完整的、具有生命的活卵细胞，含有丰富的营养成分。《中国居民膳食指南

（2022）》中推荐成人每天摄入 40～50g 鸡蛋，即 1 个完整的鸡蛋。

（一）营养价值

1. 蛋白质   蛋类的蛋白质含量为 11%～13%，蛋清中较低，蛋黄中较高。蛋清中主要为卵清蛋白、卵伴清蛋白、卵黏蛋白等糖蛋白，也含有卵球蛋白、溶菌酶等其他蛋白质。蛋黄中蛋白质主要为卵黄磷蛋白和卵黄球蛋白。鸡蛋蛋白的必需氨基酸组成与人体相近，是蛋白质生物学价值最高的食物，常被用作参考蛋白。

2. 脂肪   蛋清中含极少量脂质。98% 的脂肪集中在蛋黄中，呈乳化状，分散成细小颗粒，易于消化，主要有甘油三酯、磷脂、胆固醇等。蛋黄是磷脂的良好食物来源，蛋黄中的磷脂主要是卵磷脂和脑磷脂，除此之外还有神经鞘磷脂。卵磷脂具有降低血胆固醇的作用，并能促进脂溶性维生素的吸收。蛋类胆固醇主要集中在蛋黄中，适量摄入蛋类并不明显影响血清胆固醇水平，也不明显影响心血管疾病的发病风险。

3. 碳水化合物   蛋类中的碳水化合物含量较少，蛋清中主要是甘露糖和半乳糖，蛋黄中主要是葡萄糖，多与蛋白质结合存在。

4. 维生素   蛋类维生素种类相对齐全，主要存在于蛋黄中，其含量受品种、季节和饲料的影响。其主要有维生素 A、维生素 E、维生素 B_2、维生素 B_6 和泛酸等，也含有一定量的维生素 D、维生素 K 等。

5. 矿物质   蛋类中的矿物质主要存在于蛋黄内，以磷最为丰富，占无机成分总量的 60%以上，钙次之，此外还含有铁、硫、钾、钠、镁等。蛋黄中的铁含量虽然较高，但由于是非血红素铁，并与卵黄高磷蛋白结合，生物利用率为 3% 左右。

（二）中医食疗

鸡蛋性平，味甘，归脾、肾、胃、大肠经，具有益精补气、润肺利咽、滋阴润燥、养血的功效，适合体质虚弱、营养不良、贫血的人群，以及婴幼儿食用。

鸭蛋性凉，味甘，微咸，归肺、脾经，能够滋养阴津，清体内热结，有大补虚劳、滋阴养血、润肺美肤的功效。熟食补益最佳，对咳嗽、膈热、喉病、齿痛、泻痢等病症有益。

用新生鸡子五枚，倾盏中，入水（一鸡子）搅浑，别以水一升煮沸，投入鸡子微搅，纳少酱啜之，令汗出愈。主治天行不解已汗者。先煮银耳 9g，后打入鸭蛋一个，加适量冰糖食用，可用于治疗阴虚肺燥之咳嗽、痰少咽干。

二、乳及乳制品

乳包括牛乳、羊乳、马乳等，人们食用最多的是牛乳。乳能满足初生幼仔迅速生长发育的全部需要，是营养素齐全、容易消化吸收的一种优质食品，也是各年龄组健康人群的理想食品。在《中国居民膳食指南（2022）》中推荐儿童青少年及成人每日需摄入 300mL 以上的乳制品。

（一）乳的营养价值

1. 蛋白质   牛乳蛋白质含量约为 3%，主要由酪蛋白（约 80%）、乳清蛋白（约 11.5%），以及少量的乳球蛋白（约 3.3%）组成。酪蛋白是一种含磷钙的结合蛋白。乳清蛋白包括 α- 乳清蛋白和 β- 乳球蛋白，是必需氨基酸和支链氨基酸的来源。其中，α- 乳清蛋白在氨基酸比例结构及功能特性上，均与人乳相似。乳球蛋白与机体免疫有关。牛乳蛋白质的生物价为 85%，属完全蛋白，容易被人体消化吸收。羊乳蛋白质低于牛乳，人乳蛋白低于牛乳和羊乳，而且人乳蛋白中酪蛋白比例低于牛乳，以乳清蛋白为主，故配方乳粉需调整牛乳中酪蛋白和乳清蛋白的构成比，使之近似母乳。

2. 碳水化合物 乳类碳水化合物绝大部分为乳糖。乳糖能够调节胃酸，促进胃肠蠕动，有益于肠道益生菌的繁殖，还能促进钙、磷、锌的吸收。人乳中乳糖含量最高，羊乳居中，牛乳最少。

3. 脂肪 乳的脂肪含量为 3.0% ～ 5.0%，主要是甘油三酯、少量的磷脂和胆固醇。乳脂呈高度乳化状态，吸收率高达 97%。乳脂中含有相当比例的短链脂肪酸，不饱和脂肪酸有油酸、亚油酸、亚麻酸等，故产生乳脂特有的香气且风味良好易于消化。乳脂提供的热量约占牛乳总热量的一半，既可以改善食物的感官性状，引起食欲，维持饱腹感，又可以帮助脂溶性维生素的吸收，因此对于处于生长发育期的儿童、青少年，以及 BMI 值正常及较低的成人推荐食用全脂乳，对于肥胖人群推荐食用脱脂乳。

4. 维生素 乳中几乎含有所有种类的脂溶性和水溶性维生素，但其含量与饲养方式和季节有关。牛乳是 B 族维生素的良好来源，特别是核黄素。

5. 矿物质 乳的矿物质含量丰富，富含钙、磷、钾、镁、钠、硫、锌、锰等，钙含量为 104mg/mL，吸收率高，是钙摄入的良好来源。乳的铁含量很低，应注意予婴儿及时添加富含铁的辅食。

6. 乳中的生物活性物质 乳中较为重要的生物活性物质有免疫球蛋白、乳铁蛋白、生物活性肽等。乳铁蛋白具有调节铁代谢、促生长和抗氧化等作用。生物活性肽是乳蛋白在消化过程中经蛋白酶水解产生的，包括发挥免疫调节的脯氨酸多肽、镇静安神的吗啡样活性肽、抗高血压肽等。

（二）乳制品的营养价值

1. 纯牛乳 根据原料乳的加工方式不同，将纯牛乳分为巴氏杀菌乳、超高温灭菌乳和调制乳，三者是目前我国市场上流通的主要液态乳，除维生素 B_1 和维生素 C 有损失外，营养价值与新鲜生牛乳差别不大，但调制乳因其是否进行营养强化而差异较大。

2. 乳粉 乳粉是指以生牛（羊）乳为原料，经加工制成的粉状产品，添加或不添加食品营养强化剂，目前市场上的产品多为调制乳粉。调制乳粉一般是以牛乳为基础，根据不同人群的营养需要，对牛乳的营养组成成分加以适当调整和改善，使各种营养素的含量、种类和比例接近目标人群的营养需要。

3. 酸乳 原料乳经标准化后，使用乳酸菌进行发酵，乳糖转化为乳酸，蛋白质凝固、水解，使游离氨基酸和多肽增加，提高了蛋白质的生物价，同时乳酸菌的代谢，使得叶酸含量增加。与纯牛乳相比，酸乳更容易被人体消化吸收，还可以刺激胃酸分泌。酸乳中的益生菌可抑制肠道腐败菌的生长繁殖，促进肠道营养物质的吸收，提高机体免疫力，也适合乳糖不耐受的人食用。

4. 奶酪 又名干酪，是一种发酵的牛乳制品，是在原料乳中加入适量的乳酸菌或凝乳酶，使蛋白质发生凝固，并加盐、压榨排除乳清之后的产品。奶酪基本上除去了牛乳中大量的水分，保留了牛乳的营养成分，又结合了益生菌的保健作用，具有很高的营养价值。

（三）中医食疗

牛乳性微寒，味甘，归心、肺、胃经，能够温润补虚、益肺胃、养血益气、生津润燥、解毒。用于虚弱劳损、反胃呕吐、口疮消渴、血虚便秘、气虚下痢、黄疸。《本草经疏》曰："牛乳乃牛之血液所化，其味甘，其气微寒无毒。甘寒能养血脉，滋润五脏，故主补虚羸，止渴。"脾胃虚寒泄泻、冷痰积饮者慎服。

牛乳粥：粳米 30g 煮粥，待米将熟时加入牛乳 150mL，调匀，煮至米烂。每日早、晚各1 剂，温服。主治脾胃阴虚，脏腑失养，运化无力。

第六节　调料类

调味品类食物多能开胃健脾、消食化滞、增进食欲。香料类的食物，如桂皮、大茴香等，其多有芳香的气味，是制作各种卤制食品常用的配料。须注意的是，此类食物有辛散耗气，助火损阴之弊。

一、桂皮

桂皮，又名山肉桂，是樟科植物天竺桂与川桂的树皮。桂皮性温味甘、辛，归脾、胃、肝、肾经，能够温脾胃、暖肝肾、祛寒止痛、疏通经络，用于脾胃虚寒腹痛、寒痰、肠炎、感冒、闭经、风湿病等。桂皮中的肉桂醛是桂皮油中的主要成分，具有抑菌活性；在动物实验中，桂皮中的多糖与多酚类成分表现出一定的降血糖效果。

二、胡椒

胡椒为胡椒科常绿藤本植物胡椒的干燥果实，表面呈灰白色，通称白胡椒。生品入药。其性热味辛，归胃、大肠经，能够温中止痛、开胃消食，用于中焦寒滞之脘腹冷痛、呕吐清水、泄泻、食欲不振、宿食不消等。本品味辛性热，善祛中焦及大肠寒邪，而奏止痛之功。胡椒分黑、白两种。黑者为未成熟果实，气味较淡；白者为成熟果实，种仁饱满，气味浓烈，品质较好，故药用以白者为佳。

三、花椒

芸香科灌木或小乔木植物花椒的干燥成熟果皮，产于四川者为佳。花椒性温，味辛，有小毒，归脾、肺、肾经，具有温中止痛、杀虫解毒、除湿除痰、止痛止痒、下气的功效，用于脾胃虚寒、痰饮食积、脘腹冷痛、湿疹瘙痒、冷痢、蛔虫。花椒中的挥发油具有降血脂、改善皮肤、抑菌等功效；生物碱可以抗氧化、保护胃黏膜损伤、抑菌；酰胺能够降血脂、调节肠道菌群；香豆素具有抗氧化、保肝等功效；花椒籽油可以降血脂、抗氧化、降血压及增强免疫力；此外，花椒中还含有一定量的黄酮类成分。

四、八角茴香

木兰科植物八角茴香的果实。八角茴香性温、味甘辛，归肝、脾、肾经，具有散寒止痛、理气和胃的功效，用于寒性腹痛、胃寒呕吐、食少、脘腹胀痛。八角茴香中含有多种抑菌成分，多为萜烯和酚类化合物，其能够破坏真菌细胞膜，抑制真菌生长。八角茴香对特应性皮炎、血管炎症、口腔炎症、气道炎症有较好的治疗效果。除此之外，八角茴香还具有广谱杀虫作用与抗氧化能力。

五、丁香

桃金娘科植物丁香的干燥花蕾。现代研究认为丁香味辛，性温，归脾、胃、肾经，为食物中常用的调味料。中医认为丁香是温中降逆、补肾助阳的绝佳药材，用于脾胃虚寒、呃逆呕吐、食少吐泻、心腹冷痛、肾虚阳痿。丁香提取物具有多种药理活性，如健胃、促进脂肪等的消化，对于腹泻也有良好的疗效，另外还能镇痛、抗凝血等。丁香富含挥发油，其中含丁香酚、丁香油酸、乙酰丁香油酸及丁香烯等活性成分。

六、盐

盐为含有 $NaCl$ 丰富的海水、井水、湖水或盐矿中提取加工而成的晶体，性寒，味咸、甘，归肾、胃、大肠、小肠经。食盐具有清热解毒、软坚散结、凉血益肾、涌吐催呕、润燥通便的作用，可用于食停上脘、胸膈胀满、心腹胀痛、牙龈出血、牙痛、二便不通等。食盐中的 Na^+ 提供了食物的咸味，Cl^- 为助味剂。另外 Na^+ 和 Cl^- 对细胞渗透压的平衡有调节作用，参与酸碱平衡和体细胞电子活性的维持。摄入食盐后，Na^+ 形成 $NaHCO_3$，在血液中起到缓冲作用；Cl^- 参与胃酸的生成，维持胃液的电解质平衡。摄入过少的食盐会导致体内 Na^+ 含量过低，表现为食欲不振，四肢乏力，甚至晕厥；摄入过多的食盐会引发高血压、胃癌、钙质流失等。

七、酱油

酱油，又名豉油、酱汁，是用面粉或豆类，经蒸煮发酵加盐、水后制成酱，酱的上层液体状物质。酱油性寒味咸，归脾、胃、肾经，能够清热解毒、除烦，用于小儿无发、胃气不和、饮食减少、鱼肉引起的肠胃不适等。酱油中含有丰富的大豆异黄酮、皂苷等生物活性成分，对机体脂质的积累和高血压均有调节作用。酱油中氨基酸组成丰富，含有常见的 18 种氨基酸，必须氨基酸组成合理，特殊口味的酱油还含有一定量的牛磺酸。

八、醋

醋，又名苦酒、米醋，是用五谷或低度白酒为原料酿制而成的含有乙酸的液体。醋，性温，味酸，归肝、胃经，具有散瘀消积、止血、安蛔、解毒之功效，用于牙痛、干燥、瘙痒、脱皮、痤疮等。食醋中含有丰富的有机酸，可抑制细胞膜正常生理功能，具有抑菌功效。食醋中的乙酸可以延缓胃排空，降低葡萄糖在小肠的吸收速率，从而降低血糖进入血液的速率，还可以增加饱腹感、抑制脂质合成及增加能量消耗。食醋因含有黄酮类、多酚类、维生素等成分而具有一定的抗氧化性。

第三章 食品安全

扫一扫，查阅本章数字资源，含PPT、音视频、图片等

食品安全指食品无毒、无害，符合应当有的营养要求，对人体健康不造成任何急性、亚急性或者慢性危害。本章将从食源性疾病、食品添加剂、食品安全监督管理视角论述食品安全相关内容。

第一节 食源性疾病

食源性疾病是当今世界最突出的食品安全问题，是食品安全事故影响人体健康的主要途径。《中华人民共和国食品安全法》（2021，以下简称《食品安全法》）对食源性疾病的定义为"食品中致病因素进入人体引起的感染性、中毒性等疾病，包括食物中毒"；WHO对食源性疾病的定义为"通过摄入食物进入人体的各种致病因子引起的、通常具有感染性或中毒性质的一类疾病"。该疾病包括三个基本要素，即食物是携带和传播病原物质的媒介；导致人体患病的病原物质是食物中所含有的各种致病因子；临床特征为急性中毒或者感染。食源性疾病主要包括食物中毒、经食物而感染的肠道传染病、食源性寄生虫病，以及因食物中有毒有害污染物（或致敏因子）所引起的疾病等。

一、食源性疾病致病因素

食物中携带或以食物为媒介的污染物是食源性疾病的重要致病因素。食物污染指在各种条件下，导致外源性有毒有害物质进入食物，或食物成分本身发生化学反应而产生有毒有害物质，从而造成食物安全性、营养性和（或）感官性状发生改变的过程。食源性疾病致病因素包括物理性因素、化学性因素、生物性因素。物理性因素主要来源于放射性污染物和杂物污染；化学性因素主要来源于有机或无机污染物、有毒金属或非金属污染等；生物性因素主要来源于微生物、寄生虫和昆虫污染，三者中以生物性因素最为常见。

（一）物理性因素

1. 放射性核素 食物的放射性核素污染指食物吸附或吸收了外源放射性核素，使其放射性高于食物本身的放射性水平。导致食源性疾病的放射性污染主要来源于人工放射性物质，人类对放射性物质的开采、冶炼、国防及放射性核素在生产、医疗、科研等活动中使用时其废物的不合理排放与意外性的泄露，并通过包括空气、水、土壤及食物链等途径进入动、植物性食物。污染食物的人工放射源主要包括 ^{131}I（碘）、^{137}Cr（铬）、^{90}Sr（锶）和 ^{89}Sr 等。生物体与环境间的物质交换使绝大多数动、植物性食物中均含有不同量的天然放射性物质。食物中的天然放射性物质主要包括 ^{40}K（钾）、^{226}Ra（镭）、^{210}Po（钋）等。此外，来自大气层外的宇宙射线

通过与大气层中的原子核相互作用，生成大量的宇生放射性核素，可通过食物或饮水进入机体。宇生放射性核素主要包括 ^3H（氚）、^{14}C（碳）、^{22}Na（钠）、^7Be（铍）等，其中前三者可参与机体的生理代谢。

2. 杂物　食品的杂物污染主要包括食品产、储、运、销过程中的污染物及人为掺假掺杂的污染物。食品在产、储、运、销过程中主要污染途径包括生产时污染，如粮食收割时混入草籽，动物宰杀时混入毛发、粪便等；储存时污染，如苍蝇、老鼠的尸体或麻雀毛发、粪便等；运输时污染，如不洁净的运输车辆、转运工具等；意外因素，如头发、指甲及卫生清洁等用品污染。食品掺假掺杂是一种人为故意向食品中加入杂物的过程，如奶粉中掺入大量的糖、肉中注水等。

（二）化学性因素

1. 农药和兽药　农药是用于预防、控制危害农林业的病、虫、草、鼠和其他有害生物及有目的地调节植物、昆虫生长的化学合成物或来源于生物、其他天然物质的一种或几种物质的混合物及制剂。按化学成分可分为有机氯类、有机磷类、氨基甲酸酯类、拟除虫菊酯类等；按功能可分为杀菌剂、杀虫剂、除草剂、植物生长调节剂等。兽药是用于预防、治疗、诊断动物疾病或有目的地调节动物生理功能的物质（包括药物饲料添加剂），主要包括血清制品、疫苗、中药材、抗生素、生化药品及外用杀虫剂、消毒剂等。

2. 有毒金属　有毒金属是指有些金属元素即使在较低摄入量的情况下也可干扰人体正常生理功能，并产生明显的毒理作用。食物中有毒金属污染途径包括农药的使用和工业三废的排放；食品加工、储存、运输和销售过程；自然环境的高本底含量。常见的有毒金属主要包括汞、镉、铅、砷等。

3. N- 亚硝基化合物　N- 亚硝基化合物主要包括 N- 亚硝胺和 N- 亚硝基酰胺两大类。N- 亚硝基化合物可由环境或食物本身含有的、其合成所需的前体物质硝酸盐、亚硝酸盐和胺类物质通过亚硝基化反应生成；人体也可合成一定量的 N- 亚硝基化合物。

4. 多环芳烃化合物　多环芳烃化合物是包括 2 ～ 4 个苯环组成的萘、菲、蒽、芘类化合物，具有较强的致癌作用。目前已被鉴定出 100 余种，以苯并（α）芘最为重要。食物中多环芳烃的来源包括：食物成分在高温烹调加工时发生的热解或热聚反应；植物性食物吸收环境多环芳烃；食物加工中受机油或包装材料污染；在柏油马路上晒粮食；污染水产品；植物或微生物可合成微量的多环芳烃。

5. 杂环胺类化合物　杂环胺包括氨基咪唑氮杂芳烃和氨基咔啉两类化合物，前者包括喹啉类、喹恶啉类、吡啶类，后者包括 α-、γ-、δ- 咔啉。食物中的氨基酸、蛋白质在加工烹调受到高温作用可生成杂环化合物。食物杂环胺的污染水平主要受食物成分及烹调条件影响，食物中蛋白质含量越高、水分含量越少，以及烹调温度越高、时间越长，杂环胺生成越多。

6. 氯丙醇　氯丙醇是丙三醇（甘油）上的羟基被 1 ～ 2 个氯取代形成的一类化合物，主要存在于用盐酸水解植物蛋白法生产的调味品中，如酱油等。氯丙醇与脂肪酸酯化可生成氯丙醇酯，主要存在于精炼油脂中，如棕榈油等。

7. 丙烯酰胺　丙烯酰胺是一种食品加工过程中产生的不饱和酰胺，具有神经、生殖、遗传毒性及致癌性。丙烯酰胺主要由天门冬氨酸与还原糖在高温下发生美拉德反应生成。丙烯酰胺主要来源于经过高温油炸和焙烤的淀粉类食品，如油炸薯条、炸鸡、爆米花、饼干等。

（三）生物性因素

1. 微生物 微生物及其毒素污染是导致食源性疾病的重要原因，引起食物污染的微生物主要包括细菌、真菌和病毒等。引起食物污染的致病细菌主要包括沙门菌、副溶血性弧菌、李斯特菌、大肠埃希菌、变形杆菌、金黄色葡萄球菌、肉毒梭菌、志贺菌、空肠弯曲菌、蜡样芽孢杆菌等；有些菌属虽然不具备致病性，但可引起食物腐败变质，如假单胞菌属、黄单胞杆菌属、微球菌属、芽孢杆菌属、弧菌属、嗜盐杆菌属、乳杆菌属等。污染食物的真菌主要包括曲霉菌属（如黄曲霉、赭曲霉等）、青霉菌属（如岛青霉、桔青霉等）、镰刀菌属（如禾谷镰刀菌、梨孢镰刀菌等）等。导致食源性疾病的病毒主要包括轮状病毒、诺如病毒、柯萨奇病毒、甲型肝炎病毒、朊病毒等。

2. 有毒动植物 有些动植物性食物本身含有毒性成分或由于储存不当生成有毒物质，被人摄入后可引起中毒反应。可引起中毒的动物性有毒成分主要包括河鲀的河鲀毒素、腐败鱼类中组胺、贝类中麻痹性贝类毒素等。有毒植物成分主要包括蕈类毒素、苦杏仁等果仁中氰苷、初制棉籽油中棉酚、发芽马铃薯中龙葵素、新鲜黄花菜中类秋水仙碱等。

3. 寄生虫 食物中的一些寄生虫可引起人畜共患病，主要包括蛔虫、绦虫、旋毛虫、弓形虫、中华支睾吸虫等。

二、人畜共患传染病

人畜共患传染病是指能在人与脊椎动物之间自然感染与传播的疾病，包括由细菌、真菌、病毒、寄生虫等病原体所引起的各种疾病。人畜共患传染病通常由动物传染给人，由人传染给动物的比较少见。

（一）口蹄疫

口蹄疫是由口蹄疫病毒感染引起的偶蹄动物急性、接触性传染病，主要感染牛、猪、羊、鹿等动物。病畜以蹄部的水疱为主要特征，患肢不能站立，常卧地不起，体温升高，口腔黏膜、牙龈、舌面等处出现水疱或烂斑，口角流涎。口蹄疫病毒可经消化道、呼吸道及破损皮肤黏膜传染人体。人体感染后表现为发热、手脚出现水疱，伴有头痛、恶心、呕吐、腹泻等症状。人与人间基本无传染性，但患者可将病毒传染给牲畜。病畜患病后应立即隔离，并对场所进行消毒，必要时可对患病或同群牲畜予以扑杀。屠宰前体温升高的病畜肉及脏器应高温处理；体温正常的病畜肉及脏器经长时低温后熟方可食用。疾病预防主要包括加强卫生防疫、定期场所消毒、有效疫苗接种等。

（二）禽流感

禽流感是由禽流感病毒引起的禽类感染性疾病，主要感染鸡、鸭、鹅、鸽子等禽类。家禽感染禽流感病毒后可出现精神萎靡、体温升高、摄食量减少、体重下降及呼吸道症状，严重时出现呼吸困难甚至死亡。接触被感染的禽类或其排泄物污染的物品（包括食品）可致人感染禽流感病毒。人患禽流感后，早期呈重症感冒症状，部分患者伴腹泻等消化道症状，重症患者可出现呼吸窘迫等威胁生命的综合征。对患高致病性禽流感的家禽应予以扑杀，禽肉应予以销毁并进行严格的场所消毒。

（三）疯牛病

疯牛病是由朊病毒引起的海绵状脑病，主要感染对象是牛。疯牛病的主要病理改变是脑海绵状变性，并伴有严重的神经系统症状和体征，病死率高达100%。疯牛病在人体的表现为克-雅病，该病是一种早老性痴呆病，通常人群发病率极低。食用被疯牛病病毒污染的牛肉或牛脑髓可导致克-雅病，初期表现为冷漠、共济失调、记忆受损、阵发性痉挛，多在1年内死于全身感染。对病畜及同群牲畜以无出血方式扑杀、焚烧后深埋处理，禁止直接掩埋。

（四）其他

除上述疾病外，炭疽、鼻疽、结核病、猪瘟、猪水疱病等均属人畜共患传染病范畴，其病原体、感染动物及预防措施等见表3-1。

表3-1　其他常见人畜共患传染病

名称	病原体	侵袭动物	处置措施
炭疽	炭疽杆菌	牛、马、羊	病畜整体火化或深坑加生石灰掩埋，同群牲畜隔离并进行疫苗和免疫血清注射
鼻疽	鼻疽假单胞菌	马、骡、驴	与炭疽处置措施相同
结核病	结核杆菌	猪、牛、羊、家禽	加强检疫、隔离，防止疫情扩散，扑杀患病动物、饲养场所消毒
猪瘟	猪瘟病毒	猪	病猪肉及内脏有显著病变的需销毁或工业使用，轻微病变的高温处理后出厂
猪水疱病	猪水疱病毒	猪	屠宰患病及同群的猪，可食部需高温处理后出厂，饲养场所消毒

三、食物中毒

食物中毒指摄入了含有生物性、化学性有毒有害物质的食品或把有毒有害物质当作食品摄入后所出现的非传染性急性、亚急性疾病。食物中毒属于食源性疾病中最常见的疾病，但不包括因暴饮暴食而引发的急性胃肠炎、食源性肠道传染病、寄生虫病和因一次大量或长期少量多次摄入某些有毒有害物质而引起的以慢性损伤为主要特征的疾病。食物中毒通常潜伏期短，呈爆发性；发病与食物相关，患者有摄入同一有毒食物史；临床表现基本一致；一般情况下，人与人之间无直接传染，发病曲线呈骤升骤降趋势，无余波。根据病原物质种类可将食物中毒分为微生物性食物中毒、有毒动植物中毒及化学性食物中毒。

（一）微生物性食物中毒

细菌性食物中毒指摄入被细菌或细菌毒素污染的食物引起的中毒，是最常见的食物中毒，其发病率高，多数呈病死率低、夏秋季节高发等特性。真菌及其毒素性食物中毒是指摄入被真菌或真菌毒素污染的食品引起的中毒，发病率和病死率较高，发病季节性和地区性较为明显。常见微生物性食物中毒见表3-2。

表3-2　常见微生物性食物中毒

名称	污染食物	中毒机制	临床症状	治疗措施
沙门菌	肉、蛋、乳等	A&B	呕吐、腹痛、腹泻、发热等	补充电解质、抗生素治疗
副溶血性弧菌	海产品	A&B	脐部阵发性绞痛、发热等	补充水分、纠正电解质紊乱
大肠埃希菌	直接或间接被粪便污染的食物	A&B	水样腹泻或血便、腹痛、发热等	抗生素治疗
金黄色葡萄球菌	乳及乳制品、肉类、剩饭等	B	呕吐、腹痛、腹泻等	补水、维持电解质平衡

NOTE

续表

名称	污染食物	中毒机制	临床症状	治疗措施
肉毒梭菌	家庭自制植物性发酵品	B	神经麻痹症状，重者呼吸衰竭而死亡	抗肉毒毒素血清治疗
李斯特菌	肉制品、冷藏食品等	A	败血症、脑膜炎、发热等	抗生素治疗
节菱孢霉	甘蔗	B	早期消化功能异常，后呈神经异常症状，可致残或致死	无特效药，洗胃、灌肠、排出毒素
禾谷镰刀菌	麦类、玉米	B	呕吐、腹痛、腹泻、嗜睡等	可自愈，呕吐严重者补液

注：A 为侵袭肠黏膜；B 为产生毒素。

（二）有毒动植物中毒

食用含有毒性成分的动植物性食物引起的中毒称为有毒动植物中毒，常见引起动植物中毒的食物见表 3-3。

表 3-3   常见有毒动植物中毒

名称	毒性成分	临床症状	治疗措施
河鲀	河鲀毒素	消化道异常症状、肌肉麻痹，常因呼吸麻痹、循环衰竭而死亡	催吐、洗胃、导泻、补液利尿、早期大剂量激素及莨菪碱类药物干预
腐败鱼类	组胺	皮肤潮红、热感、头痛、消化道症状、心律失常、心脏停搏	抗组胺药物治疗
有毒贝类	石房蛤毒素等	唇舌刺痛、肢体麻木、呼吸困难甚至死亡	催吐、洗胃、导泻
毒蕈	种类复杂	胃肠道症状、神经症状、肝肾损伤甚至死亡	催吐、洗胃、导泻
含氰苷类食物	氰苷	头晕、恶心、呕吐、心悸、四肢无力、呼吸困难甚至死亡	硫代硫酸钠溶液洗胃，吸入亚硝酸异戊酯，注射亚硝酸钠、硫代硫酸钠
粗制棉籽油	棉酚、棉酚紫、棉酚绿	呕吐、头晕、四肢麻木、乏力、嗜睡、肝性昏迷等，可因呼吸衰竭死亡	催吐、口服糖水或淡盐水稀释毒素
发芽马铃薯	龙葵素	咽部瘙痒、发干、胃部烧灼、呕吐、腹泻、头晕、耳鸣等	催吐、洗胃
新鲜黄花菜	类秋水仙碱	呕吐、腹泻、头痛、口渴、咽干等	洗胃

（三）化学性食物中毒

化学性食物中毒指食用含有化学性有毒物质的食品或化学物质引起的中毒，具有潜伏期短、中毒症状明显、预后不良、无明显季节性与地区性、病死率高等特点。常见化学性食物中毒见表 3-4。

表 3-4   常见化学性食物中毒

名称	临床症状	治疗措施
有机磷农药	以神经系统症状为主的全身症状，头晕、头痛、恶心、呕吐、胸闷无力、肌束震颤、呼吸困难，甚至脑水肿、肺水肿、昏迷、呼吸麻痹等	催吐、洗胃、给予阿托品及胆碱酯酶复能剂等解毒剂治疗

续表

名称	临床症状	治疗措施
砷	接触部位烧灼感、恶心、呕吐、腹泻、肝肾损伤、神经系统症状、可因呼吸中枢麻痹死亡	催吐、洗胃、口服氢氧化铁、注射解毒剂二巯基丙磺酸钠
亚硝酸盐	全身皮肤青紫等缺氧症状，头晕、头痛、胸闷、乏力等，伴消化道症状，可因呼吸衰竭导致死亡	催吐、洗胃、导泄，静脉注射解毒剂亚甲蓝（美蓝）

四、食物过敏

食物过敏指食物中的某些成分进入人体后可作为抗原诱导机体产生免疫应答而发生的变态反应性疾病。通常将食物中的致敏成分称为食物致敏原，目前已知结构的食物致敏原均为蛋白质，其诱发的过敏反应主要通过免疫球蛋白 E 介导。摄食后引起的胀气、打嗝、腹泻等与免疫系统无关的食物不耐受现象不属于食物过敏范畴。食物过敏在人群中的患病率较低，成人为 1%～3%，儿童为 4%～6%。婴幼儿及儿童的食物过敏发病率高于成年人。食物过敏可随年龄增长发生改变，如对牛乳过敏的儿童可随年龄增长对牛乳不再过敏，但对花生、坚果、鱼虾则多为终身过敏。

可引起食物过敏的食物种类繁多，常见致敏食物包括：牛乳及乳制品；蛋及蛋制品；豆类及其制品；谷类及其制品；鱼虾贝类等水产品；坚果类及其制品。食物过敏引起的主要症状包括皮肤症状（如红、痒、肿胀等）、消化道症状（如恶心、呕吐、腹痛、腹泻等）、呼吸道症状（如哮喘、鼻和喉痒、痛、肿胀等）、心血管系统症状（胸痛、心律不齐、血压降低、昏迷甚至死亡）。

防止食物过敏发生的唯一途径是不摄入含有过敏原的食物。如对含有麸质蛋白的谷物过敏的个体，应严格禁止食用全谷物食物。通常生食物比熟食物的致敏性更强，因此合理的烹调与加热等加工方法可降低食物过敏的发生风险，如对牛奶、鸡蛋、香蕉等过敏者，可采用加热的方法降低过敏的发生。食物致敏原标签可降低敏感人群发生过敏的风险。一旦发生食物过敏可采取对症处理措施，对免疫球蛋白 E 介导的过敏反应，可适当给予抗组胺类药物。

第二节　食品添加剂

食品添加剂是以改善食品感官性状、组织状态，增进食品色香味及口感，防腐保鲜及延长食品货架期等为目的添加进入食品中的成分。伴随食品工业的发展，食品添加剂的种类、应用范畴及使用量呈增加趋势。合理使用食品添加剂可满足食品加工及食品品质等需求，但滥用食品添加剂可增加致病风险。因此，正确认识、合理使用食品添加剂是保证食品安全、保障公众健康安全的必要前提。

一、食品添加剂概述

联合国粮农组织（FAO）和世界卫生组织（WHO）共同创建的食品添加剂专家委员会（Joint FAO/WHO Expert Committee on Food Additives，JECFA）将食品添加剂定义为"在食品制造、加工、调整、处理、包装、运输、保管中为其技术目的添加的物质。食品添加剂作为辅助成分直接或间接成为食品成分，但是不能影响食品的特性，不含污染物，并不以改善食品营养为目的"。《食品安全法》对食品添加剂的定义是"为改善食品品质和色、香、味，以及为防腐、保鲜和加工工艺的需要而加入食品中的人工合成或者天然物质，包括营养强化剂"。此外，食品用香料、胶基糖果中基础剂物质、食品工业用加工助剂也包括在内。《复配食品添加剂通则》（GB 26687—2011）中对复配食品添加剂的定义是"为了改善食品品质、便于食品加工，将两种或两种以上单一品种的食品添加剂，添加或不添加辅料，经物理方法混匀而成的食品添加剂"。

食品添加剂是不以食用为目的，也不作为食品的主要原料，并不一定有营养价值的物质。其功能作用主要体现为以下几个方面：确保食品安全，防止食品腐败变质，增强食品的保藏性，减少食物浪费；改善食品的感官性状，提高食品的品质质量；丰富食品的种类；保持或提高食品的营养价值；有利于满足不同人群的特殊营养需要，开发新的食品资源；促进食品工业的机械化和自动化发展；提高经济和社会效益等。

二、食品添加剂的分类

食品添加剂可根据来源、安全性、功能等进行分类。根据来源可分为天然食品添加剂和化学合成添加剂两大类。JECFA 根据安全性将食品添加剂分为公认安全（Generally Recognized as Safe，GRAS）物质、A、B、C 四类。GRAS 物质不需要建立每日允许摄入量（ADI）值，可以按照正常需要使用。A 类为 JECFA 已制定人体 ADI 和暂定 ADI 者。B 类为 JECFA 曾进行安全性评价，但未建立 ADI 值，或者未进行过安全性评价。C 类为 JECFA 认为在食品中使用不安全或应该严格限制作为某些食品的特殊用途者。我国《食品安全国家标准 食品添加剂使用标准》（GB 2760—2014）根据功能将食品添加剂划分为 22 个类别，见表 3-5。

表 3-5　食品添加剂代码、名称与功能

代码	名称	功能
01	酸度调节剂	用以维持或改变食品酸碱度的物质
02	抗结剂	用于防止颗粒或粉状食品聚集结块，保持其松散或自由流动的物质
03	消泡剂	在食品加工过程中降低表面张力、消除泡沫的物质
04	抗氧化剂	能防止或延缓油脂、食品成分氧化分解、变质，提高食品稳定性的物质
05	漂白剂	能够破坏、抑制食品的发色因素，使其褪色或使食品免于褐变的物质
06	膨松剂	在食品加工过程中加入的，能使产品发起形成致密多孔组织，从而使制品具有膨松、柔软或酥脆的物质
07	胶基糖果中基础剂物质	赋予胶基糖果起泡、增塑、耐咀嚼等作用的物质
08	着色剂	使食品赋予色泽和改善食品色泽的物质
09	护色剂	能与肉及肉制品中呈色物质作用，使之在食品加工、保藏等过程中不致分解、破坏，呈现良好色泽的物质
10	乳化剂	能改善乳化体中各种构成相之间的表面张力，形成均匀分散体或乳化体的物质
11	酶制剂	动物或植物的可食或非可食部分直接提取，或由传统通过基因修饰的微生物（包括但不限于细菌、放线菌、真菌菌种）发酵、提取制得，用于食品加工，具有特殊催化功能的生物制品

续表

代码	名称	功能
12	增味剂	补充或增强食品原有风味的物质
13	面粉处理剂	促进面粉的熟化和提高制品质量的物质
14	被膜剂	涂抹于食品外表，起保质、保鲜、上光、防止水分蒸发等作用的物质
15	水分保持剂	有助于保持食品中水分而加入的物质
16	防腐剂	防止食品腐败变质、延长食品储存期的物质
17	稳定剂和凝固剂	使食品结构稳定或使食品组织结构不变，增强黏性固形物的物质
18	甜味剂	赋予食品甜味的物质
19	增稠剂	可以提高食品的黏稠度或形成凝胶，从而改变食品的物理性状、赋予食品黏润、适宜的口感，并兼有乳化、稳定或使呈悬浮状态作用的物质
20	食品用香料	能够用于调配食品香精，并使食品增香的物质
21	食品工业用加工助剂	有助于食品加工能顺利进行的各种物质，与食品本身无关，如助滤、澄清、吸附、脱模、脱色、脱皮、提取溶剂等
22	其他	上述功能类别中不能涵盖的其他功能

三、食品添加剂的使用原则

食品添加剂的使用范围、使用剂量及质量标准等应符合《食品安全法》、《食品安全国家标准　食品添加剂使用标准》（GB 2760—2014）、《食品安全国家标准 复配食品添加剂通则》（GB 26687—2011）等的要求。食品添加剂使用的基本要求包括：①不应对人体产生任何健康危害。②不应掩盖食品腐败变质。③不应掩盖食品本身或加工过程中的质量缺陷或以掺杂、掺假、伪造为目的而使用食品添加剂。④不应降低食品本身的营养价值。⑤在达到预期效果的前提下尽可能降低在食品中的使用量。食品添加剂可以用于下列用途：①保持或提高食品本身的营养价值。②作为某些特殊膳食用食品的必要配料或成分。③提高食品的质量和稳定性，改进其感官特性。④便于食品的生产、加工、包装、运输或者贮藏。在食品加工过程中下列情况符合食品添加剂带入原则，即允许食品添加剂通过食品配料（含食品添加剂）带入食品中，具体原则包括：①根据《食品安全国家标准 食品添加剂使用标准》（GB 2760—2014），食品配料中允许使用该食品添加剂；食品配料中该添加剂的用量不应超过允许的最大使用量；应在正常生产工艺条件下使用这些配料，并且食品中该添加剂的含量不应超过由配料带入的水平；由配料带入食品中的该添加剂的含量应明显低于直接将其添加到该食品中通常所需要的水平。②当某食品配料作为特定终产品的原料时，批准用于上述特定终产品的添加剂允许添加到这些食品配料中，同时该添加剂在终产品中的含量应符合《食品安全国家标准 食品添加剂使用标准》（GB 2760—2014）的要求。在所述特定食品配料的标签上应明确标示该食品配料用于上述特定食品的生产。

四、食品添加剂的卫生管理

国家对食品添加剂生产实行许可制度。从事食品添加剂生产应当具有与所生产食品添加剂品种相适应的场所、生产设备或者设施、专业技术人员和管理制度，并取得食品添加剂生产许可。生产食品添加剂应当符合法律、法规和食品安全国家标准。

食品添加剂应当在技术上确有必要且经过风险评估证明安全可靠，方可列入允许使用的范围；有关食品安全国家标准应当根据技术必要性和食品安全风险评估结果及时修订。食品生产经营者应当按照相应法律、法规及标准使用食品添加剂。

食品添加剂生产者应当建立食品添加剂出厂检验记录制度，查验出厂产品的检验合格证和安全状况，如实记录食品添加剂的名称、规格、数量、生产日期或者生产批号、保质期、检验合格证号、销售日期，以及购货者名称、地址、联系方式等相关内容，并保存相关凭证。食品添加剂经营者采购食品添加剂，应当依法查验供货者的许可证和产品合格证明文件，如实记录食品添加剂的名称、规格、数量、生产日期或者生产批号、保质期、进货日期，以及供货者名称、地址、联系方式等内容，并保存相关凭证。

第三节　食品安全监督与管理

"民以食为天，食以安为先"，食品安全不仅关系到健康和生命，还关系到经济发展和社会稳定。食品安全监督管理是保障"舌尖上安全"的重要屏障。

一、食品安全监督与管理概述

食品安全监督是指国家职能部门依法对食品生产、流通企业和餐饮的食品安全相关行为行使法律范围内的强制监察活动。食品安全管理是指政府相关部门、行业协会和食品企业等采取有计划和有组织的方式，对食品生产、流通和食品消费等过程进行有效的管理和协调，以达到确保食品安全的各类活动。食品安全监督管理内容包括食品生产加工、流通、餐饮等环节食品安全的日常监管；实施生产许可、强制检验等食品质量安全市场准入制度；食品安全追溯；食品召回；查处生产、制造不合格食品及其他违法行为；食品行业和企业的自律及其相关食品安全管理活动等。

二、食品安全法律法规与标准

开展食品安全监督管理工作要以法律为依据，按相关法规、规章、标准和文件指导监督管理工作，确保食品安全。在食品安全法律体系中，法律效力层次从高到低依次为食品安全法律、食品安全法规、食品安全规章、食品安全标准、规范性文件等。

（一）《食品安全法》

在中国境内从事食品生产和加工、食品销售和餐饮服务等活动，应当遵守《食品安全法》，它是我国食品安全法律体系中法律效力最高的法律法规文件，也是制定食品安全法规、规章、标准及其他规范性文件的依据。《食品安全法》于 2009 年 2 月 28 日经第十一届全国人民代表大会常务委员会第七次会议通过，2009 年 6 月 1 日实施；2015 年 4 月 24 日第十二届全国人民代表大会常务委员会第十四次会议修订；2018 年 12 月 29 日第十三届全国人民代表大会常务委员会第七次会议进行第一次修正；2021 年 4 月 29 日第十三届全国人民代表大会常务委员会第二十八次会议再次进行修正。现行的《食品安全法》共十章，包括第一章总则、第二章食品安全风险监测和评估、第三章食品安全标准、第四章食品生产经营、第五章食品检验、第六章食品进出口、第七章食品安全事故处置、第八章监督管理、第九章法律责任和第十章附则。

（二）其他与食品安全相关的法律法规

与《食品安全法》配套的法规或规定包括《中华人民共和国食品安全法实施条例》《食品生产许可管理办法》《食品经营许可管理办法》《食品生产经营监督检查管理办法》《新食品原料安全性生产管理办法》《食品添加剂生产监督管理办法》《食品添加剂新品种管理办法》《食品安全抽样检验管理办法》《食品召回管理办法》等。此外，《中华人民共和国农产品质量安全法》《中华人民共和国产品质量法》《中华人民共和国消费者权益保护法》等也是开展食品安全监督管理工作的重要法律依据。

（三）食品安全标准

食品安全标准是指对食品中具有与人类健康相关的质量要素和技术要求及其检验方法、评价程序等所作的规定，具体可分为国家标准、行业标准、地方标准和企业标准。

1. 国家标准　国家标准分为强制性标准（代号"GB"）和推荐性标准（代号"GB/T"）。强制性国家标准是对保障人身健康和生命财产安全、国家安全、生态环境安全，以及满足经济社会管理基本需要的技术要求所制定的标准。推荐性国家标准是对满足基础通用、与强制性国家标准配套、对各有关行业起引领作用等需要的技术要求所制定的标准。

2. 行业标准　行业标准是指对没有国家标准而又需要在全国某个行业范围内统一的技术要求所制定的标准。

3. 地方标准　地方标准是指由省级政府标准化行政主管部门主持制定和审批发布的标准。

4. 企业标准　企业标准是指由企业制定的产品标准和为企业内需要协调统一的技术要求和管理、工作要求所制定的标准。

三、食品安全监督管理体系

食品安全监督管理体系是指与食品链相关的组织（包括生产、加工、包装、运输、销售的企业和团体）以良好生产规范（Good Manufacturing Practices，GMP）和卫生标准操作程序（Sanitation Standard Operation Procedure，SSOP）为基础，以国际食品法典委员会《HACCP 体系及其应用准则》为核心，融入组织所需的管理元素，将消费者食用安全作为关注焦点的管理体制和行为。

（一）危害分析与关键控制点

危害分析与关键控制点（Hazard Analysis and Critical Control Point，HACCP）是以科学为基础，通过系统地确定具体危害及其控制措施，以保证食品安全性的系统。HACCP 的控制系统着眼于预防而不是依靠终产品的检验来保证食品的安全，HACCP 是一个适用于各类食品企业的简单、易行、合理、有效的控制体系。

HACCP 体系的基本原理包括以下 7 点：①进行危害分析并确定预防措施。②确定关键控制点（Critical Control Point，CCP）。③确定 CCP 中的关键限值。④确定每个 CCP 的监控程序。⑤确立经监控认为 CCP 有失控时，应采取的纠正措施。⑥建立验证程序。⑦建立有效的记录保存程序。

（二）良好生产规范

良好生产规范（GMP）是一套适用于食品、制药等行业的强制性标准。GMP 特别注重在产品的制造过程中产品质量与卫生安全的自主性管理。它以现代科学知识和技术为基础，应用先进的管理方法，解决产品在生产中遇到的质量安全问题。对食品企业而言，GMP 应贯穿于食品从"田间"到"餐桌"的整个过程，即包括食品原料的生产、运输、加工、贮存、销售及食用的全过程。

GMP 实际上是一种包括 4 M 管理要素的质量保证制度，即选用规定要求的原料（Material），以合乎标准的厂房设备（Machines），由胜任的人员（Man），按照既定的方法（Methods），制造出品质既稳定又安全卫生的产品的一种质量保证制度。GMP 的内容包括：①企业的设施与实施要求。②设备与工具。③食品原料采购、运输及储藏。④食品用水。⑤食品的生产过程。⑥食品包装。⑦食品检验。⑧食品生产经营人员。⑨工厂的组织与管理。⑩工厂的卫生管理。

（三）卫生标准操作程序

卫生标准操作程序（SSOP）是食品加工企业为了保证达到 GMP 所规定的要求，确保加工过程中消除不良的因素，使其加工的食品符合卫生要求而制定的，用于指导食品生产加工过程中如何实施清洗、消毒和卫生保持的作业指导文件。

食品生产企业应根据 GMP 要求，结合本企业生产的特点，由 HACCP 小组编制出适合本企业的且形成文件的卫生标准操作程序即 SSOP，SSOP 应包括但不限于以下八个方面的卫生控制：①与食品或食品表面接触的水（冰）的安全性。②食品接触表面的卫生情况和清洁度，包括设备、手套和外衣等。③防止不卫生物品对食品、食品包装和其他与食品接触表面的污染及未加工产品和熟制品的交叉污染。④洗手间、消毒设备和厕所等设施卫生的保持情况。⑤防止食品、食品包装材料和食品接触表面掺杂润滑剂、燃料、杀虫剂、清洁剂、消毒剂、冷凝剂及其他化学、物理或生物污染物等外来物的污染。⑥有毒化学物质的正确标识、储存和使用。⑦对食品、食品包装材料和食品接触面产生微生物污染的员工个人卫生的控制。⑧工厂内昆虫与鼠类的灭除及控制。

（四）GMP、SSOP 和 HACCP 三者的关系

GMP 是食品企业必须要达到的基本条件，SSOP 是企业内部管理性文件，两者相辅相成。制定 SSOP 计划以 GMP 为依据，GMP 是 SSOP 的法律基础。GMP 和 SSOP 共同作为 HACCP 体系建立的基础。HACCP 体系由七项基本原理组成，所有的质量管理工作都应围绕这七项原则进行。积极推进企业 GMP 和 HACCP 认证是保障食品安全的一条重要途径。

NOTE

第四章　药食同源食物介绍

扫一扫，查阅本章数字资源，含PPT、音视频、图片等

　　药食同源，是指许多食物即药物，二者并无绝对的分界线，古代医家将中药的"四气""五味"理论运用到食物中，认为每种食物也具有"四性""五味"，认为中药与食物同时起源。《淮南子·修务训》载"神农……尝百草之滋味，水泉之甘苦，令民知所避就"，生动地说明了先民在寻找食物过程中避开有毒食物、摄取无毒食物的情况。同时，人们发现有些食物食用后具有强身健体的作用。于是，许多既可果腹又可疗疾的食物被人们所重视，这就是中医学中"药食同源"的理论依据。卫生部2002年公示了86种既是食品又是药品的中药名单，2014年新增15种中药材，在限定使用范围和剂量内作为药食两用。2018年新增9种中药材，作为按照传统既是食品又是中药材，还公布了可用于保健食品的中药名单。药食同源食物可以根据不同体质，选择食养，按照传统习惯正常使用，未见不良反应报道。

第一节　食物性能与道地食材

　　食物的性味归经、升降浮沉学说，是中医饮食营养的重要理论依据。

　　"四性"又称"四气"，指食物所具有的寒、热、温、凉四种不同的食性。寒与凉、温与热，性质相同，只是程度的差异，凉更进一步是寒，温更进一步是热。而寒凉与温热，则是两种不同的食性。食物的"四性"是我们的祖先从食物作用于人体所发生的反应中概括出来的，它反映了食物在影响人体阴阳盛衰、寒热变化中的作用倾向。寒凉的食物，如绿豆、豆腐、柿子、苦瓜等，能起到清热泻火或解毒的作用，用于实热体质或热证；而温热食物，如生姜、辣椒、韭菜、蒜、羊肉等，能起到温里、祛寒的作用，用于虚寒体质或寒证；此外，还有一类食物，诸如芋头、玉米、花生、土豆等，由于性质平和、寒热偏性不明显，被称为平性食物，作用缓和，对人体起到平补的作用。

　　"五味"，是指食物所具有的酸、苦、甘、辛、咸五种不同的味道。食物的味，最早以味觉来确定，随着对食物认识的不断深入，逐步发展成抽象的概念，即以食物的性质和作用来确定性能理论上所属的味。《本草备要》谓"酸者能涩能收，苦者能泻能燥能坚，甘者能补能缓，辛者能散能润能横行，咸者能下能软坚，淡者能利窍能渗泄，此五味之用也"，概括为辛开、苦降、甘缓、酸收、咸软坚散结。具体说来，辛味食物如辣椒、生姜、白酒、大蒜、砂仁、茴香等，具有发散风寒、开胃化湿、温经活血的作用；苦味食物如苦瓜、茶叶等，有清热、泻下、燥湿的作用；甘味食物如大枣、枸杞子、甘草、饴糖等，具有缓急和中、补益气血的作用；酸味食物如乌梅、醋、柑橘类食物，具有收敛、固涩的作用；咸味食物如海带、乌龟、甲鱼等，具有软坚散结的作用，并入肾经，同时具有补肾的效果。除此五味之外，还有"淡"味

和"涩"味，淡味食物如白扁豆、冬瓜、花生、白菜、藕、豌豆等，能起到渗湿、利水的作用，涩味食物如石榴皮、青苹果等，能起到收涩的作用。长期以来，将"涩附于酸""淡附于甘"，以合五行配属关系，所以习称"五味"。

归经，是指食物对人体某些脏腑及经络有特异性的选择作用。归经理论是根据食物被食用后身体表现出来的效果，并结合人体脏腑经络的生理病理特点概括得出的，如梨、百合归肺经，香蕉归大肠经，芹菜归肝经，莲子归心经等。

升、降、浮、沉，是指食物的四种作用趋势。凡升浮的食物，如生姜、葱、花椒、辛夷等，具有升阳、发表、祛风、散寒、开窍、涌吐、引药上行的作用；凡沉降的食物，如杏仁、紫苏子、枳实等，多主下行向内，有清热、泻下、利水渗湿、潜阳镇逆、止咳平喘、消积导滞、安神定惊、引药下行等作用。

道地食材，是指产在特定地域，与其他地区所产同种食材相比，品质和疗效更好且质量稳定，具有较高知名度的食材。

我国幅员辽阔，地形错综复杂，气候条件多种多样。不同地区的地形、土壤、气候等条件，形成了不同的食材。独特的环境下，物种形成了自己的品质与生长、繁衍习性。而一旦环境改变（无论是物种离开了原本的地区环境，还是原本的地区环境发生了变化；无论是人为的变化，还是自然本身的发展），必然迫使该物种作出适应性调整，这就是我们常说的"橘生淮南则为橘，橘生淮北则为枳"。如果该物种无法适应，最终会遭受灭绝的厄运。

许多道地食材都有着悠久的应用历史。知名的道地食材有产于四川的花椒、银耳，产于广东的橘红、陈皮、槟榔，产于河南的怀山药，产于浙江的杭菊花、龙井茶，产于兰州的百合，产于东北的人参、鹿茸，产于福建的龙眼肉，产于宁夏的枸杞子，产于西藏的冬虫夏草等。

道地食材之所以不同于普通食材，其根本原因在于自身的品质，并非所有的食材都具有道地性。不同的生物体对生态条件的要求不同，有些要求十分严格，有些要求不甚严格，适应能力强，分布范围广，随处可得，如草莓、生姜等没有明显的道地产区。

第二节 保健食物原料

根据卫生部 2002 年公示的 86 种既是食品又是药品的物品和 2014 年新增 15 种中药材物质（在限定使用范围和剂量内作为药食两用），以及 2018 年新增 9 种中药材物质，作为按照传统既是食品又是中药材物质的名单，我们把这些保健食物按照寒、凉、温、热、平性分类阐述。

一、寒性食物

百 合

【性味归经】味甘、微苦，性微寒。归肺、心经。

【食效及应用】养阴润肺，清心安神。主要用于阴虚燥咳、劳嗽咯血、虚烦惊悸、失眠多梦、精神恍惚。

淡竹叶

【**性味归经**】味甘、淡，性寒。归心、胃、小肠经。

【**食效及应用**】清热泻火，除烦止渴，利尿通淋。主要用于热病口渴、口舌生疮、小便短赤涩痛。

槐花（同槐米）

【**性味归经**】味苦，性微寒。归肝、大肠经。

【**食效及应用**】凉血止血，清肝泻火。主要用于肠风便血、痔疮下血、血痢、尿血、血淋、崩漏、吐血、衄血、肝热目赤、痈肿疮疡。

菊 花

【**性味归经**】味辛、甘、苦，性微寒。归肺、肝经。

【**食效及应用**】疏风清热，平肝明目，清热解毒。主要用于风热感冒、头痛目眩、目赤肿痛、眼目昏花、疮痈肿毒等。

决明子

【**性味归经**】味甘、苦、咸，性微寒。归肝、大肠经。

【**食效及应用**】清热明目，润肠通便。主要用于目赤涩痛、羞明多泪、头痛眩晕、目暗不明、大便秘结。

金银花

【**性味归经**】味甘，性寒。归肺、胃、心经。

【**食效及应用**】清热解毒，疏散风热。主要用于温病发热、热毒血痢、痈肿疔疮、喉痹及风热感冒。

山银花

【**性味归经**】味甘，性寒。归肺、胃、心经。

【**食效及应用**】清热解毒，疏散风热。主要用于温病发热、痈肿疔疮、喉痹、丹毒、风热感冒。

桑 叶

【**性味归经**】味苦、甘，性寒。归肺、肝经。

【**食效及应用**】疏散风热，清肺润燥，清肝明目。主要用于风热感冒、温病初起、肺热咳嗽、肝阳上亢、头痛眩晕、目赤肿痛、目暗昏花。

马齿苋

【**性味归经**】味酸，性寒。归大肠、肝经。

【**食效及应用**】清热解毒，凉血止血，止痛。主要用于热毒血痢、痈肿疔疮、湿疹、丹毒、蛇虫咬伤、便血、痔血、崩漏下血。

桑 椹

【**性味归经**】味甘、酸，性寒。归肝、肾经。

【**食效及应用**】滋阴补血，生津润燥。主要用于肝肾阴虚、眩晕耳鸣、心悸失眠、须发早白、津伤口渴、内热消渴、肠燥便秘。

牡 蛎

【**性味归经**】味咸，性微寒。归肝、胆、肾经。

NOTE

【食效及应用】重镇安神，潜阳补阴，软坚散结。主要用于惊悸失眠、眩晕耳鸣、瘰疬痰核、癥瘕痞块。

昆　布

【性味归经】味咸，性寒。归肝、胃、肾经。

【食效及应用】消痰软坚散结，利水消肿。主要用于瘿瘤、瘰疬、睾丸肿痛、痰饮水肿。

胖大海

【性味归经】味甘，性寒。归肺、大肠经。

【食效及应用】清热润肺，利咽开音，润肠通便。主要用于肺热声哑、干咳无痰，咽喉干痛、热结便闭，头痛目赤。

蒲公英

【性味归经】味苦、甘，性寒。归肝、胃经。

【食效及应用】清热解毒，消肿散结，利湿通淋。主要用于乳痈、肺痈、肠痈、瘰疬、痈肿疔疮、湿热黄疸、热淋涩痛、目赤、咽痛。

鲜白茅根

【性味归经】味甘，性寒。归肺、胃、膀胱经。

【食效及应用】凉血止血，清热利尿。主要用于血热咯血、吐血、衄血、尿血、热病烦渴、肺热咳嗽、胃热呕吐、湿热黄疸、水肿尿少、热淋涩痛。

鲜芦根

【性味归经】味甘，性寒。归肺、胃经。

【食效及应用】清热泻火，生津止渴，除烦，止呕，利尿。主要用于热病烦渴、肺热咳嗽、肺痈吐脓、胃热呕哕、热淋涩痛。

夏枯草

【性味归经】味辛、苦，性寒。归肝、胆经。

【食效及应用】清肝泻火，明目，散结消肿。主要用于目赤肿痛、目珠夜痛、头痛眩晕、瘿瘤、瘰疬、乳痈、乳癖、乳房胀痛。

鱼腥草

【性味归经】味辛，性微寒。归肺、膀胱、大肠经。

【食效及应用】清热解毒，消痈排脓，利尿通淋。主要用于肺痈吐脓、痰热喘咳、热痢、热淋、痈肿疮毒。

玉　竹

【性味归经】味甘，性微寒。归肺、胃经。

【食效及应用】养阴润燥，生津止渴。主要用于肺胃阴伤、燥热咳嗽、咽干口渴、内热消渴。

栀　子

【性味归经】味苦，性寒。归心、肺、三焦经。

【食效及应用】泻火除烦，清热利湿，凉血解毒，外用消肿止痛。主要用于热病心烦、湿热黄疸、淋证涩痛、血热吐衄、目赤肿痛、火毒疮疡；外治扭挫伤痛。

二、凉性食物

薄 荷

【**性味归经**】味辛，性凉。归肺、肝经。

【**食效及应用**】疏散风热，清利头目，利咽，透疹，疏肝行气。主要用于风热感冒、温病初起；风热上攻、头痛眩晕、目赤多泪、喉痹、咽喉肿痛、口舌生疮；麻疹不透、风疹瘙痒；肝郁气滞、胸胁胀闷。

布渣叶

【**性味归经**】味微酸，性凉。归脾、胃经。

【**食效及应用**】消食化滞，清热利湿。主要用于饮食积滞、感冒发热、湿热黄疸。

淡豆豉

【**性味归经**】味苦、辛，性凉。归肺、胃经。

【**食效及应用**】解表，除烦，宣发郁热。主要用于感冒、寒热头痛、烦躁胸闷、虚烦不眠。

粉 葛

【**性味归经**】味甘、辛，性凉。归脾、胃经。

【**食效及应用**】解肌退热，生津止渴，透疹，升阳止泻，通经活络，解酒毒。主要用于外感发热头痛、项背强痛、口渴、消渴、麻疹不透、热痢、眩晕头痛、中风偏瘫、胸痹心痛、酒毒伤中。

葛根（野葛）

【**性味归经**】味甘、辛，性凉。归脾、胃、肺经。

【**食效及应用**】解肌退热，透疹，生津止渴，升阳止泻，通经活络，解酒毒。主要用于外感发热头痛、背项强痛、热病口渴，消渴，麻疹不透，热泻热痢，脾虚泄泻，眩晕头痛，中风偏瘫，胸痹心痛，酒毒伤中。

黑 枣

【**性味归经**】味甘、涩，性凉。归脾、胃经。

【**食效及应用**】止渴除烦，清热润泽。主要用于消渴、烦热。

菊 苣

【**性味归经**】味微苦、咸，性凉。归肝、胆、胃经。

【**食效及应用**】清肝利胆，健胃消食，利尿消肿。主要用于湿热黄疸、胃痛食少、水肿尿少。

罗汉果

【**性味归经**】味甘，性凉。归肺、大肠经。

【**食效及应用**】清热润肺，利咽开音，滑肠通便。主要用于肺热燥咳、咽痛失音、肠燥便秘。

小 蓟

【**性味归经**】味甘、苦，性凉。归心、肝经。

【**食效及应用**】凉血止血，散瘀，解毒，消痈。主要用于衄血、吐血、尿血、血淋、便血、崩漏、外伤出血、痈肿疮毒。

余甘子

【性味归经】味甘、酸、涩，性凉。归肺、胃经。

【食效及应用】清热凉血，消食健胃，生津止咳。主要用于血热血瘀、消化不良、腹胀、咳嗽、喉痛、口干。

薏苡仁

【性味归经】味甘、淡，性凉。归脾、胃、肺经。

【食效及应用】利水渗湿，健脾止泻，除痹，排脓，解毒散结。主要用于水肿、脚气、小便不利、脾虚泄泻、湿痹拘挛、肺痈、肠痈、赘疣、癌肿。

三、温性食物

白扁豆

【性味归经】味甘，性微温。归脾、胃经。

【食效及应用】健脾化湿，和中消暑。主要用于脾胃虚弱所致之食欲不振、大便溏泄、白带过多、暑湿吐泻等。

八　角

【性味归经】味辛，性温。归肝、肾、脾、胃经。

【食效及应用】温阳散寒，理气止痛。主要用于寒疝腹痛、肾虚腰痛、胃寒呕吐、脘腹疼痛。

白　芷

【性味归经】味辛，性温。归胃、大肠、肺经。

【食效及应用】解表散寒，祛风止痛，宣痛鼻窍，燥湿止带，消肿排脓。主要用于感冒头痛、眉棱骨痛、鼻塞流涕、鼻鼽、鼻渊、牙痛、带下、疮疡肿痛。

肉豆蔻

【性味归经】味辛，性温。归脾、胃、大肠经。

【食效及应用】温中行气，涩肠止泻。主要用于脾胃虚寒、久泻不止、脘腹胀痛、食少呕吐。

刀　豆

【性味归经】味甘，性温。归胃、肾经。

【食效及应用】温中、下气、止呃。主要用于虚寒性呃逆、呕吐，及肾阳虚所致之腰痛、尿频等。

当　归

【性味归经】味甘、辛，性温。归肝、心、脾经。

【食效及应用】补血活血，调经止痛，润肠通便。主要用于血虚萎黄、眩晕心悸、月经不调、经闭痛经、虚寒腹痛、风湿痹痛、跌仆损伤、痈疽疮疡、肠燥便秘。

草　果

【性味归经】味辛，性温。归脾、胃经。

【食效及应用】燥湿温中，截疟除痰。主要用于寒湿内阻、脘腹胀痛、痞满呕吐、疟疾寒热、瘟疫发热。

丁　香

【**性味归经**】味辛，性温。归脾、胃、肺、肾经。

【**食效及应用**】温中降逆，补肾助阳。主要用于胃寒呕吐呃逆，中焦虚寒吐泻食少，下元虚冷阳痿尿频、寒湿带下。

大　枣

【**性味归经**】味甘，性温。归心、脾、胃经。

【**食效及应用**】补中益气，养血安神。主要用于脾虚食少、乏力便溏、妇人脏躁。

覆盆子

【**性味归经**】味甘、酸，性温。归肝、肾、膀胱经。

【**食效及应用**】益肾固精缩尿，养肝明目。主要用于肾虚不固、遗精滑精、遗尿尿频、阳痿早泄、肝肾不足、目暗昏花。

蝮　蛇

【**性味归经**】味甘，性温，有毒。归脾、肝经。

【**食效及应用**】祛风通络，止痛解毒。主要用于风湿痹痛、麻风、瘰疬、疮疖、疥癣、痔疾、肿瘤。

佛　手

【**性味归经**】味辛、苦、酸，性温。归肝、脾、胃、肺经。

【**食效及应用**】疏肝理气，和胃止痛，燥湿化痰。主要用于肝胃气滞、胸胁胀痛、胃脘痞满、食少呕吐、咳嗽痰多。

花　椒

【**性味归经**】味辛，性温，有小毒。归脾、胃、肾经。

【**食效及应用**】温中止痛，杀虫止痒。主要用于脘腹冷痛、呕吐泄泻、虫积腹痛、蛔虫症；外治湿疹瘙痒、阴痒。

黄芥子

【**性味归经**】味辛，性温。归肺经。

【**食效及应用**】温肺豁痰，理气散结，通络止痛。主要用于寒痰咳喘、悬饮胸胁胀痛、痰滞经络、关节麻木疼痛、痰湿流注、阴疽肿毒。

藿　香

【**性味归经**】味辛，性微温。归肺、脾、胃经。

【**食效及应用**】芳香化湿，和中止呕，发表解暑。主要用于湿浊中阻，脘腹痞闷；呕吐；暑湿表证，湿温初起，发热倦怠，胸闷不舒；寒湿闭暑，腹痛吐泻；鼻渊头痛。

橘　红

【**性味归经**】味辛、苦，性温。归肺、脾经。

【**食效及应用**】理气宽中，燥湿化痰。主要用于咳嗽痰多、食积伤酒、呕恶痞闷。

姜　黄

【**性味归经**】味辛、苦，性温。归肝、脾经。

【**食效及应用**】破血行气，通经止痛。主要用于胸胁刺痛、胸痹心痛、通经经闭、癥瘕、跌仆肿痛、风湿肩臂疼痛。

橘 皮

【性味归经】味苦、辛，性温。归脾、肺经。

【食效及应用】理气健脾，燥湿化痰。主要用于脘腹胀满、食少吐泻、咳嗽痰多。

龙眼肉

【性味归经】味甘，性温。归心、脾经。

【食效及应用】补益心脾，养血安神。主要用于气血不足、心悸怔忡、健忘失眠、血虚萎黄。

木 瓜

【性味归经】味酸，性温。归肝、脾经。

【食效及应用】舒筋活络，和胃化湿。主要用于湿痹拘挛、腰膝关节酸重疼痛、暑湿吐泻、转筋挛痛、脚气水肿。

玫瑰花

【性味归经】味甘、微苦，性温。归肝、脾经。

【食效及应用】理气解郁，和血，止痛。主要用于肝胃气痛、食少呕恶、月经不调、跌仆伤痛。

人 参

【性味归经】味甘、微苦，性微温。归脾、肺、心经。

【食效及应用】大补元气，复脉固脱，补脾益肺，生津养血，安神益智。主要用于体虚欲脱、肢冷脉微、脾虚食少、肺虚喘咳、津伤口渴、内热消渴、久病虚羸、惊悸失眠、阳痿宫冷、心气不足。

松花粉

【性味归经】味甘，性温。归肝、脾经。

【食效及应用】收敛止血，燥湿敛疮。主要用于外伤出血、湿疹、黄水疮、皮肤糜烂、脓水淋漓。

生 姜

【性味归经】味辛，性微温。归肺、脾、胃经。

【食效及应用】解表散寒，温中止呕，化痰止咳，解鱼蟹毒。主要用于风寒感冒、胃寒呕吐、寒痰咳嗽、鱼蟹中毒。

沙 棘

【性味归经】味酸、涩，性温。归脾、胃、肺、心经。

【食效及应用】健脾消食，止咳祛痰，活血散瘀。主要用于脾虚食少、食积腹痛、咳嗽痰多、胸痹心痛、瘀血经闭、跌仆瘀肿。

山 柰

【性味归经】味辛，性温。归胃经。

【食效及应用】行气温中，消食，止痛。主要用于胸膈胀满、脘腹冷痛、饮食不消。

砂 仁

【性味归经】味辛，性温。归脾、胃、肾经。

【食效及应用】化湿开胃，温脾止泻，理气安胎。主要用于脾胃气滞、湿阻中焦、脾寒泄泻、安胎、恶阻、胎动不安。

山 楂

【性味归经】味酸、甘，性微温。归脾、胃、肝经。

【食效及应用】消食健胃，行气散瘀，化浊降脂。主要用于肉食积滞、胃脘胀满、泻痢腹痛、瘀血经闭、产后瘀阻、心腹刺痛、疝气疼痛、高脂血症。

薤 白

【性味归经】味辛、苦，性温。归心、肺、胃、大肠经。

【食效及应用】通阳散结，行气导滞。主要用于胸痹心痛、脘腹痞满胀痛、泻痢后重。

小茴香

【性味归经】味辛，性温。归肝、肾、脾、胃经。

【食效及应用】散寒止痛，理气和胃。主要用于寒疝腹痛、睾丸偏坠胀痛、痛经、少腹冷痛；脾胃虚寒气滞、脘腹胀痛、食少吐泻。

杏 仁

【性味归经】味苦，性微温，有小毒。归肺、大肠经。

【食效及应用】降气止咳平喘，润肠通便。主要用于咳嗽气喘、胸满痰多、肠燥便秘。

香 薷

【性味归经】味辛，性微温。归肺、胃经。

【食效及应用】发汗解表，化湿和中。主要用于暑湿感冒、恶寒发热、头痛无汗、腹痛吐泻、水肿、小便不利。

香 橼

【性味归经】味辛、苦、酸，性温。归肝、肺、脾经。

【食效及应用】疏肝理气，宽中，化痰。主要用于肝胃气滞、胸胁胀痛、脘腹痞满、呕吐噫气、痰多咳嗽。

芫 荽

【性味归经】味辛，性温。归肺、脾、肝经。

【食效及应用】发表透疹，消食开胃，止痛解毒。主要用于风寒感冒、麻疹透发不畅、食积、胃脘胀痛、呕恶、头痛牙痛、脱肛、丹毒、疮肿初起、蛇伤。

益智仁

【性味归经】味辛，性温。归脾、肾经。

【食效及应用】暖肾固精缩尿，温脾止泻摄唾。主要用于肾虚遗尿、小便频数、遗精白浊；脾寒泄泻、腹中冷痛、口多唾涎。

紫 苏

【性味归经】味辛，性温。归肺、脾经。

【食效及应用】解表散寒，行气和胃，解鱼蟹毒。主要用于风寒感冒、咳嗽呕恶、妊娠呕吐、鱼蟹中毒。

紫苏子

【性味归经】味辛，性温。归肺、大肠经。

【食效及应用】降气化痰，止咳平喘，润肠通便。主要用于痰壅气逆、咳嗽气喘、肠燥便秘。

四、热性食物

荜 茇

【性味归经】味辛，性热。归胃、大肠经。

【食效及应用】温中散寒，下气止痛。主要用于中寒脘腹冷痛、呕吐、泄泻、寒凝气滞、胸痹心痛、头痛、牙痛。

干 姜

【性味归经】味辛，性热。归脾、胃、肾、心、肺经。

【食效及应用】温中散寒，回阳通脉，温肺化饮。主要用于脘腹冷痛、呕吐泄泻、肢冷脉微、寒饮喘咳。

高良姜

【性味归经】味辛，性热。归脾、胃经。

【食效及应用】温中止呕，散寒止痛。主要用于胃寒脘腹冷痛、胃寒呕吐、嗳气吞酸。

黑胡椒

【性味归经】味辛，性热。归胃、大肠经。

【食效及应用】温中散寒，下气，消痰。主要用于胃寒呕吐、腹痛泄泻、食欲不振、癫痫痰多。

肉 桂

【性味归经】味辛、甘，性大热。归肾、脾、心、肝经。

【食效及应用】补火助阳，引火归原，散寒止痛，温通经脉。主要用于阳痿、宫冷、腰膝冷痛、肾虚作喘、虚阳上浮、眩晕目赤、心腹冷痛、虚寒吐泻、寒疝、奔豚、经闭、通经。

五、平性食物

阿 胶

【性味归经】味甘，性平。归肺、肝、肾经。

【食效及应用】滋阴补血，润燥，止血。主要用于血虚萎黄、眩晕心悸、肌痿无力、心烦不眠、虚风内动、肺燥咳嗽、劳咳咯血、吐血尿血、便血崩漏、妊娠胎漏。

白扁豆花

【性味归经】味甘，性平。归脾、胃、大肠经。

【食效及应用】健脾和胃，消暑化湿。主要用于痢疾、泄泻、赤白带下。

银杏（白果）

【性味归经】味甘、苦、涩，性平，有小毒。归肺、肾经。

【食效及应用】敛肺定喘，止带缩尿。主要用于痰多喘咳、带下白浊、遗尿尿频。

代代花

【性味归经】味辛、甘、微苦，性平。归脾、胃经。

【食效及应用】理气宽胸，和胃止呕。主要用于胸中痞闷、脘腹胀满、不思饮食、恶心呕吐。

茯 苓

【**性味归经**】味甘、淡，性平。归心、脾、肺、肾经。

【**食效及应用**】利水渗湿，健脾补中，宁心安神。主要用于水肿尿少、痰饮眩悸、脾虚食少、便溏泄泻、心神不安、惊悸失眠。

蜂 蜜

【**性味归经**】味甘，性平。归肺、脾、大肠经。

【**食效及应用**】补中，润燥，止痛，解毒。主要用于脘腹虚痛、肺燥干咳、肠燥便秘、脾气虚弱、脘腹挛急疼痛、疮疡不敛、水火烫伤，解乌头类药毒。

榧 子

【**性味归经**】味甘，性平。归肺、胃、大肠经。

【**食效及应用**】杀虫消积，润肺止咳，润肠通便。主要用于钩虫病、蛔虫病、绦虫病、虫积腹痛、小儿疳积、肺燥咳嗽、肠燥便秘。

甘 草

【**性味归经**】味甘，性平。归心、肺、脾、胃经。

【**食效及应用**】补脾益气，祛痰止咳，缓急止痛，清热解毒，调和诸药。主要用于脾胃虚弱、倦怠乏力、心悸气短、咳嗽痰多、脘腹及四肢挛急疼痛、痈肿疮毒，缓解药物毒性、烈性。

枸杞子

【**性味归经**】味甘，性平。归肝、肾经。

【**会效主要用于**】滋补肝肾，益精明目。主要用于虚劳精亏、腰膝酸痛、眩晕耳鸣、阳痿遗精、内热消渴、血虚萎黄、目昏不明。

黄 精

【**性味归经**】味甘，性平。归脾、肺、肾经。

【**食效及应用**】补气养阴，健脾，润肺，益肾。主要用于脾胃气虚、体倦乏力、胃阴不足、口干食少；肺虚燥咳、劳嗽咳血；精血不足、腰膝酸软、须发早白、内热消渴。

火麻仁

【**性味归经**】味甘，性平。归脾、胃、大肠经。

【**食效及应用**】润肠通便。主要用于血虚津亏、肠燥便秘。

赤小豆

【**性味归经**】味甘、酸，性平。归心、小肠经。

【**食效及应用**】利水消肿，解毒排脓。主要用于水肿胀满、脚气肢肿、黄疸尿赤、风湿热痹、痈肿疮毒、肠痈腹痛。

荷 叶

【**性味归经**】味苦，性平。归肝、脾、胃经。

【**食效及应用**】清暑化湿、升发清阳、凉血止血。主要用于暑热烦渴、暑湿泄泻、脾虚泄泻、血热吐衄、便血崩漏。

黑芝麻

【**性味归经**】味甘，性平。归肝、肾、大肠经。

【**食效及应用**】补肝肾，益精血，润肠燥。主要用于精血亏虚、头晕眼花、耳鸣耳聋、须发早白、病后脱发、肠燥便秘。

桔 梗

【**性味归经**】味苦、辛，性平。归肺经。

【**食效及应用**】宣肺，祛痰，利咽，排脓。主要用于咳嗽痰多、咳痰不爽、胸闷不畅、咽痛音哑、肺痈吐脓。

鸡内金

【**性味归经**】味甘，性平。归脾、胃、小肠、膀胱经。

【**食效及应用**】健脾消食，涩精止遗，通淋化石。主要用于食积不消、呕吐泻痢、小儿疳积，遗尿、遗精、石淋涩痛、胆胀胁痛。

莱菔子

【**性味归经**】味辛、甘，性平。归肺、脾、胃经。

【**食效及应用**】消食除胀，降气化痰。主要用于饮食停滞、脘腹胀痛、大便秘结、积滞泻痢、痰壅喘咳。

莲 子

【**性味归经**】味甘、涩，性平。归脾、肾、心经。

【**食效及应用**】补脾止泻，止带，益肾涩精，养心安神。主要用于脾虚泄泻、带下遗精、心悸失眠。

麦 芽

【**性味归经**】味甘，性平。归脾、胃经。

【**食效及应用**】行气消食，健脾开胃，回乳消胀。主要用于食积不消、脘腹胀痛、脾虚食少、乳汁郁积、乳房胀痛、妇女断乳、肝郁胁痛、肝胃气痛。生麦芽健脾和胃，疏肝行气，用于脾虚食少、乳汁郁积。炒麦芽行气消食回乳，用于食积不消、妇女断乳。焦麦芽消食化滞，用于食积不消、脘腹胀痛。

青 果

【**性味归经**】味苦、酸，性平。归肺、胃经。

【**食效及应用**】清热解毒，利咽，生津。主要用于咽喉肿痛、咳嗽痰黏、烦热口渴、鱼蟹中毒。

芡 实

【**性味归经**】味甘、涩，性平。归脾、肾经。

【**食效及应用**】益肾固精，补脾止泻，祛湿止带。主要用于遗精滑精、遗尿尿频、脾虚久泻、白浊、带下。

山 药

【**性味归经**】味甘，性平。归脾、肺、肾经。

【**食效及应用**】补脾养胃，生津益肺，补肾涩精。主要用于脾虚食少、久泻不止、肺虚咳喘、肾虚遗精、带下、尿频、虚热消渴。

酸枣仁

【**性味归经**】味甘、酸，性平。归心、肝、胆经。

【**食效及应用**】宁心安神，养肝，敛汗，生津。主要用于虚烦不眠、惊悸多梦、体虚多汗、津伤口渴。

桃　仁

【**性味归经**】味甘、苦，性平。归心、肝、大肠经。

【**食效及应用**】活血祛瘀，润肠通便，止咳平喘。主要用于经闭痛经、癥瘕痞块、肺痈肠痈、跌仆损伤、肠燥便秘、咳嗽气喘。

乌　梅

【**性味归经**】味酸、涩，性平。归肝、脾、肺、大肠经。

【**食效及应用**】敛肺，涩肠，生津，安蛔。主要用于肺虚久咳、久泻久痢、虚热消渴，蛔厥呕吐腹痛。

乌梢蛇

【**性味归经**】味甘，性平。归肝经。

【**食效及应用**】祛风，通络，止痉。主要用于风湿顽痹、麻木拘挛、中风口眼㖞斜、半身不遂、肢体抽搐痉挛、破伤风、麻风、疥癣。

西红花

【**性味归经**】味甘，性平。归心、肝经。

【**食效及应用**】活血化瘀，凉血解毒，解郁安神。主要用于经闭癥瘕、产后瘀阻、温毒发斑、忧郁痞闷、惊悸发狂。

郁李仁

【**性味归经**】味甘、苦、辛，性平。归脾、大肠、小肠经。

【**食效及应用**】润肠通便，下气利水。主要用于津枯肠燥、食积气滞、腹胀便秘、水肿、脚气、小便不利。

第三节　保健食物配方

　　保健食物配方是根据药食同源食物的主要功效及特点，结合季节和地域特点，辨体施养，在普通食物原料和药食同源食材中选择出合适的原材料作为君料、臣料、佐使料，并对其各自用量加以考究斟酌，最终将其配比成方，组合成具有特定功效的食疗配方。君料主要起养疗作用；臣料辅助君料加强养疗作用或针对重要的兼证起主要养疗作用；佐料配合君、臣料以加强养疗作用或直接调养次要兼证，或制约君、臣料的峻烈之性；使料引导食养方中诸料至特定部位或调和食养方中诸料。"君、臣、佐、使"结构可不必齐备，但君料不可缺少。

　　另外，食物的配伍也要遵循"相生相克"理论。《神农本草经·序例》将各种配伍关系归纳为"有单行者，有相须者，有相使者，有相畏者，有相恶者，有相反者，有相杀者，凡此七情，合和视之"。"七情"之中除单行者外，都是配伍关系。其中"相须"和"相使"均为协同作用，"相畏""相杀""相恶"和"相反"均为拮抗作用。

根据保健食物配方的功用特点，本节分为解表类、泻下类、清热类、温里散寒类、理湿类、消食醒酒类、祛痰止咳类、固涩类、安神类、行气解郁类、理血类、治燥类、补益类共13类论述。

一、解表类

姜糖苏叶饮（《本草汇言》）

【组成】生姜 15g，紫苏叶、红糖各 10g。

【制法与服法】将生姜、紫苏叶洗净，切丝后装入茶杯内，开水冲泡，盖上杯盖，泡 10 分钟调入红糖，代茶热饮，取微汗。

【食效及应用】发散风寒，温中止呕。主要用于外感风寒表证、脾胃虚寒证，或兼见恶心呕吐、胃痛腹胀的胃肠型感冒。

【方解】方中生姜辛、温，散寒解表，为治疗风寒感冒最常用的药物之一，和中止呕，为"呕家圣药"。紫苏叶辛、温，可预防或治疗风寒初起、表邪不甚者，亦可温中行气、和胃止呕。两者亦药亦蔬，合用可增强解表散寒之功、温中止呕之力。红糖甘、温，既助紫苏叶、生姜发散在表之风寒，又助温中散寒，作为调味品，还可缓生姜辛辣之味。

【使用注意】本食疗方为辛温发表之剂，阴虚内热、湿热内蕴、里热炽盛及外感风热者忌用。

桑叶枇杷茶（《中药临床手册》）

【组成】桑叶、枇杷叶、菊花各 10g。

【制法与服法】三药共为粗末，水煎 15 分钟，取汁，代茶频饮。

【食效及应用】疏散风热，化痰止咳。主要用于外感风热表证。

【方解】方中桑叶甘苦性凉，善走肺络；菊花辛甘性寒，归肺经。两者相须为用，直走上焦，疏散肺中风热。桑叶又清宣肺热而止咳；菊花又清利头目而肃肺。枇杷叶苦而微寒，清香不燥，能润肺清火、降气化痰、止咳。三者合用，具有疏散风热、化痰止咳之功效，为辅助治疗外感风热表证常用之食疗方。

【使用注意】本方辛凉解表，外感风寒者忌用。

葛粉羹 [《常用特色药膳技术指南（第一批）》]

【组成】葛根粉 250g，菊花 6g，淡豆豉 150g，生姜 9g，葱白 9g，盐 3g。

【制法与服法】生姜、葱白、菊花洗净，姜、葱切丝，备用。菊花、淡豆豉、生姜入清水中。文火煮 20 分钟，去渣取汁；用武火将药汁煮沸，调入葛根粉加适量清水调成的芡汁，继续熬制至羹热，放入葱白，加盐调味即可。可早、晚服用。

【食效及应用】发表解肌，生津除烦。主要用于外感风热表证兼阴虚证。

【方解】方中葛根粉用量最重，味甘、辛，性凉，既能发散表邪，又善解退肌热，亦能生津止渴除烦；淡豆豉辛而微寒，能发散表邪、宣郁除烦；菊花辛以发散，凉以清热，具有疏散风热、清肝热、平肝阳的作用。三者相配以发表解肌、生津除烦。生姜能发汗解表，葱白能解表通阳，两者虽属辛温，但药性平和，能助本方解表之功。

【使用注意】外感风寒、阳气不足、脾胃虚弱者不宜食用。

二、泻下类

蜂蜜决明茶（《食物本草》）

【组成】生决明子 15g，蜂蜜适量。

【制法与服法】将决明子捣碎，加水 200 ～ 300mL，武火煮开，再改文火煮 5 分钟，去渣取汁，调入适量蜂蜜，代茶饮。

【食效及应用】润燥通便。主要用于肠燥便秘证。

【方解】方中决明子质润滑利，上清肝火，下润大肠，宜于肠燥便秘之证；蜂蜜味甘质润，可入大肠经而润肠通便，善于治疗肠燥津亏便秘之证。两味合用，润肠，清热，通便。

【使用注意】决明子通便，宜生用、打碎入药，不宜久煎。

苏子麻仁粥（《丹溪心法》）

【组成】紫苏子、火麻仁各 50g，粳米 250g。

【制法与服法】紫苏子、火麻仁淘洗干净，烘干，研极细末，装入容器内，注入约 300mL 温水，用力搅拌后，静置至粗粒下沉，取上层药汁留用。粳米淘洗干净，下锅，掺入药汁熬粥。分早、晚 2 次服用。

【食效及应用】降气润肠通便。主要用于津亏肠燥便秘证。

【方解】紫苏子辛、温，含油脂，能润燥滑肠，又能降泻肺气，助大肠传导；火麻仁甘、平，亦入大肠经，质润多脂，能润肠通便；粳米益胃气，养胃阴。全方共奏上开肺气、下润肠燥之功。

【使用注意】热结便秘不宜用。

三、清热类

清爽茶［《常用特色药膳技术指南（第一批）》］

【组成】干荷叶 3g 或鲜荷叶 10g，生山楂 5g，普洱茶 2g。

【制法与服法】荷叶、山楂洗净，切丝，与普洱茶一并放入茶壶中，加入少量沸水摇晃数次后，立即将沸水倒掉；再在茶壶中加入沸水，盖上盖子浸泡，10 分钟后即可饮用。待茶水即将饮尽，再加入沸水浸泡续饮。饭后服，可服用 1 个月以上，见效，更可连服 2 ～ 3 个月或更长时间。

【食效及应用】清暑祛湿，消食化浊。主要用于暑湿证、肥胖症及高脂血症。

【方解】荷叶清香微苦、性质平和，能清解暑热、利湿降浊；山楂善健脾消食、行气导滞，与荷叶配伍，能解暑祛湿、健脾消食；普洱茶味苦涩，性寒，能清热解毒、生津止渴。三者相配，能清热利湿、生津止渴、健脾消食。

【使用注意】脾胃虚弱无积滞者不宜饮用，孕妇慎用。

莲子荷叶蒸湖鸭［《常用特色药膳技术指南（第一批）》］

【组成】莲子 15g，鲜荷叶 1 张，湖鸭胸脯 300g，干香菇 25g，盐、鸡粉、蚝油、花雕酒、香葱、姜、绵白糖、胡椒粉、香油、生粉各适量。

【制法与服法】用清水浸泡莲子 20 分钟，去心、蒸熟；鲜荷叶洗净，备用。鸭胸切成 3cm×3cm 的块，加花雕酒、盐、鸡粉、蚝油、胡椒粉、绵白糖、生粉、葱、姜腌制入味。干香菇温水泡发、洗净，切成块，与腌好的鸭肉、莲子拌匀，用鲜荷叶包严，入蒸箱蒸 40 分钟，至鸭肉软烂即可食用。

【食效及应用】清热养阴。主要用于夏季中暑及阴虚内热证。

【方解】方中荷叶清香微苦，性质平和，清暑利湿，升发清阳，为夏季消暑佳品；莲子入中焦可补脾气、厚肠胃、涩大肠，治疗脾胃气虚证，亦可入心肾、补心血、敛心神、益肾气、交心肾，用于心肾不交证；鸭肉健脾补虚，滋阴养胃，利水消肿，与荷叶配以利水解暑，与莲子配以养胃滋肾，清补结合；香菇甘、平，补虚扶正，健脾开胃；盐味咸，可引药入肾。全方配伍，可清解暑湿、补脾益气、滋阴清热。

【使用注意】素体虚寒、胃部冷痛、腹泻清稀、腹痛腹胀及便秘者慎食。

马齿苋绿豆汤（《饮食疗法》）

【组成】鲜马齿苋 120g，绿豆 50g。

【制法与服法】将鲜马齿苋洗净、切段，备用。绿豆洗净，放入锅内，加适量水，武火煮开后，放入马齿苋再煮开后，改用文火煮至豆烂即成。每日 1 次，连服 3～4 次。

【食效及应用】清热解毒，凉血止痢。主要用于湿热引起的腹痛、泄泻、下痢等症。

【方解】马齿苋，其性寒凉，长于清热解毒、凉血止痢，用于热毒蕴结大肠，积滞不清，血溢肠道，下痢脓血，里急后重，甚至纯下鲜血之热毒血痢；绿豆，既能消暑利尿，又能清热解毒，唐代孙思邈谓其能"止泄痢"。两味相配，清热解毒，凉血止痢。

【使用注意】本食疗方性寒凉，虚寒型泄痢不宜使用。

四、温里散寒类

干姜花椒粥（《千家食疗妙方》）

【组成】干姜 5 片，高良姜 4g，花椒 3g，粳米 100g，红糖 15g。

【制法与服法】将干姜、高良姜洗净，切片；花椒洗净，与干姜、高良姜一起以四层纱布袋盛之备用；取粳米净水淘洗干净，置于砂锅内加水熬至五六分熟时，加入上述白纱布袋，同沸 20 分钟，取出白纱布袋，加入红糖，继续熬粥至熟烂即可。

【食效及应用】温中散寒止痛。主要用于中焦实寒、虚寒证。症见心腹冷痛、恶心呕吐或呃逆、口吐清水、肠鸣腹泻等。

【方解】本方干姜、高良姜、花椒均为辛散温通之品，功偏温中散寒止痛。其中干姜长于温中散寒、健运脾阳，为温暖中焦之要品，是此方主要食材。高良姜"祛寒湿、温脾胃之药也"（《本草汇言》），"主暴冷，胃中冷逆，霍乱腹痛"（《名医别录》），为辅助食材。花椒为加强主辅食材温中散寒止痛之功而设；粳米护益胃气，红糖补中益气并调味，皆为佐品。诸物相配，共奏暖胃散寒、温中止痛之功效。

【使用注意】湿热证等不宜食用。

姜桂羊肉汤（《中国药膳学》）

【组成】生姜 10g，肉桂 3g，小茴香 10g，羊肉 500g。

【制法与服法】取生姜、肉桂、小茴香于纱布袋盛装，羊肉洗净、切块、置于砂锅内，熬煮至羊肉熟烂，放入药袋，继续炖煮 10 分钟捞出药袋弃之，即可。

【食效及应用】温补脾胃，散寒止呕。主要用于脾胃虚寒证。

【方解】本方生姜性温味辛，温中止呕；肉桂辛甘大热，温中散寒；配伍辛温之小茴香，理气和胃，与温补中焦之羊肉合用。四料共奏温补脾胃、散寒止呕之功效。

【使用注意】凡实热证、阴虚证、湿热证等不宜服用。肉桂、小茴香为辛散之品，不宜久服，实热证忌用，孕妇慎服。

当归生姜羊肉汤（《金匮要略》）

【组成】当归 20g，生姜 12g，羊肉 300g，胡椒粉、花椒粉各 2g，食盐适量。

【制法与服法】羊肉去骨，剔去筋膜，入沸水锅内焯去血水，捞出晾凉，切成 5cm 长、2cm 宽、1cm 厚的条；砂锅内加适量清水，下入羊肉，放当归、生姜，武火烧沸，去浮沫，文火炖 1.5 小时，至羊肉熟烂，加胡椒粉、花椒粉、食盐调味即成。饮汤食肉，每周 2 ~ 3 次。

【食效及应用】温经散寒，养血止痛。主要用于寒凝血虚所致的寒疝腹痛、产后腹痛等症。

【方解】方中当归甘补辛散，温通质润，具有良好的补血、活血、止痛功效，是为主料。生姜温中散寒，羊肉温中暖下，补益气血，皆为辅品。佐以胡椒、花椒调味，又能温中散寒。诸品合用，共奏温经散寒、养血止痛之功效。

【使用注意】凡实热证、阴虚证、湿热证等不宜服用。

五、理湿类

鲜车前叶粥（《圣济总录》）

【组成】鲜车前叶 30g，葱白 15g，淡豆豉 12g，粳米 50g，盐、姜、香油、味精、陈醋各适量。

【制法与服法】先将车前叶洗净，与淡豆豉、葱白置锅中，加水适量，同煎，微沸 30 分钟后，滤取药液，备用。另取淘洗洁净的粳米，置于锅内加水适量，先用武火烧沸，再改用文火煮至五分熟烂后，加入备用之药液，继续文火熬煮，调入食盐、味精、香油、姜末、陈醋等，即可。温服，每日 2 次，3 ~ 5 日为 1 个疗程。

【食效及应用】清热利尿，通淋泄浊。主要用于热淋、小便不利等症。

【方解】本方车前草性寒，有清热利尿通淋之功效，《药性论》言其能"利小便，通五淋"，故为本方主食材。葱白辛温行散，能温通阳气以助行水利尿，故为辅料。淡豆豉有宣泄之功，与葱白相伍，有宣发肺气以助膀胱气化的作用。更以粳米养胃和中。诸料合用，共成清热利尿、通淋泄浊之功效。

【使用注意】遗精、遗尿患者及孕妇不宜食用。

鲤鱼赤豆汤（《外台秘要》）

【组成】赤小豆 100g，鲤鱼 1 条（250g 左右），生姜 1 片，盐、味精、料酒、食用油各适量。

【制法与服法】将赤小豆洗净，加水浸泡半小时；生姜洗净；鲤鱼留鳞去腮、肠脏，洗净。起油锅，煎鲤鱼，渐加清水中量，放入赤小豆、生姜，加料酒少许。先武火煮沸，改文火焖至赤小豆熟，调入盐、味精即可。随量食用或佐餐，每周可服食 3 次。

【食效及应用】利水消肿。主要用于水湿泛溢之水肿，咳喘。

【方解】方中赤小豆性平，味甘、酸，功能利水消肿、和血解毒。鲤鱼性平味甘，功能利

NOTE

水、下气,《本草纲目》说用鲤鱼"煮食,下水气,利小便"。两者合用,可奏理气和血、利尿消肿之功。

【使用注意】阴虚津亏之人不宜食用。方中鲤鱼为腥膻发物,素体阳亢及疮疡者慎食。

八珍糕(《外科正宗》)

【组成】人参、白扁豆、山药、芡实各40g,茯苓、莲子、白术、薏苡仁各30g,白糖、白蜜、老米饭锅巴各200g,糯米粉1000g。

【制法与服法】八味药物制成极细末;老米饭锅巴晒极干,打碎后炒黄,研极细粉面;将药末、锅巴面与糯米粉搅匀,在蒸笼内铺上一层方巾,放上木架,将混合粉面在木架内铺匀,入锅蒸熟,起锅后放凉用刀切成片,阴干或烘干,收贮于密闭的洁净容器中,当点心食用。每日早、晚餐前各1次,或不拘时随意取食。诸味也可共为细末,以沸水冲成糊状食用,也可熬粥食用。

【食效及应用】化湿和中,健脾养胃。主要用于脾胃虚弱而失健运所致的纳少、便溏、面黄消瘦、神疲乏力等。

【方解】本方人参、白术、茯苓取"四君子"之意以益气健脾,山药补脾益肾,芡实、莲子健脾涩精,白扁豆、薏苡仁健脾祛湿,糯米健脾养阴。诸药共成健脾益气之方。

【使用注意】偏于甜腻,胃纳呆滞腹胀者不宜食用。

五花神茶(《常用凉茶》)

【组成】金银花、鸡蛋花、槐花、葛花、木棉花各10g。

【制法与服法】上述各物加水三碗煮至一碗,代茶饮。

【食效及应用】清热利湿,凉血解毒。主要用于大肠湿热证。症见湿热下痢、饮食积滞、痔疮出血、湿疹、皮炎等。

【方解】本方金银花清热解毒;鸡蛋花、木棉花清利湿热并消食导滞;槐花凉血止血,清利大肠湿热;葛花清解酒毒。诸花合用,清利湿热。

【使用注意】脾胃虚寒者慎服。

泥鳅炖豆腐(《泉州本草》)

【组成】活泥鳅150g,鲜嫩豆腐100g,生姜5g,料酒、油、盐、味精各适量。

【制法与服法】将泥鳅去内脏洗净,放油锅中煎,煎至两面金黄,再下生姜、料酒调味;将豆腐放入锅中,加盐、水,用文火慢炖,至泥鳅炖烂、豆腐呈蜂窝状,调入味精,即可食用,连食15日。

【食效及应用】清热,利湿,退黄。主要用于肝炎属脾虚有湿者。症见面目及全身皮肤微黄、胁肋微胀痛、饮食不振、体倦乏力、小便泛黄不利等。

【方解】本方泥鳅具有补中气、祛湿邪的作用,辅以豆腐之凉润清热毒,降湿浊,共成清热祛湿、利尿退黄之功。

【使用注意】体实外感初起者慎食。

六、消食醒酒类

山楂麦芽茶(《中国药膳学》)

【组成】山楂、生麦芽各10g。

【**制法与服法**】山楂洗净，切片，与麦芽同置杯中，倒入开水，加盖泡30分钟，代茶饮用。

【**食效及应用**】消食化滞。主要用于食积症。症见伤食或胃弱纳差而强食所致的纳呆食少、脘腹胀闷、恶食恶心，或吐或泻等。临床尤其适用于肉食、乳食积滞者。

【**方解**】方中山楂、生麦芽均属消食化滞的药食两用之品。山楂酸甘性温，可消一切食积，尤善消肉食之积；生麦芽甘平，能促进淀粉性食物的消化，多用于米面薯类的食积、食滞。两味相须为用，共奏消食、化积、导滞之功。

【**使用注意**】孕妇、哺乳期妇女不宜使用。无积滞，脾胃虚者不宜用。胃酸分泌过多者慎用。

益脾饼（《医学衷中参西录》）

【**组成**】白术30g，大枣250g，鸡内金15g，干姜6g，面粉500g，食盐适量。

【**制法与服法**】白术、干姜入纱布袋内，扎紧袋口，入锅，下大枣，加水1L，武火煮沸，改用文火煮1小时，去药袋，大枣去核，枣肉捣泥。鸡内金研成细粉，与面粉混匀，倒入枣泥，加面粉与少量食盐，和成面团，将面团再分成若干个小团，制成薄饼。平底锅内倒少量菜油，放入面饼烙熟即可。空腹食用。

【**食效及应用**】健脾益气，温中散寒，开胃消食。主要用于脾胃寒湿，食积内停证。症见纳食减少、脘腹冷痛、大便溏泄、完谷不化等。

【**方解**】方中白术苦甘性温，入脾胃二经，甘以补脾益胃，温能散寒除湿，苦以燥湿止泻，用治脾胃虚弱、寒湿内生所致纳差纳呆、脘腹饱胀、大便溏泄等症；大枣味甘，性温，入脾胃二经，与白术相须为用，健脾益气功力更强；鸡内金运脾磨谷，有较强的消食化积作用；干姜温中散寒，健胃运脾。诸药合用，既可健脾益气、温中散寒，又能开胃消食。

【**使用注意**】本品偏温，故中焦有热者不宜食用。

橘味醒酒羹（《滋补保健药膳食谱》）

【**组成**】糖水橘子250g，糖水莲子250g，青梅25g，大枣50g，白糖300g，白醋30mL，桂花少许。

【**制法与服法**】青梅切丁，大枣洗净去核，置小碗中加水蒸熟。将糖水橘子、莲子倒入锅中，再加入青梅、大枣、白糖、白醋、桂花、清水，煮开即成。频频食用。

【**食效及应用**】清热利湿，和胃降气，清热生津。主要用于湿热积聚、胃气上逆证。症见饮酒酒醉之嗳气呕逆、吞酸嘈杂、不思饮食、燥热烦渴等。

【**方解**】方中橘子行气调中，燥湿化痰；莲子、大枣健脾益气祛湿；桂花香味浓烈，有行气散郁的作用；青梅、白糖、白醋生津止渴，皆为民间常用的解酒用品。此羹酒后频食，能清湿热、解酒毒、降胃气。

【**使用注意**】脾胃虚寒者不宜久服。

七、祛痰止咳类

柚子炖鸡（《本草纲目》）

【**组成**】新鲜柚子1个，新鲜鸡肉500g，姜片、葱白、百合、味精、盐等适量。

【**制法与服法**】将柚子剥皮、去筋皮、除核，取肉500g，将鸡肉洗净切块，焯去血水再将柚子肉、鸡肉同放入炖盅内，置姜片、葱白、百合于鸡肉周围，调好盐、味精，加开水适量，炖盅加盖，置于大锅中，用文火炖 4 小时，取出可食之。

【食效及应用】健脾消食，化痰止咳。主要用于痰浊壅肺证。症见痰多咳嗽、气郁胸闷、脘腹胀痛、食积停滞等。

【方解】方中柚子肉味甘带酸，性凉，归肺、胃经，能生津止渴、开胃下气、止咳化痰；鸡肉味甘性温，归脾、胃经，能温中补脾、益气养血、补肾益精；生姜和胃止呕，止咳化痰；葱白辛温通阳。诸药合用，健脾胃、化痰浊，从而使患者气顺痰除、脾健痰化。

【使用注意】消化不良者，以饮汤为宜。

杏仁猪肺粥（《食鉴本草》）

【组成】甜杏仁 50g，粳米 100g，猪肺 200g，油、盐、味精各适量。

【制法与服法】将甜杏仁用温水浸泡，搓去外衣，再放洗净的米共煮粥半熟，将猪肺洗净，挤干血水与气泡、切成小块，放入锅中，继续文火煮熟成粥，调入油、盐、味精，即可食用。每日早、晚各 1 次，温食 1 碗为宜。

【食效及应用】润肺止咳。主要用于肺阴亏虚证。症见咳嗽痰少，或痰中带血，口干咽燥，声音嘶哑，神疲乏力，纳呆便秘，舌红少苔，脉细数等。

【方解】方中甜杏仁性味甘平，入肺与大肠经，具有润肠润肺、止咳祛痰之功效；粳米健脾益气，培土生金；猪肺补肺润肺止咳。三者合用，共奏祛痰降气、润肺补肺之功。

【使用注意】饮食宜清淡，忌辛辣食物，忌油腻肥甘食物，忌烟、酒。

八、固涩类

浮小麦饮（《卫生宝鉴》）

【组成】浮小麦 15 ～ 30g，大枣 10g。

【制法与服法】将浮小麦与大枣洗净放砂锅内，加水适量，煎汤饮。或将浮小麦炒香，研为细末，枣汤或米饮送服，每日 2 ～ 3 次。

【食效及应用】固表止汗，益气养阴。主要用于卫表不固证、气阴两虚证。症见表虚汗出、气短、心烦、心悸等。对气虚、阴虚或气阴两虚所致之多汗，可长期饮用。也可用于误用发汗或发汗过多引起的自汗，以及妇女围绝经期出现的内热不甚的阴虚盗汗。

【方解】方中浮小麦味甘性凉，归心经，气味俱薄，轻浮善敛，益心气、敛心液。气虚自汗者，用之可益气固表，止汗；阴虚盗汗者，用之能除热敛阴、止汗。故凡虚汗之证，不论气虚自汗、阴虚盗汗均可用之，为本食疗方主料。配以健脾益气、养血安神之大枣，更增浮小麦益气固表之效，并能补脾生血助已耗之阴，二味标本兼治以止虚汗。

【使用注意】表邪未解、热病多汗者当忌用。

乌梅粥（《圣济总录》）

【组成】乌梅 10 ～ 15g，粳米 60g，冰糖适量。

【制法与服法】先将乌梅洗净，拍破，入锅煎取浓汁去渣。再入粳米煮粥，粥熟后加冰糖少许，稍煮即可。空腹温服，早、晚各 1 次。

【食效及应用】涩肠止泻，敛肺止咳，生津止渴。主要用于肠虚不固证、肺气不固证。症见泻痢不止、倦怠食少，或久咳不止，咳甚则气喘汗出，以及消渴或暑热汗出、口渴多饮等。

【方解】方中乌梅味酸性平，其性善敛，具有敛肺止咳、涩肠止泻之功。此外，本品善生津液、止烦渴，也可用于虚热消渴或暑热汗出、口渴多饮等。粳米甘平，补脾，益五脏，壮气力，止泻痢。冰糖平和，最为滋补，与乌梅同用，涩而兼补，不仅可以增强乌梅敛肺涩肠之用，更有"酸甘化阴"，助乌梅生津止渴之妙。三味合用，既能补脾益肺而治久泻、久痢、久咳，又能生津止渴而治消渴。

【使用注意】凡外感咳嗽、泻痢初起及内有实邪者不宜食用。

山药芡实粥（《寿世保元》）

【组成】山药 50g，芡实 50g，粳米 50g，香油、食盐适量。

【制法与服法】山药去皮切块，芡实打碎。二者与粳米同入锅中，加水适量，煮粥，待粥熟后加香油、食盐调味即成。每晚温服。

【食效及应用】补益脾肾，除湿止带，固精止遗。主要用于脾肾两虚证或脾虚湿盛证。症见带下清稀、尿频遗尿、形体瘦弱、倦怠乏力、纳少便溏、健忘失眠等。

【方解】方中山药甘平质润，健脾益肾，固精止带，为下元不固所常用，又为日常保健之佳品；芡实益肾固精、健脾止泻、除湿止带，收涩而不敛湿邪，善除湿止带，为治疗带下证之佳品。二药相伍，再与健脾益气之粳米合而为粥，共奏健脾益肾、收敛固涩之功。

【使用注意】火扰精泄、湿热带下等证当忌用。

九、安神类

甘麦大枣汤（《金匮要略》）

【组成】甘草 9g，小麦 100g，大枣十枚。

【制法与服法】水煎服。上三味，以水六升，煮取三升，分温三服。

【食效及应用】养心安神，和中缓急。主要用于脏躁证。症见精神恍惚，常悲伤欲哭，不能自主，心中烦乱，睡眠不安，甚则言行失常，呵欠频作。

【方解】方中小麦为君，养心阴，益心气，安心神，除烦热；甘草补益心气，和中缓急，为臣；大枣甘平质润，益气和中，润燥缓急，为佐使。三者合用，甘润平补，养心调肝，使心气充，阴液足，肝气和，则脏躁诸症自可解除。

【使用注意】痰火内盛之癫狂不宜使用。

百合鸡子黄汤（《金匮要略》）

【组成】百合 20g，鸡子黄 1 枚。

【制法与服法】百合脱瓣，用清水浸泡 1 宿，待白沫出，去水，放入锅中，加水适量，武火煮开后，改用文火继续煮约半小时，然后打入鸡子黄搅匀，再次煮沸即可。温热食用，每日2 次。

【食效及应用】滋阴润肺，清心安神。主要用于百合病之心肺虚热证。症见心悸、干咳、失眠、盗汗、两颧红而失泽，或神魂颠倒、神志失聪、啼笑无常，舌红，少苔，脉虚数或细数。

【方解】方中以百合为主，养阴润肺、清心安神，《日华子本草》曰其能"安心，定胆，益智，养五脏"；以鸡子黄为辅，滋阴润燥、养血，安五脏。二者相合而成滋阴润肺、清心安神之方。临床上凡百合病兼见虚烦不安、胃中不和者，皆用此方治之。

【使用注意】外感未消、实热者慎食本品。

NOTE

豆豉酱猪心（《食医心鉴》）

【组成】猪心 500g，豆豉、葱、姜、面酱、黄酒适量。

【制法与服法】猪心放入锅内，加入适量姜、豆豉、葱、酱、黄酒，加清水，用武火煮沸后，改文火煨炖至熟烂即可，切片装盘。佐餐食用。

【食效及应用】补心血，安心神。主要用于虚烦不眠、惊悸、怔忡、自汗等症。

【方解】猪心主入心经，具有补心血、安心神之功效，为养心安神的常用食物。与宣郁除烦的豆豉同用，共奏宁心安神、养阴生津之效。

【使用注意】胃虚易呕者慎服。

十、行气解郁类

佛手柑粥（《老老恒言》）

【组成】佛手柑 15g，粳米 100g，冰糖适量。

【制法与服法】将佛手柑切碎，加水煎煮，去渣；再放入淘洗干净的粳米一同煮粥，快熟时加适量冰糖，再煮一二沸即可。空腹食用，每日 2 次。

【食效及应用】疏肝健脾，理气化痰。主要用于肝气不疏之心烦易怒、失眠多梦、胸闷等症状。

【方解】佛手柑味辛、性温，有芳香行散之功，可疏肝理气、和中止痛、化痰止咳，《本草拾遗》中言其可"下气，除心头痰水"；配以甘平的粳米，以健脾养胃。二者相配，共成疏肝健脾、理气化痰之功。《宦游日札》云："闽人以佛手柑作菹，并煮粥，香清开胃。"

【使用注意】阴虚血燥、气无郁滞者慎用。

梅花粥（《山家清供》）

【组成】白梅花 6g，粳米 100g。

【制法与服法】将白梅花洗净，备用；将洗净的粳米放入锅内，加水适量，按常法煮粥，待粥将熟时，放入梅花，稍煮片刻，即成。空腹食用，每日 2 次。

【食效及应用】疏肝理气解郁。主要用于肝气郁结之脘痛、胸闷、食欲不振及梅核气。

【方解】本方中以白梅花为主，《天目山药用植物志》中云其有"平肝理气，涤痰热"之功，"常用于妇人精神抑郁，胸膈闷塞不舒"；伍以粳米健脾和胃，全方共奏疏肝理气之功，可用于肝气郁结之郁证的治疗。

【使用注意】孕妇、脾胃虚寒及寒性体质者禁服。

糖渍金橘（《随息居饮食谱》）

【组成】金橘 500g，白糖适量。

【制法与服法】金橘洗净，放在锅内，用勺将每个金橘压扁，去核，加白糖腌渍 1 日，待金橘浸透糖后，再用文火煨熬至汁干。停火待冷，拌入白糖，放入盘中风干数日，装瓶备用。作零食，适量食用。

【食效及应用】疏肝理气，化痰解郁。主要用于肝郁气滞所致食积诸症，如胸闷郁结、不思饮食，或食积胀满。

【方解】金橘味甘、性平，可理气调中、疏肝解郁；白糖味甘、性平，可缓急止痛。二者合用具有疏肝理气、化痰解郁作用，适用于肝气郁结胁痛轻症。

【使用注意】脾弱气虚者不宜多食，糖尿病患者忌食。

十一、理血类

玫瑰龙眼膏（《疾病的食疗与验方》）

【组成】鲜玫瑰花、龙眼肉各等份。

【制法与服法】合熬成膏。每服一匙，每日服 2 次。

【食效及应用】理气解郁，和血散瘀，益胃安神。主要用于肝郁气滞性胃痛，兼有体虚气弱者尤宜。

【方解】方中玫瑰花理气解郁、活血散瘀、调经止痛；龙眼肉补脾益胃、养血安神。二者合用，共成调理气解郁、和血散瘀、益胃安神之方。

【使用注意】孕妇禁服。

芸薹汁（《太平圣惠方》）

【组成】油菜（芸薹）500g，蜂蜜适量。

【制法与服法】将油菜洗净，切碎，榨取汁液，放入杯中，加适量蜂蜜混合均匀，即成。徐徐饮服。

【食效及应用】凉血止痢，缓急止痛。主要用于劳伤吐血、血痢、丹毒、热毒疮、乳痈。

【方解】芸薹即油菜的根、茎和叶，以凉血散血、解毒消肿见长。凉血散血则血痢止，解毒肿消则痛自除。蜂蜜可补中润燥、清热解毒、缓急止痛。二者相配而成活血凉血、解毒止痢之方。芸薹活血，心脑血管病属血瘀型者，可以经常食用。

【使用注意】本品含有蜂蜜，糖尿病患者慎饮服。

十二、治燥类

五汁饮（《温病条辨》）

【组成】梨 1000g，鲜藕 500g，鲜芦根 100g，鲜麦冬 500g，荸荠 500g。

【制法与服法】洗净的鲜芦根、梨（去皮核）、荸荠（去皮）、鲜藕（去节）和鲜麦冬，切碎或剪碎，以洁净的纱布绞挤取汁。不拘量，冷饮或温饮，每日数次。

【食效及应用】滋阴润燥，清肺止咳。主要用于外感燥邪或肺燥阴伤之咽干口渴、干咳少痰等症。

【方解】方中梨味甘，性凉，可清热生津、润肺止咳，常用于肺热或痰热咳嗽证；鲜藕可清热凉血、生津止渴；鲜芦根味甘，性寒，清热生津；鲜麦冬养阴润肺，清心除烦，益胃生津，常用于肺燥干咳、热病津伤、咽干口燥、便秘等症；荸荠清热养阴，消食止渴。以上五物合用，共奏滋阴润肺、清热养胃之功。

【使用注意】脾胃虚寒，大便溏薄者慎用。

玉竹沙参焖老鸭（《饮食疗法》）

【组成】玉竹 30g，沙参 15g，老鸭 1 只，葱、姜、料酒各适量。

【制法与服法】将老鸭宰杀后，去毛和内脏，洗净，与玉竹、沙参同置砂锅内，放入葱姜料酒，加水适量，用文火焖至鸭肉熟烂，放入调料即可。佐餐食用，食鸭饮汤。

【食效及应用】养阴润肺，益胃生津。主要用于肺胃阴虚之干咳少痰，咽干口渴，饥不欲食等症。

【方解】方中玉竹甘润微寒，既可以养肺阴、润肺燥，又可以养胃阴、清胃热，常用于阴虚肺燥，胃阴不足证；沙参善补肺润肺、养胃生津，兼能清肺化痰；老鸭可滋阴养胃、健脾补虚。以上药食配伍，共奏养阴润肺、益胃生津之效。

【使用注意】肺寒咳嗽者不宜服用。

十三、补益类

板栗烧鸡块 [《常用特色药膳技术指南（第一批）》]

【组成】白豆蔻 20g，枸杞子 50g，板栗 300g，鸡 1 只，葱白 9g，姜 9g，淀粉 15g，胡椒粉 10g，绍酒 15g，盐 3g，酱油 10g，油适量。

【制法与服法】将洗干净的鸡剔除粗骨，剁成约 3cm 见方的块备用。板栗去壳洗净沥干。葱白切斜段，姜切片备用。油倒入锅中烧至六成热，放入板栗炸至上色，捞出备用。锅中底油烧热下葱、姜煸香，倒入鸡块炒干水气，烹绍酒，加清水、盐、酱油，文火煨至八成熟，再放入板栗、枸杞子、白豆蔻，煨至鸡块软烂，调入胡椒粉，勾芡即可。每周三次，可食用较长时间。

【食效及应用】健脾补肾。主要用于脾肾两虚证。

【方解】方中鸡肉味甘、性温，入脾、胃经，能温中、益气、补精、填髓；板栗入脾肾胃经，能养胃健脾、补肾强筋；枸杞子滋肾，补肝，明目；白豆蔻味辛、性温，化湿行气，温中止呕，以防滋补之品壅滞气机。全方配伍，健脾补肾，补而不滞。

【使用注意】食滞胃肠、阴虚火旺者少食或慎食；大便溏泄者慎食；糖尿病患者忌食。

牛肉炖海带 [《常用特色药膳技术指南（第一批）》]

【组成】海带 500g，黄牛肉 1000g，陈皮 2g，草果 1g，小茴香 2g，花椒 2g，八角茴香 6g，肉豆蔻 2g，丁香 0.5g，肉桂 2g，葱 130g，生姜 60g，大蒜 20g，盐适量。

【制法与服法】将牛肉切块，冷水下锅，锅开后撇去浮沫，放入陈皮、草果、肉豆蔻、丁香、花椒、八角茴香、肉桂、小茴香、葱、姜、蒜，炖至牛肉软烂。另起一锅，用炖好的牛肉汤煮已泡发的海带丝，炖熟后放入牛肉块，加适量盐调味即可。每周三次，可食用较长时间。

【食效及应用】补脾胃，益气血，软坚散结。主要用于气血两虚证。

【方解】方中牛肉入脾、胃经，能补脾胃、益气血、强筋骨；海带消痰软坚、行气化湿；陈皮辛散苦降，芳香醒脾，长于理气健脾、燥湿化痰；草果辛温燥烈，能燥湿、散寒、祛痰，与陈皮相配行气祛痰；肉豆蔻、花椒、丁香、肉桂、小茴香、八角茴香温中暖肾，理气和胃，亦能鼓舞气血化生；葱、生姜、大蒜温中通阳，行气止呕。全方寒温并用，性质平和，能补脾益胃、化生气血、软坚散结。

【使用注意】甲状腺疾病者慎用。

加味甘麦大枣羹 [《常用特色药膳技术指南（第一批）》]

【组成】大枣（去核）60g，百合 100g，甘草 10g，鸡蛋 10 个，小麦 500g。

【制法与服法】将甘草洗净，煎取汁液备用；小麦洗净，大枣洗净，切成小块，百合洗净切碎，鸡蛋破壳入碗打匀备用。将甘草汁煮沸加入小麦、大枣及百合同煮约 30 分钟，倒入鸡蛋液，煮沸搅匀即可。每日早晚随餐食用，可食用较长时间。

【食效及应用】补气，养血，安神。主要用于心之气阴两虚证。

【方解】方中大枣味甘、性温，补中益气，养血安神；百合既可润肺清心，又能补虚安神；小麦养心，除烦热，止渴；甘草益气和中；鸡蛋滋阴润燥。诸料合用，益气养血，宁心安神。

【使用注意】体内有湿邪的人群慎用。

枸杞羊肾粥（《饮膳正要》）

【组成】枸杞叶 250g（或枸杞子 30g），羊肉 60g，羊肾 1 个，粳米 60g，葱白 2 茎，食盐适量。

【制法与服法】新鲜羊肾剖开，去内筋膜，洗净，细切；羊肉洗净切碎；煮枸杞叶取汁，去渣，也可用枸杞叶切碎，备用，同羊肾、羊肉、粳米、葱白一起煮粥，待粥成后，入盐少许，稍煮即可。每日早、晚服用。

【食效及应用】温肾阳，益精血，补气血。主要用于肾阳亏虚证。适用于肾虚劳损、阳气衰败、腰脊冷痛、脚软弱、头晕耳鸣、视物皆花、听力减退、夜尿频多、阳痿等。

【方解】方中羊肾甘温，《名医别录》谓其"补肾气，益精髓"，常用于肾虚劳损、腰脊疼痛、足痿弱、耳聋、消渴、阳痿、尿频、遗尿等症。羊肉历代被视为益肾气、强阳道之佳品，功能益肾补虚、温养气血、温中暖下，《备急千金要方》言其"主丈夫五劳七伤"民间历来有冬令炖服之习俗，以治虚劳畏冷、腰膝酸软、产后虚弱、形羸消瘦、脾胃虚寒等症。枸杞叶是枸杞之嫩茎叶，可蔬可药，气味清香，养肝明目，《药性论》曰其"能补益诸精不足，和羊肉作羹，益人"。三味同入粳米熬粥，温而不热，为肾虚食养之要方。如无枸杞叶，可用枸杞子代入。亦可去米，炖汤食用。

【使用注意】外感发热，或阴虚内热及痰火壅盛者忌食。

生脉饮（《备急千金要方》）

【组成】人参 10g，麦冬 15g，五味子 10g。

【制法与服法】人参、麦冬、五味子水煎，取汁，不拘时温服。

【食效及应用】益气生津，敛阴止汗。主要用于气阴两伤证。症见气阴两伤所致的体倦乏力、气短懒言、汗多神疲、咽干口渴、舌干红少苔、脉虚数，或久咳气弱、口渴自汗等。

【方解】方中人参甘温，益气生津，为大补人身元气的第一要药；麦冬味甘，性寒，具有养阴清热、润肺生津之功。两药相配，则益气养阴之功益彰。五味子性味酸温，功擅敛肺止汗、生津止渴。三者合用，一补一清一敛，共奏益气养阴、生津止渴、敛阴止汗之功，使气复津生、汗止阴存、脉得气充，则可复生，故名"生脉"。

【使用注意】外邪未解，或暑病热盛，气阴未伤者，不宜用本方。

珠玉二宝粥（《医学衷中参西录》）

【组成】生山药、生薏苡仁各 60g，柿霜饼 24g。

【制法与服法】上三味，先将山药、薏苡仁捣成粗渣，煮至烂熟，再将柿霜饼切碎，调入融化，随意服之。

【食效及应用】补肺健脾养胃。主要用于脾肺阴分亏损，饮食懒进，虚热劳嗽，并治一切阴虚之证。

【方解】山药、薏苡仁皆为清补脾肺之药，然单用山药，久则失于黏腻；单用薏苡仁，久则失于淡渗；唯等份并用，乃可久服无弊。又用柿霜之凉可润肺、甘能归脾者，以之为佐使。病患服之不但疗病，并可充饥。用之对证，病自渐愈，即不对证，亦无他患。

【使用注意】大便闭结者忌用。

第五章　中医体质饮食养生

　　时令有四季寒暑之更迭，地域有高下燥湿之差异，人有体质类型之不同，因此饮食养生要遵循三因制宜，即因时、因地、因人制宜的原则。只有充分了解、辨清这些差异性因素的存在，才能根据不同状态正确施膳，达到良好的调治效果。本章主要从季节、地域及体质三个层面展开阐述。

扫一扫，查阅本章数字资源，含PPT、音视频、图片等

第一节　季节饮食养生

　　一年四季，春夏秋冬，气候交替，周而复始。人是自然界进化的产物，自然环境的变化可直接或间接影响人体的生命活动，即中医整体观念中的"天人相应"。在维系健康的过程中，需要时刻重视自然环境与人体的关系。《黄帝内经》中就有"法于四时""四气调神"等顺应自然规律的养生法则。《素问·宝命全形论》曰"人以天地之气生，四时之法成"，人与自然是辩证的统一体，因此，人的生理活动也受春温、夏热、秋凉、冬寒四时气候交替的影响，从而有生、长、收、藏的变化。人类为了适应自然的变化，必须"顺四时而适寒暑"。如果能顺应自然界四季气候、时令节气的变化规律，调节饮食食材的品种和数量，就可利用自然变化中的有利因素并抵御不利因素，保证身体的健康；逆而行之，人体生理节律就会受到干扰，抗病能力和适应能力就会降低，容易导致脏腑功能失调而发病。这种"天人相应，顺应自然"的饮食养生原则，始终贯穿于时令节气中。

　　中医以四时配五行，可细化为五季，即春、夏、长夏、秋、冬。春夏两季，气候由寒转暖，由暖转热，是人体阳气升长之时，故应以调养阳气为主，可以适当食用一些能帮助阳气升散、调畅气机的食物，如葱、蒜、生姜、韭菜等。长夏作为湿、热共存的特殊时节，尤其要重视顾护脾胃，宜食用薏苡仁、白扁豆等健脾利湿之品。而秋冬两季，气候逐渐变凉，是人体阳气收敛，阴精潜藏于内之时，故宜食用百合、萝卜、银耳、荸荠等养阴生津之品，以保养阴精。由此可见，"春夏养阳，秋冬养阴"的养生理念自古到今，始终贯穿于饮食养生之中。

　　不同季节对人的体质也有影响。某些体质对季节调适能力差，在特定的季节里出现明显的某些疾病的易感性，如特禀质者易在春季好发过敏，湿热质者在炎热潮湿的夏季多发各种不适症状或疾病。因此，在不同季节饮食调养中也应兼顾对不同体质的调养。

一、春季饮食养生

　　春季，指从立春到立夏前的时段，包括立春、雨水、惊蛰、春分、清明、谷雨等节气。

NOTE

《素问·四气调神大论》指出："春三月，此谓发陈。天地俱生，万物以荣。"春为四季之首，季节特点为阳气初升，以生发为主。当自然界阳气开始升发之时，"人与天地相应"，此时人体之阳气也顺应自然，向上向外疏发，各脏腑功能活跃，需要补充大量的营养物质，这些生理上的变化都给春季饮食提出了新的要求。因此，春季重在"生"字，饮食养生要顺应春天阳气升发、万物萌发始生的特点，注意保养人体的阳气。易患疾病为"春温"及"郁病"。从西医学角度而言，易患上呼吸道传染性疾病、过敏性疾病及抑郁症。体质属气郁质、特禀质、阳虚质人群应特别注意保健。

（一）食养原则

春季饮食原则为适量辛温发散，宜多甘少酸，忌黏硬生冷。从营养学角度而言，可适当增加新鲜时蔬，并结合不同体质进行食物种类选择。

1. 当辛温发散　春天肝气旺盛，与升发之阳气相呼应，喜条达疏泄。肝火太旺，则影响脾胃的运化功能，可以适当食用一些辛温或辛甘发散的食物，以辅助机体的阳气升发，如香椿、豆豉、大葱、芫荽、韭菜等。但也不宜辛温太过，过食辛辣和发散之品，阳气过于耗散，腠理开泄，会给外邪可乘之机。

2. 宜多甘少酸　中医学认为酸味入肝，具有收敛之性，不宜阳气的生发和肝气的疏泄，应尽量少食山楂、乌梅等酸味的食物，多食如大枣、山药等甜味的食物。甜味食物入脾，能补益人体的脾胃之气。

3. 忌黏硬生冷　早春时节，乍暖还寒，肝气亢易伤脾，影响脾胃运化，故应慎食黄瓜、冬瓜、绿豆芽等寒性食物，宜食葱、姜、蒜、韭菜、芥菜等温性食物，以祛阴散寒，使春阳上升。

4. 宜多食新鲜时蔬　冬季之后人们普遍地存在多种微量营养素摄入不足的情况，易发口腔炎、口角炎、舌炎、夜盲症等。春季新鲜时令蔬菜大量上市，富含多种维生素、无机盐及微量元素，应多食以补充人体各种必需营养素。

5. 春季应时而食　早春时节，要少食寒性食物，适当食用温性食物，以助阳升发。暮春时节，气温日渐升高，应以清淡饮食为主，在适当进食优质蛋白类食物及蔬果之外，宜饮用绿豆汤、酸梅汤、绿茶等；不宜进食羊肉、狗肉、麻辣火锅，以及辣椒、花椒、胡椒等大辛大热之品，以防邪热化火，变生疮、痈、疖肿等疾病。

6. 春季辨体施膳　阳虚质者在春季的保养尤为重要，应多食香椿、豆豉、大葱、芫荽等能助阳气升发的食材。而特禀质者由于对季节调适能力差，易在春季发生各种过敏性疾病，应忌食生冷、升发之物。血瘀质者在春季也应少食生冷瓜果，多食山楂、茄子、黑木耳、醋等活血化瘀、疏肝理气的食材。气郁质者以疏肝理气、调理脾胃为主，慎食葱、姜、蒜等辛辣燥热之品，宜选择如橘皮、佛手等食材。

（二）推荐食材

1. 粮食类　粳米、芝麻、花生、赤小豆、糯米、豆豉等。

2. 肉蛋水产类　鹅肉、鹌鹑、蚌肉、螺蛳、鸡蛋、鲫鱼等。

3. 蔬菜类　香椿、韭菜、香菜、莴笋、山药、大葱、洋葱等。

4. 干鲜果品类　苹果、桑椹、橘、荸荠、梨、樱桃、大枣等。

（三）推荐食养方

1. 芫荽汤（《太平圣惠方》）

【组成】芫荽 50g。

【制法与用法】先将芫荽洗净，切成一寸长的段，备用，将锅内的水烧开，放入芫荽，5分钟后即可停火。佐餐食用。

【功效】辛温发散，开胃消食。

【方解】芫荽气味芳香，故又称香菜。芫荽味辛、性温，入肺、脾经，辛温发散的作用与葱白相似，但力弱于葱白。春天食用既可以促进身体阳气的升发，又不会辛温太过。烹饪时注意不宜过熟，以免减弱其发散之力。芫荽还有开胃消食、促进食欲的作用。

2. 荠菜粥（《本草纲目》）

【组成】荠菜 50g，粳米 100g。

【制法与用法】取新鲜荠菜，洗净切碎，备用。粳米如常法煮粥，临熟时加入荠菜，煮沸即成。荠菜质软易烂，不宜久煮。每日 1 ～ 2 次代餐。

【功效】清肝明目，健脾和胃。

【方解】荠菜乃春季时蔬，其味甘、淡、性凉，清肝明目。粳米味甘、性平，专补脾胃。二者合用，清肝、明目、健脾。凡痢疾、水肿、淋病、乳糜尿、吐血、便血，以及肝经郁热所致的目痛、目赤、目生翳膜等，均可辅食此粥。

3. 黄芪粥（《太平圣惠方》）

【组成】黄芪 10g，粳米 100g。

【制法与用法】黄芪挫细，用水适量，先煎黄芪，去渣，取汁煮米为粥。每日 1 ～ 2 次。

【功效】补中益气，升阳固表，利水消肿。

【方解】黄芪为重要的补气品，又善升举阳气；能固表止汗，又能益气健脾、利水消肿。与粳米共煮为粥，则有增强补中益气、健脾益胃之效，有助于春季阳气的升发，适宜于气虚脾弱、中气下陷、气不摄血、表虚出汗等。

4. 炒羊肝（《食医心镜》）

【组成】羊肝 250g，鸡蛋 1 个，大葱、生姜、食盐、黄酒、酱油、米醋、植物油、食盐、白糖各适量。

【制法与用法】羊肝冲洗干净，切成薄片，放入碗中，加鸡蛋清、黄酒、酱油、米醋、葱、姜、食盐、白糖，拌匀备用。香油烧至七成热时，放入调制好的羊肝，猛火快炒至熟。佐餐食用。

【功效】养肝补血，明目，清虚热。

【方解】春季养生以肝为先，"肝藏血，开窍于目"，肝脏与眼睛关系密切。如果肝血不足，不能充养双目，则见视物不清诸症，治宜养肝明目。本品重用羊肝一味，以脏补脏，以肝补肝，肝得其养，目得以明。羊肝含有丰富的维生素 A、铁、磷，经常食之，对改善贫血、血虚目暗、热病后弱视、夜盲、肺结核、小儿衰弱、维生素 A 缺乏等有一定作用。

【使用注意】羊肝的胆固醇含量较高，高脂血症患者忌食。

二、夏季饮食养生

夏季，指立夏至小暑前的时段，包括立夏、小满、芒种、夏至等节气。《素问·四气调神大论》说："夏三月，此谓蕃秀。天地气交，万物华实。"夏季是一年中阳气最旺盛的季节，天阳下济，地热蒸腾，气候炎热，雨水充沛，自然界的生物竞相生长。天气炎热使得人体气血运行旺盛，腠理开泄，津液外泄，五脏功能也应时而变。尤其心阳与夏气相通应，阳气充，浮于外，功能活动亦加强。因此，夏季饮食养生应重在"长"字，顺应夏季阳气盛于外的特点，补充维持气血正常运行所需的水谷精微，注意顾护心气，不要扼杀阳气。夏季人体生理特点为阳气隆盛，易泄于外，易出现中暑或泄泻，相当于西医学中的热射病、腹泻等疾病。体质属气虚质、湿热质人群应特别注意保健。

（一）食养原则

夏季饮食原则为饮食清淡、清热生津，宜适苦增辛，忌过食寒凉。从营养学角度而言，可适当增加新鲜瓜果时蔬和优质蛋白质的摄入，并结合不同体质进行食物种类选择。

1. 宜清热解暑　夏季应选择食用甘凉多汁的应季水果和瓜茄类蔬菜，如西瓜、山竹、冬瓜、番茄等，或适量饮用绿豆汤、绿茶、酸梅汤、黄瓜汁等，起到清热解暑、生津止渴的作用。

2. 宜饮食清淡　夏季炎热，饮食当以甘淡、少油为宜，减少食量，以减轻脾胃负担。夏季人体新陈代谢旺盛，汗易外泄，耗气伤津之时，饮食调养宜选用品质新鲜、性味平和、容易消化、补而不腻的食品，如莲藕、胡萝卜、苹果、牛奶、豆浆、山药、小米等，以健脾养胃、补气生津。

3. 宜适苦增辛　苦味食品中所含有的生物碱具有促进血液循环、舒张血管等作用。同时苦味可通过刺激舌头上的味蕾，增进唾液分泌，刺激胃液和胆汁的分泌，从而促进消化。夏季温度高、湿气重，适当进食苦味之品，可以清泄暑热，以燥其湿，还可增进食欲，健脾利胃。但若过食苦味之品，易使心神涣散，神志失养，导致心烦不安、倦怠乏力，抑或引起胃部不适，出现恶心、呕吐或泄泻等。另外，夏季饮食宜增辛以养阳益气，如萝卜、葱白、姜、蒜等辛味食物有助于补益肺气、活血、通窍、化湿。

4. 忌过食寒凉和辛温　夏季汗出较多，容易口渴，可适当食用生津解渴防暑之品。但不宜过食冷饮（如汽水、冰棍、冰激凌等）、冷食，或一次大量地进食生冷的蔬菜瓜果，以免伤及脾脏的阳气。亦应忌食狗肉、羊肉、辣椒等辛温之品。

5. 注意饮食卫生　夏季天气炎热，病原微生物极易繁殖，食物容易腐败、变质，胃肠道疾病多有发生。所以，夏季要注意饮食洁净卫生，不食用腐烂变质的食物，不饮生水，生食瓜果蔬菜一定要洗净。

6. 夏季辨体施膳　气虚质者应少食莱菔子、白萝卜等耗气之品。阳虚质者慎食西瓜、苦瓜等性寒凉的蔬菜水果。阴虚质者宜多食菠菜、胡萝卜、黑木耳、猪肝等滋阴类食物。痰湿质者以化痰祛湿为主，慎食肥甘厚味，多食海藻、海带、紫菜、冬瓜、绿豆等淡渗利湿之品。湿热质者以清热化湿为主，饮食宜清淡，慎食肥甘厚腻，宜食绿豆、马齿苋、苦瓜等清热化湿之品。

（二）推荐食材

1. 粮食类　小麦、绿豆、小米、大麦、黄豆等。

2. 肉蛋水产类　鲤鱼、银鱼、猪肝、海蜇、猪肉等。

3. 蔬菜类　苦瓜、芹菜、南瓜、扁豆、黄瓜、西红柿、马齿苋等。

4. 果品类　山竹、桑椹、杏、草莓、西瓜等。

（三）推荐食养方

1. 绿豆粥（《普济方》）

【组成】绿豆 50g，粳米 250g，冰糖适量。

【制法与用法】将绿豆、粳米淘洗干净，放入锅内，加水适量，置炉上，用武火烧沸，再用文火煎熬，直至成粥。将冰糖加入粥内，搅拌均匀，盛碗即成。每日食用 1～2 次。

【功效】清暑生津，解毒消肿。

【方解】绿豆味甘，性凉。具有良好的清热解暑作用，与粳米共煮为粥，则有清热解暑、补益生津之效。适用于暑热烦渴、疮毒疔肿、预防中暑等。

【使用注意】绿豆性味偏凉，适用于夏季暑热证或热毒壅盛证。平素脾胃虚寒者不宜多食。

2. 西瓜番茄汁（《老年人膳食指南》）

【组成】西瓜 1 个，番茄 3 个。

【制法与用法】将西瓜洗净，取出内瓤，切成大块，番茄洗净，分别用榨汁机榨取汁液，将二汁液混匀。分次饮用。

【功效】清热解暑，生津止渴。

【方解】西瓜味甘，性寒，入胃、膀胱经，其质润汁多，具有清热解暑、生津止渴的作用；番茄味甘、酸，性凉，有生津止渴的作用。二者合用，能起到清热解暑、生津止渴、除烦开胃的作用。

【使用注意】本膳性质偏凉，适用于暑热伤津、脾胃不和证。脾胃虚寒、素体阳虚、寒湿偏盛者忌用。

3. 荷叶冬瓜汤（《饮食疗法》）

【组成】鲜荷叶 1/4 张，鲜冬瓜 500g，食盐适量。

【制法与用法】将鲜荷叶洗净、剪碎；鲜冬瓜去皮、洗净，切片。将荷叶和冬瓜片一同放入锅内，加水适量煲汤。临熟时弃荷叶，加少量食盐调味即成。饮汤食冬瓜，每日 1 剂，分 2 次食用。

【功效】清热祛暑，利尿除湿。

【方解】荷叶清香微苦，性质平和，并能升发清阳，清利头目；冬瓜是利水消肿的佳品，其味甘、淡，性寒，具渗利小便之功效。两味合用，清淡爽口，常用于暑温、湿温见有发热口渴、头晕头痛、心烦尿赤等症的治疗。此外，荷叶尚有化湿除痰之效，辅以淡渗利尿的冬瓜，可用于痰湿型肥胖症的辅助治疗。

4. 茯苓饼（《本草纲目》）

【组成】茯苓 200g，小麦粉 100g。

【制法与用法】茯苓研成粉末，与小麦粉混合，水调作饼，烙熟。佐餐食用。

【功效】利水化湿，健脾益气。

【方解】方中茯苓渗湿利水，小麦粉健脾养胃。全方性质平和，利而不峻，补而不过，适宜久服。

三、长夏饮食养生

长夏，多指具有湿、热共存季节特点的时段，高温多雨、湿热蒸腾是长夏典型的物候特征。《素问·脏气法时论》曰"脾主长夏"，在五脏与天地自然的相应关系中，脾与长夏，同气相求而相互通应，而脾容易被长夏的湿邪所困，要格外注意健脾防湿。长夏多雨潮湿，水汽上升，空气中湿度较大，加之或因外伤雾露，或因汗出沾衣，或因涉水淋雨，或因居处潮湿，以致感受湿邪而发病者最多。湿为阴邪，易伤阳气，尤其是脾阳。脾喜燥而恶湿，一旦感受外湿，湿易困脾，脾阳不运，湿邪内生，导致脾失健运，表现为消化吸收功能减退，久之出现气血化生乏源，在内会导致其他脏腑功能低下，易出现乏力、消瘦、大便不调、烦躁等；在外则易被外邪侵犯，尤其是儿童和老年人，更易发生反复感冒、咳嗽等疾病。从西医学角度而言，易发生皮肤结缔组织、消化系统疾病等。体质属痰湿质、湿热质人群应特别注意保健。

（一）食养原则

长夏饮食原则以健脾清热利湿为主。从营养学角度而言，可适当增加富含膳食纤维和益生菌的食物，并结合不同体质进行食物种类选择。

1.宜清热利湿　长夏季节，暑湿盛重，脾易被湿所困。建议适当食用绿豆、绿茶、黄瓜、西瓜、绿豆芽、冬瓜等具有清热利湿作用的食材，宜采用清炒、凉拌、煲汤等烹饪方法，减少肥甘厚腻，以免生湿困脾。

2.宜健脾化湿　湿为阴邪，易伤人阳气，尤其是脾阳。脾失健运表现为消化吸收功能低下，临床可见脘腹胀满，食欲不振，口淡无味，胸闷欲吐，大便稀溏，甚至水肿。长夏宜食用薏苡仁、白扁豆等健脾化湿之品。

3.宜清淡温食　为了避免湿邪犯脾，长夏的饮食原则宜清淡，少油腻，且以温食为主。在烹调上，宜多采用拌、蒸、烩、煮等方式，减少烤、煎、炸等容易助热生火的加工方法。

4.宜消食化滞　长夏的湿邪困脾，易出现食滞、纳呆等，宜选用消食化积、行气导滞之品。药食常选山楂、麦芽、神曲等，其中山楂善消肉食之积，麦芽善消米面薯芋类食积、食滞。

（二）推荐食材

1.粮食类　绿豆、薏苡仁、白扁豆、莲子、荞麦、黄豆、红小豆、蚕豆等。

2.肉蛋水产类　鸭肉、猪肉、牛肉、鸡肉、鸽肉、鹌鹑肉、鲫鱼等。

3.蔬菜类　苦瓜、冬瓜、丝瓜、莴笋、芹菜、番茄、黄瓜、海带、白萝卜等。

（三）推荐食养方

1.薏苡仁粥（《本草纲目》）

【组成】薏苡仁 60g，粳米 60g。

【制法用法】将薏苡仁洗净捣碎，粳米淘洗，同入煲内，加水适量，共煮为粥。温热食之，每日食用 1～2 次。

【功效】利水渗湿，健脾和胃。

【方解】薏苡仁，味甘、淡，性微寒，归脾、胃、肺经，功能利水渗湿，作用较为缓弱，因其性属微寒，故可用于湿热内蕴之证。本品又具健脾之功且健脾而不碍湿，渗润而不过利，为淡渗清补、药食两用之佳品。粳米味甘，性平，入脾、胃、肺经，能健脾益胃，与薏苡仁合用煮粥，共奏健脾渗湿之功。

【使用注意】本方清补健胃，效力较缓，主要适用于脾虚不能运化水湿所致的脾虚湿盛证。方中薏苡仁具有甘淡下行之性，故孕妇慎用。

2. 茯苓粥（《仁斋直指方》）

【组成】茯苓 15g，粳米 50g。

【制法与用法】将粳米淘洗干净，连同茯苓粉放入锅内，先用武火煮沸后，再用文火熬至米烂成粥。每日食用 1 次。

【功效】健脾利湿，和胃益气。

【方解】方中茯苓味甘、淡，性平，入脾、肺、心经，能渗湿利水、益脾和胃、宁心安神。粳米味甘，性平，入脾、胃、肺经，能健脾补气。两味相配，共奏健脾利湿、和胃益气之效。

3. 凉拌豆芽（《饮馔服食笺》）

【组成】绿豆芽 500g，生姜、米醋、食盐各适量。

【制法与用法】绿豆芽择洗干净，入开水锅内焯一下，捞出装盘，加米醋、食盐、生姜末拌匀即可。佐餐食用。

【功效】利水湿，消痰积。

【方解】绿豆芽味甘，性寒，其性疏利，有清热解毒、利水消肿之功。米醋、生姜与之相配，可佐制绿豆芽之寒性。各种食料相配，共奏清热毒、利水湿、化瘀浊、消痰积之效。适宜长夏食用。

4. 鲤鱼赤豆汤（《外台秘要》）

组成、制法与用法、功效、方解等见第四章第三节中的理湿类配方。

四、秋季饮食养生

秋季，指从立秋开始到立冬前的时段，包括立秋、处暑、白露、秋分、寒露、霜降等节气。《素问·四气调神大论》云："秋三月，此谓容平。天气以急，地气以明。"秋季气候由热转寒，是阳气渐收、阴气渐长，由阳盛转变为阴盛的关键时期，是万物成熟收获的季节，人体也开始阳消阴长。此外，随气温下降，降雨量减少，空气中的水分减少，气候变得凉爽，加之夏天的余热，气候干燥。因此，辛散干燥是秋天的特点，故有"秋燥"之说。在阳气收敛下降、以收为主的秋季，易患疾病为"温燥"及"凉燥"。从西医学角度而言，易发生上呼吸道感染及慢性疾病急性发作。阴虚质和气郁质的人群应特别注意保健。

（一）食养原则

秋季饮食原则为甘润养肺，增加酸味食品以助收敛，兼顾脾肾。从营养学角度而言，多食富含维生素的食物，少食辛辣香燥之品，结合不同体质进行食物种类选择。

1. 宜甘润养肺 秋季宜选用防燥不腻、甘淡滋润的平补之品，如梨、柿、南瓜、冬瓜、食用菌类、豆类及豆制品等。针对"秋燥"，应选用补肺润燥、补气生津之品，如银耳、百合、蜂蜜等含水分较多的甘润之品。一方面，可以直接补充人体的水分，防止秋燥对人体造成直接伤害；另一方面，通过膳食补养肺阴，防止机体在肺阴虚的基础上再受燥邪影响，产生疾病。此原则适用于阴虚质人群。

2. 宜减辛增酸　辛辣食物有发散特性，易伤及阴血，而酸味食物有收敛固涩之效，和甘味配伍使用，具有滋阴养血、生津补液的作用，即"酸甘养阴"。根据中医的五行学说，肺主辛味，肝主酸味，辛味能胜酸味，故秋季要减辛以平肺气，增酸以助肝气，以防肺气太过胜肝气，使肝气郁结。因此，在饮食上宜适当食用酸味食物，少食姜、葱、蒜、韭、椒等辛味之品。此原则适用于气郁质人群。

3. 忌食生冷　立秋开始，阳气渐收，阴气渐长。若过食生冷、寒凉或不洁瓜果，会导致寒湿内蕴、毒滞体内，引起泄泻。老人、儿童及阳虚体弱者尤其需注意，宜多食温食，少食生冷寒凉之品，以顾护胃气。

4. 忌苦燥伤津　秋燥时节，易伤肺金，苦燥之品易耗气伤津，加重燥邪伤肺。因此，秋令饮食养生忌苦燥。此原则适用于阴虚质人群。

（二）推荐食材

1. 粮食类　粳米、糯米、红薯等。

2. 肉蛋水产类　鱿鱼、虾仁、鸭肉、兔肉、甲鱼等。

3. 蔬菜类　冬瓜、藕、百合、萝卜、菜花、豆角等。

4. 果品类　梨、柿子、枣、苹果、葡萄等。

（三）推荐食养方

1. 蜜蒸百合（《太平圣惠方》）

【组成】百合100g，蜂蜜50g。

【制法与用法】将百合洗净后加入蜂蜜搅拌均匀，将混合后的百合蜂蜜放入容器中，隔水蒸熟即可。每日食用1次。

【功效】滋阴润肺止咳。

【方解】方中百合味甘，性微寒，入肺、心经，功擅养阴清肺、润燥止咳。蜂蜜性味甘平，补中，润燥。二者相配伍，共奏润肺止咳之功。

【使用注意】痰湿内蕴、中满痞胀及肠滑泄泻者不宜食用。

2. 百冬灌藕［《常用特色药膳技术指南（第一批）》］

【组成】生百合、白茯苓、天冬各60g，山药100g，红枣50g，牛奶150g，蜂蜜20g，鲜藕400g。

【制法与用法】将百合、山药、天冬研烂，加蜂蜜再研磨极细，同研末的白茯苓调匀。将红枣煮熟去核，做成枣泥，加入茯苓粉混合物，调入牛奶至稀稠适中，灌入藕孔中令孔皆满，堵住藕孔，上屉蒸熟即可。每日食用1次。

【功效】润肺化痰，止咳平喘。

【方解】百合味甘，性微寒，归肺、心经，功擅养阴清肺、润燥止咳。白茯苓味甘、淡，性平，归心、肺、脾、肾经，有益气健脾、利水渗湿的作用。天冬味甘、苦，性寒，入肺、肾、胃经，具有养阴润燥、清肺生津的功效。山药味甘，性平，入脾、肺、肾经，能益气健脾，润肺生津，可增强百合、天冬的润肺作用。藕味甘，性寒，能健脾、开胃、止泻。红枣、牛奶、蜂蜜有补中益气、养阴润燥之功效。诸味相伍，共奏养阴生津、润肺止咳之功效。

【使用注意】煮藕时忌用铁器，以免引起食物发黑。风寒咳嗽、虚寒性出血、脾胃不佳者忌食。

3. 玉竹瘦肉汤（《中医食疗学》）

【组成】玉竹 30g，猪瘦肉 150g，食盐等调料适量。

【制法与用法】先将玉竹洗净切片，用纱布包好。猪瘦肉洗净切块，放入锅内，加水适量煎煮，熟后去玉竹，加食盐等调味即成。

【功效】养阴润肺止咳。

【方解】方中玉竹味甘，性平，入肺、胃经，有滋阴润肺、养胃生津的功效，可用于阴虚肺燥的咳嗽、劳嗽。猪瘦肉，味甘、咸，性平，入脾、胃、肾经，能补肾养血、滋阴润燥。二者合用，共奏养阴清肺、润燥止咳的功效。

【使用注意】本方所治之证为肺阴虚所致的肺阴亏虚证。咳嗽属实热或痰热者缓不济急。

4. 杏仁猪肺粥（《食鉴本草》）

组成、制法与用法、功效、方解等详见第四章第三节中的祛痰止咳类食疗方。

五、冬季饮食养生

冬季，指从立冬开始到立春之前的时段，包括立冬、小雪、大雪、冬至、小寒、大寒等节气。《素问·四气调神大论》云："冬三月，此谓闭藏。水冰地坼，无扰乎阳。"冬季气候寒冷，虫兽藏匿，草木凋零，万物处于收藏状态。中医学认为冬季是匿藏精气的时节，机体能量的蓄积阶段，冬令进补以立冬后至立春前这段时间最为适宜。冬季人体生理特点为阳气收藏，以闭藏为主，易患疾病为"寒证"。从西医学角度而言，易患心脑血管疾病、呼吸系统疾病。体质属阳虚质、痰湿质、血瘀质的人群应特别注意保健。

（一）食养原则

饮食原则为适量温阳进补，不忘养阴，减咸增苦。从营养学角度而言，可适当增加富含蛋白质、维生素和易于消化的食物，勿过食大辛大热之物，结合不同体质进行食物种类选择。

1. 养肾为先　根据中医学"虚则补之，寒则温之"的原则，在膳食中应选用温阳补肾的食物进行调理，敛阴护阳，以提高机体的耐寒能力。本原则亦适用于阳虚质人群。

2. 温食忌硬　冬季气候寒冷，寒邪易伤肾阳。黏硬、生冷的食物多属阴，更容易损及阳气。因此，冬季饮食宜温热松软。本原则亦适用于阳虚质和血瘀质人群。

3. 减咸增苦　因冬季人体流汗较少，饮食中应注意减少食盐摄入量，避免增加肾脏负担，同时可增加苦味食物的摄入，达到强肾养心的效果。

（二）推荐食材

1. 粮食类　粳米、玉米、小麦、糯米、高粱、粟米、黑豆、黄豆、豌豆等。

2. 肉蛋水产类　羊肉、鸡肉、牛肚、牛肉、对虾、鲤鱼、鲢鱼、海参等。

3. 蔬菜类　芥菜、萝卜、白菜、洋葱、土豆、生姜、香菜、大蒜等。

4. 果品类　桂圆、樱桃、橙子、柚子、荔枝、胡桃仁等。

（三）推荐食养方

1. 当归生姜羊肉汤（《金匮要略》）

组成、制法与用法、功效、方解等见第四章第三节中的温里散寒类配方。

2. 枸杞羊肾粥（《饮膳正要》）

组成、制法与用法、功效、使用注意等见第四章第三节中的补益类配方。

3. 良姜炖鸡块（《饮膳正要》）

【组成】公鸡 1 只（约 800g），高良姜 6g，草果 6g，陈皮 3g，胡椒 3g，葱、食盐等调料适量。

【制法与用法】诸药洗净装入纱布袋内，扎口。将公鸡宰杀，去毛及内脏，洗净切块，剁去头、爪，与装有以上诸药的药袋一起放入砂锅内。加水适量武火煮，撇去浮沫，加入食盐、葱等调料，文火炖熟，将药袋拣出，装盆即成。每周 2 ～ 3 次，随量饮汤食肉。

【功效】温中散寒，益气补虚。

【方解】方中公鸡味甘，性温，能温中益气、补精添髓，为血肉有情之滋补佳品。高良姜辛热纯阳，功擅温脾暖胃、止呕、止痛。草果味辛，性温，入脾、胃经，长于燥湿、温中、散寒，是以为辅，既增高良姜温脾散寒之效，又行泻满止痛之功。陈皮味苦辛而性温，气香质燥，功擅理气醒脾，燥湿消胀。胡椒味辛，性热，气味俱厚，入胃、大肠经，功专温中散寒，除胃肠风冷寒邪。二药与高良姜、草果相配，温中散寒、行气燥湿之力大增，专攻中宫寒冷等。诸药相合，温补并用，并缓诸药之辛燥。全方药食相合，补虚而不碍散寒除湿，温散而不耗气伤胃，补而不滞，滋而不腻，共奏温中散寒、益气填髓之功。本膳味美可口，实为温中散寒止痛之良膳。

【使用注意】本方主要适用于脾胃虚寒证。汤味微辣香浓，肠胃湿热泄泻、外感发热、阴虚火旺者不宜食用。

4. 白胡椒炖猪肚［《常用特色药膳技术指南（第一批）》］

【组成】白胡椒粒 10g，猪肚 500g，食盐适量。

【制法与用法】将白胡椒粒在微火中煸炒至香味出，加水适量；将猪肚切丝后放入砂锅内，文火炖至猪肚丝软烂，加食盐调味即可。食肚喝汤，每周 1 次，连服 4 次。

【功效】温中暖胃，行气止痛。

【方解】方中白胡椒味辛，性温，善于温中散寒，对胃寒所致的胃腹冷痛、肠鸣腹泻有很好的缓解作用。猪肚即猪胃，味甘，性微温，可健脾胃、补虚损。二味合用，可温补脾胃、行气止痛。亚健康或健康人群亦可用于日常食养保健。

【使用注意】胃火炽盛者慎用。

第二节　地域饮食养生

我国地域广阔、物产丰富，但人们生活的地理位置和生态环境差别较大，故其生活环境和饮食结构不尽相同。注重地域性，是提高食物疗效的重要方面，亦是使人体顺应不同地理环境的重要条件，因而在养疗时要因地制宜。例如，南方地势低下多潮湿，易于湿邪困脾，饮食菜肴中宜多用辛辣之品；北方地势高多风燥，易于风燥伤肺，宜多食滋阴润燥之品。又如长期居住于海边或水上作业者，多有湿邪内侵，食养时必须佐以健脾燥湿之品。此外，各地区口味习惯不同，选择食物配料和调味料时均应予以兼顾。本节主要从我国东北、东南、西南、西北四个地域进行逐一阐述。

一、东北地区饮食养生

我国东北地区是指辽宁、吉林、黑龙江三省，以及内蒙古东五盟市构成的区域，以平原和丘陵地形为主，平原包括松嫩平原、辽河平原和三江平原，是我国主要的粮食生产基地；丘陵主要是位于辽宁省西部的辽西丘陵，分布相对较小。

（一）环境及人群体质特点

东北地区有寒冷干燥而漫长的冬季、温暖湿润而短促的夏季，水源属于弱酸性。东北地区的这些特征与它所处的地理位置有密切关系。

东北地区人群体质特点及发病有明显的地域性规律。东北地区是寒冷的自然区域，为了适应和抵御高寒，人们对于食物的摄入量较大，尤其是牛肉、猪肉、羊肉等畜肉类食用较多，腌制菜肴食用量较大，饮食重油、重盐，蔬菜加工容易过火，饮酒容易过量，运动量相对不足。因此该地区人群易感风、寒、燥邪，呼吸系统与心脑血管系统等疾病常见，超重和肥胖现象也日趋严重。以气虚质、阳虚质、湿热质、阴虚质等体质偏颇人群居多。

（二）食养原则

1. 温阳散寒，生津润燥 日常饮食宜以温壮阳气、滋阴润燥之品为主。宜常服食性温热，长于散寒、生津、润燥的食物，如肉类、乳类、干姜、肉桂、芝麻、核桃、蜂蜜等，以增加抗寒能力。不宜多食寒性食物，以免损伤阳气；不宜长期食用油炸香燥类食物，以免损耗津液。

2. 优化、调整饮食结构 平衡膳食，合理搭配，少盐少油，控糖限酒。坚持以谷类为主，适量食鱼、禽、蛋、瘦肉，少食腌制菜肴，以水产品代替部分红肉，多进食应季新鲜蔬菜，多采用蒸、煮、快炒等烹调方法；提倡茶文化，家庭聚会、朋友聚会多饮茶、少饮酒；即使在室内也要进行相应的体育运动。只有调整饮食结构，倡导健康生活方式，人们的体质才能进一步增强。

（三）推荐食材

1. 粮食类 玉米、高粱、谷子、小麦、水稻、花生、赤小豆等。

2. 肉蛋水产类 牛肉、猪肉、鹅肉、鸭肉、鸡肉、鲫鱼、鲤鱼等。

3. 蔬菜类 豆角、西红柿、黄瓜、辣椒、大蒜、茄子、白菜、韭菜、土豆、萝卜等。

4. 果品类 苹果、橘子、核桃、大枣、西瓜等。

（四）推荐食养方

1. 葱爆牛肉（《新编东北家常菜》）

【组成】牛肉150g，大葱150g，植物油25g，酱油15g，料酒10g，醋5g，姜汁5g。

【制法与用法】将牛肉洗净，切成5cm长的薄片备用。大葱剥去葱叶，留用葱白，洗净切段。锅中放入植物油，烧七分热，放入牛肉片炒至变色，加入料酒、姜汁、酱油腌至入味；最后放入葱白段、醋，出锅即成。佐餐食用。

【功效】补气养血，温中养胃。

【方解】牛肉味甘，性平，有补脾胃、益气血、强筋骨之功效；大葱味辛，性温，有通阳活血功效。二者合用可补气养血、温中养胃。

2. 糖醋菠菜（《新编百姓家常菜 3600 例》）

【组成】菠菜 500g，白糖 20g，醋、盐、香油适量。

【制法与用法】菠菜择去黄叶，洗净，切断，水开下锅略焯，捞出沥水，加少许盐、香油、糖、醋调味。佐餐食用。

【功效】滋阴补肾，健脾养胃。

【方解】菠菜味甘，性平，归肝、胃、大肠、小肠经，富含类胡萝卜素、维生素 C、维生素 K、矿物质等多种营养素，有养血、止血、敛阴、润燥的功效。

3. 白萝卜炖排骨（《四季炖补 100 锅》）

【组成】白萝卜 500g，排骨 500g，葱、姜、盐适量。

【制法与用法】白萝卜洗净，切大块，排骨洗净切小块，加清水炖煮，放入葱、姜。旺火烧沸，文火炖至排骨八成熟，放入白萝卜块，盐调味，再炖至排骨肉酥烂出锅。佐餐食用。

【功效】滋补润心，通气活血。

【方解】萝卜味甘、辛，性平，归肺、脾经，具有下气、消食、化痰、解渴、利尿、通便的功效；猪排骨味甘、咸，性微寒，归脾、胃、肾经，有滋阴养血、润燥的功效。猪排骨除含蛋白质、脂肪、维生素外，还含有大量磷酸钙、骨胶原、骨黏蛋白等，可为幼儿和老人提供钙质。二者合用有滋补润心、通气活血之功效。

4. 黄芪枸杞炖鸡汤（《枸杞养生食谱》）

【组成】黄芪 50g，枸杞子 15g，红枣 10 个，母鸡 1 只（1000g 左右），生姜 2 片，盐、米酒适量。

【制法与用法】将黄芪、枸杞子、姜片放滤袋内，母鸡洗净，余烫、冲凉、切块，与红枣一起放锅内。加入清水，小火炖焖 1 小时后加盐、米酒即可食用。每日 2 次。

【功效】补中益气。

【方解】黄芪可补气健脾、益肺止汗，民间常用于治疗产后乳汁缺少，又可补虚固表，治疗产后虚汗。母鸡味甘，性温，能温中健脾、补益气血。此汤适用于产后体虚、面色萎黄、乳汁过少、易出虚汗等。需要注意的是，黄芪炖鸡汤宜在产后 7 天开始食用。

二、东南地区饮食养生

我国东南地区是指位于东南部的大部区域，包括广东、福建、浙江、江西、江苏、台湾等省，上海市，香港、澳门特别行政区。地形以山地丘陵为主，总称东南丘陵，也包含了众多沿海区域。

（一）环境及人群体质特点

东南地区地势低洼，气候温暖或炎热潮湿，人体汗腺发达，腠理疏松，有助于散热，阳气易于随汗出而外泄，因此体温降低且湿气较重，机体多受湿邪或湿热之邪、暑湿之邪、风湿之邪侵犯而致病，导致湿困脾虚，阻滞人体经络，引起肢体沉重、困倦等湿热病证。故气虚质、痰湿质、湿热质、阴虚质等人群较多见。

（二）食养原则

1. 清淡利湿，健脾化湿　日常饮食宜多食清淡利湿健脾之品，如薏苡仁、赤小豆、扁豆、蚕豆之类，不宜偏嗜膏粱厚味，如肥肉、动物内脏、蟹黄、鱼子、奶油、奶酪、巧克力、酒等，以免滋腻碍胃，助湿生痰；少食辛热类的食物，以免生热动火。

2. 因时制宜　时序有四时寒暑的变更，人体的阴阳气血也随之变化。如春夏湿邪、热邪较重，要活用扁豆、赤小豆、冬瓜等清热祛湿；秋冬燥邪明显，可用猪肺煲南北杏、菜干等润肺止咳。

3. 适量饮茶　东南地区多有饮茶习惯，尤其在广东一带常以凉茶养生。凉茶是在中医养生理论指导下，在长期预防疾病与保健过程中形成的，以天然药食同源食材为原料，用独特的煲制方法煎熬而成的一种传统保健饮品，具有清热解毒、生津止渴、防治疾病等功效，在民间流传广泛。但是，凉茶多为苦寒之品，过多饮用则易损伤脾阳。当地人除了需要适量对证饮用凉茶之外，其养生尤应以顾护脾胃为先。

（三）推荐食材

1. 粮食类　粳米、芋头、薏苡仁、白扁豆、荞麦等。

2. 肉蛋水产类　鸡肉、鹅肉、鹌鹑、蚌肉、螺蛳、鱼肉等。

3. 蔬菜类　荷叶、丝瓜、扁豆、红萝卜、冬瓜、蕹菜、莴笋、山药等。

4. 果品类　芒果、香蕉、桑椹、橘、荸荠、梨、樱桃、大枣等。

（四）推荐食养方

1. 翠衣荷叶汤（《广东养生靓汤》）

【**组成**】西瓜皮 500g，鲜荷叶 60g，丝瓜 50g，鲜扁豆 60g，鲜竹叶芯 15g，食盐、生油适量。

【**制法与用法**】鲜扁豆、鲜荷叶、鲜竹叶芯洗净，浸泡 20 分钟，西瓜皮、丝瓜洗净，切为块状。然后把西瓜皮、扁豆、荷叶、鲜竹叶芯放入瓦煲内，加入清水 2000mL，武火煲沸后，改为文火煲 1 个小时，加入丝瓜，煲沸片刻，调入适量食盐和少许生油便可。佐餐食用。

【**功效**】清热解暑，利水祛湿。

【**方解**】西瓜翠衣味甘性寒，入胃经，能清热解暑、泄热除烦，用于解暑热烦渴、小便不利等；荷叶里含有大量纤维，可以促使大肠蠕动，有助排便，从而可以清除毒素；鲜扁豆健脾和中，消暑化湿；竹叶芯清心利尿；丝瓜清热。诸药合用可清热解暑、利水祛湿。

2. 冬瓜赤小豆煲生鱼汤（《古今济生妙方》）

【**组成**】赤小豆 60g，冬瓜 750g，生鱼 2 条，猪瘦肉 150g，生姜 3 片，食盐等调料适量。

【**制法与用法**】赤小豆洗净，冬瓜洗净，连皮切，生鱼洗净，宰净去鳞、内脏，慢火煎至微黄；猪瘦肉洗净，整块不用刀切。一起与生姜放进瓦煲内，加清水适量；武火煮沸后改文火熬煮，调入适量调料即可。佐餐食用。

【**功效**】健脾祛湿，消肿解毒。

【**方解**】冬瓜味甘、淡，性寒，归肺、大肠、小肠、膀胱经，有利尿、清热、化痰、生津的功效；生鱼，即鳢鱼，味甘，性凉，归脾、胃、肺、肾经，功擅补脾益胃、利水消肿；赤小豆，味甘、酸，性平，归心、小肠经，有利水消肿、清热解毒、消痈排脓的作用。三者合用共奏健脾去湿、消肿解毒之效。

3. 山药芡实薏米汤（《法古录》）

【**组成**】怀山药 15g，芡实 15g，薏苡仁 15g，扁豆 15g，黄芪 12g，白术 10g，猪排骨 200g。

【制法与用法】先用水浸泡怀山药，扁豆、薏苡仁用锅炒至微黄，猪排骨洗净血污并剁块，芡实、黄芪、白术用清水洗净，然后将全部用料放进汤煲内，用中火煲一个半小时，调味即可。佐餐食用。

【功效】健脾益胃，祛湿，抗疲劳。

【方解】山药可益气养阴，又兼具涩敛之功；薏苡仁可健脾利水化湿；芡实健脾补肾，止泻止遗。扁豆、黄芪、白术与以上三药合用，有健脾益胃之效。

4. 赤小豆煲鸡（《本草精华煲靓汤之清热消暑》）

【组成】赤小豆90g，去毛及内脏的母鸡1只。

【制法与用法】将赤小豆放入鸡腹内，用竹签将鸡腹切口闭合，加入适量的水煲汤，食用时加入适量调味品，食肉喝汤。佐餐食用。

【功效】补中益气，健脾利湿，利尿消肿。

【方解】赤小豆味甘、酸，性平，能利湿消肿、清热退黄、解毒排脓；赤小豆煲鸡可补中益气、健脾化湿。

三、西南地区饮食养生

我国西南地区主要包括四川盆地、云贵高原、青藏高原南部、两广丘陵西部等地形单元，以山地为主，地形结构十分复杂，自然资源丰富，其中四川盆地为最大的盆地，人口密集，交通、经济相对发达。

（一）环境及人群体质特点

西南各地的生活习惯差异较大，好发疾病的病种复杂，其中慢病发病与西南地区特有的饮食习惯，如嗜食辛辣、餐不定时等有一定的关系，具体可根据相应的气候、体质来确定养生防病的方法。常见湿热质、痰湿质、阳虚质、血瘀质、阴虚质等体质偏颇人群。

（二）食养原则

1. 食物多样，饮食清淡　一日三餐膳食的食物种类全、品样多，是食物多样化的基本要求。西南地区特别是川渝两地饮食容易有所偏嗜，过度麻辣、油腻、高温，使脾胃长期受累，时常引发胃肠的功能性病变，甚至器质性损伤。应改变不良饮食习惯，不宜过咸、过辣、过于油腻，合理搭配食物种类，荤素适当，均衡饮食。

2. 饮食有节，食能以时　需注意饮食的量和进食时间。饥饱失常或饮食无时均可导致疾病。只有定质、定量、定时，有规律、有节制地进食，才可以保证脾胃运化正常进行，水谷精微化生有序，维持健康水到渠成。

（三）推荐食材

1. 粮食类　粳米、糯米、小麦、玉米、红薯、蚕豆、青稞、荞麦、藜麦等。

2. 肉蛋水产类　鸡肉、鹌鹑、羊肉、牛髓、牛肚、牛肝、牛肉、奶制品等。

3. 蔬菜类　竹笋、银耳、木耳、黄花菜、甘蓝、萝卜等。

4. 果品类　雪梨、柚子、枇杷、香蕉、杨梅、猕猴桃、草莓、李子、柿子等。

（四）推荐食养方

1. 茯苓包子（《实用药膳学》）

【组成】白茯苓50g，面粉1000g，鲜猪肉500g，生姜15g，胡椒粉5g，大葱25g，骨头汤、食盐、酱油、麻油、碱水等适量。

【制法与用法】将茯苓去净皮，用水润透，蒸软切片，用煎煮法取汁，每次分别加水约 400mL，加热煮提 3 次，每次煮提 1 小时，3 次药汁合并滤净，再浓缩成 500mL 待用；小麦粉 300g，加入温热茯苓汁，和成面团后发酵待用；将猪肉剁成茸，倒入盆内加酱油拌匀，再将姜末、食盐、麻油、酱油、葱花、骨头汤等投入盆中搅拌成馅。待面团发成后，加碱水适量，然后搓成 3～4cm 粗长条，按量揪成相应剂子，把剂子压成圆面皮，右手打馅，逐个包成生坯。将包好的生坯摆入蒸笼内，沸水上笼，武火蒸约 15 分钟即成。可做主食食用。

【功效】健脾、利水、渗湿。

【方解】本方所治之证，为脾虚湿盛所致的湿困脾土，治宜健脾渗湿。方中茯苓味甘、淡，性平，归心、肺、脾、膀胱四经，利水渗湿，健脾补中；生姜祛寒；胡椒、葱等升发助阳，温化水湿；猪肉、骨头汤、面粉等温补脾胃、助阳利气、温化水湿。诸味相配，共奏健脾、利水、渗湿之效。

2. 冬瓜粥（《粥谱》）

【组成】冬瓜（带皮）100g，粳米 100g，嫩姜丝、葱、香油适量。

【制法与用法】冬瓜洗净后，削皮（勿丢）去瓤切块。粳米洗净放入锅内，加水适量煮粥。米粥半熟时，将冬瓜、冬瓜皮放入锅内，再加适量水，继续煮至瓜熟米烂汤稠为度，捞出冬瓜皮不食，入适量姜、葱、香油调味即成。温热服食。

【功效】利水消肿，清热解毒。

【方解】方中冬瓜味甘、淡，性微寒，入肺、大肠、小肠、膀胱经，为利尿消肿药食两用之佳品，其子、皮、肉、瓤均可入药。冬瓜与粳米共煮粥，既可利水消肿，又能养胃充饥，可做日常食用。

【使用注意】冬瓜以老熟（挂霜）者为佳。煮粥时不宜放盐，以免影响利水消肿效果。

3. 天麻鱼头（《中国药膳学》）

【组成】天麻 25g，川芎 10g，茯苓 10g，鲜鲤鱼 2 条（每条重 600g 以上），酱油 2.5g，绍酒 45g，食盐 15g，白糖 5g，胡椒粉 3g，麻油 25g，葱 10g，生姜 15g，湿淀粉 50g。

【制法与用法】将鲜鲤鱼去鳞，剖开腹，挖去内脏，洗净，再从鱼背部剖开每半边剁为 3～4 节，每节剞 3～5 刀（不要剁透），将其分为 8 等份，用 8 个蒸碗分盛。另把川芎、茯苓切成大片，放入二泔水中，再加入天麻同泡，共浸泡 4～6 小时，捞出天麻置米饭上蒸软蒸透，趁热切成薄片，与川芎、茯苓同分为 8 等份，分别夹入各份鱼块中。然后放入绍酒、姜、葱，兑上适量清汤，上笼蒸约 30 分钟后取出，拣去姜、葱，翻扣碗中，再将原汤倒入火勺内，调入酱油、食盐等上述调料，烧沸，撇去浮沫，浇在各份鱼的面上即成。每周 2～3 次，佐餐食用。

【功效】平肝息风，滋养安神，活血止痛。

【方解】天麻味甘，性平，专入肝经，走肝经气分，故凡肝阳上亢、肝火上炎、肝风内动之证，不论寒热虚实，均可选用，为虚风内动、痉挛风痫常选用的药物。川芎辛散温通，入肝行血，为血中气药，功擅通血脉、祛风气、解头风，既具辛散之力又能调达肝气。茯苓甘淡，其性平和，善益脾气，具下行之性，能渗水湿以开泄州都，开心智而宁心安神，为利水补中安神之要药。两药活血定痛、利水安神，与天麻相伍，平肝息风、止痛定志之功更强。鲤鱼味甘性平，功擅利水、下气、镇惊，与上药配伍后，既能滋精血、益肝肾而涵阳息风，又能利小便、下逆气而降上亢之阳，共奏平肝息风之效。

4. 益寿鸽蛋汤（《实用药膳学》）

【组成】枸杞子 10g，龙眼肉 10g，制黄精 10g，鸽蛋 4 枚，冰糖 30g。

【制法与用法】枸杞子洗净，龙眼肉、制黄精分别洗净，切碎，冰糖打碎待用。锅中注入清水约 750mL，加入上 3 味药物同煮。待煮沸 15 分钟后，再将鸽蛋打入锅内，冰糖碎块同时下锅，煮至蛋熟即成。每日服 1 剂，连服 7 日。

【功效】滋补肝肾，益阴养血。

【方解】本方所治之证，为肝肾阴亏、精血不足所致，治宜滋补肝肾、益阴养血。方中枸杞子味甘，性平，入肝、肾经，善滋阴补血、益精明目，用于眼目昏花、眩晕耳鸣、腰酸膝软等。黄精味甘，性平，入脾、肺、肾经，有补脾益肺、养阴润燥的作用。古以黄精为益寿延年的佳品，在益精气、补阴血方面具有较好的作用，常用于体虚乏力、心悸气短、肺燥干咳、消渴等。龙眼肉功善益心脾、补气血，用于心悸、健忘、贫血等。三药相配，能大补五脏之阴，润燥生津。鸽蛋为蛋中上品，能补虚强身。再以冰糖甘甜清润辅之，使全方具有滋补肝肾、益阴补血、生津润肺的良好作用，故可用于肝肾阴虚、肺虚燥咳等。

【使用注意】阴虚内热而见潮热骨蒸、烦热盗汗之阴虚重者，本方力有不及。湿热壅盛者，不宜服用。

四、西北地区饮食养生

我国西北地区主要包括新疆、青海、甘肃、宁夏、内蒙古西部、陕西等地，具有面积广大、干旱缺水、荒漠广布、风沙较多、生态脆弱、人口稀少、资源丰富但开发难度较大等特点。

（一）环境及人群体质特点

西北地区深处内陆，气候多属温带季风性气候或大陆性气候，局部属于高原高寒气候，再加上高原、山地地形对湿润气流的阻挡，导致降水稀少，气候干旱，形成沙漠广袤和戈壁沙滩的景观。

西北地区干燥寒冷，干旱少雨，气温年较差、日较差大，居民依山而居，多食肥甘厚味，容易出现肥胖或生发胀满疾病，因此该地区人群的常见病往往由于饮食、情志内因等造成。常见气虚质、痰湿质、湿热质、血瘀质、阴虚质等体质偏颇人群。

（二）食养原则

1. 五谷为养，食物多样　五谷在古代指的是粳米、小豆、麦、大豆、黄黍等，现泛指粮食，为禾谷类、薯类、豆类、油料等作物的种子。西北地区偏好五谷面食，其主食是玉米与小麦并重，也食用其他杂粮。在食物多样的基础上，坚持谷类为主，不仅体现了我国传统膳食结构的特点，也能满足合理膳食的要求。

2. 果蔬为助，滋阴润燥　由于西北大部分区域为温带气候，光照充足，盛产的水果往往汁鲜味美，利津爽口，是滋养保健的佳品。水果中富含各种有机酸，使食物自身保持一定的酸度，对维生素 C 的稳定性具有保护作用。人们日常从果蔬中摄取的膳食纤维，也能增加饱腹感，防止便秘，促进肠道健康。

3. 五畜为益，增进精气　五畜在古代指的是牛、羊、猪、鸡、犬，现多见于动物性食物，尤以蛋、奶、肉、鱼等动物性蛋白质为主。中医将此类称为血肉有情之品，主张以血补血、以肉补肉、以脏补脏，起到补气、补血、补阴、补阳的综合补益作用。尽管五畜类食物有增进精气的作用，但仍需控制在有益的范围内，并不能代替主食，而且需注意组方配膳应用。

（三）推荐食材

1. 粮食类　小麦、青稞、大麦、燕麦、小米、玉米、高粱、荞麦、土豆、山药、红薯、大豆、绿豆、豌豆、芸豆、红豆、芝麻油、菜籽油、其他植物油等。

2. 肉蛋水产类　鸡肉、鹌鹑、鸡蛋、鸡肝、猪肾、猪心、猪肝、猪肺、猪瘦肉、羊肉、牛肚、牛肉、奶酪、牛乳、羊乳等。

3. 蔬菜类　茼蒿、菠菜、芹菜、白菜、百合、黄豆芽、甘蓝（芽甘蓝）、萝卜、茄子、番茄、大葱、小葱等。

4. 果品类　杏子、草莓、沙棘、西瓜、葡萄、梨、石榴、山楂、大枣、苹果、李子、桃子、桑椹、哈密瓜等。

（四）推荐食养方

1. 糯米阿胶粥（《食医心鉴》）

【组成】阿胶 30g，糯米 100g，红糖适量。

【制法与用法】糯米淘洗净，入锅加清水煮至粥将熟。放入捣碎的阿胶，边煮边搅，稍煮 2～3 沸，加入红糖搅匀即可。每日分 2 次温热服食，3 日为 1 疗程，间断服用。

【功效】滋阴清热，补血止血。

【方解】方中阿胶味甘，性平，无毒，入肺、肝、肾经，功效总以补血滋阴为主，可治疗血虚燥热之一切出血，故为本方主料。辅以糯米补中气，健脾胃；红糖补中缓肝，养血活血。三味相伍，共奏滋阴润燥、养血止血之效。

【使用注意】阿胶性黏腻，连续服用易致胸满气闷，故宜间断服食。脾胃虚弱者不宜多用。

2. 莱菔子粥（《老老恒言》）

【组成】莱菔子 15g，粳米 100g。

【制法与用法】将粳米洗净，置砂锅内，加入炒熟、磨成细粉的莱菔子，加水适量，置武火上烧沸，用文火熬煮成粥即可。早晚温服，每日 1 剂，3～5 日为 1 疗程。

【功效】降气化痰，消食和胃。

【方解】本方所治之证为饮食积滞、痰壅气逆所致，治宜消食除胀。方中莱菔子味甘、辛，性平，归肺、脾、胃经，功擅消食化积、行气除胀，对食积气滞证甚为适宜；辅以粳米，健脾和中以助运化。二物相配，化食积，除气滞，标本兼治。

【使用注意】因莱菔子下气作用较强，中气亏虚者慎用。

3. 苏子麻仁粥（《丹溪心法》）

详见第四章第三节中的泻下类疗方。

4. 良姜鸡肉炒饭（《中国食疗大全》）

【组成】高良姜、草果各 6g，陈皮 3g，鸡肉 150g，粳米饭 150g，葱花、食盐、料酒等各适量。

【制法与用法】高良姜、草果、陈皮洗净，加水煎取浓汁 50mL 备用。鸡肉切丝，加入料酒、葱花煸炒片刻，倒入米饭，加入药汁及调料再炒片刻即成。佐餐食用。

【功效】温胃散寒，行气止痛，除湿降逆。

【方解】本方所治之证为寒湿中阻所致，治宜温中散寒除湿，行气止痛降逆。方中高良姜味辛，性热，入脾、胃经，善于散脾胃寒邪且有温中止痛之功。草果味辛，性温，燥湿温中，可用于寒湿阻滞脾胃所致脘腹胀满、疼痛及呕吐腹泻等。陈皮味辛、苦，性温，归脾、肺经，能理气健脾，燥湿化痰。鸡肉味甘，性平，补益五脏，温中益气。上四味皆为辛散温通之品，同入脾、胃二经，共奏散寒止痛、燥湿理气之功，配合炒饭健脾益胃，相辅相成。对体质虚弱，寒湿阻滞，脾胃气机郁阻或逆乱的病证尤为适宜。

【使用注意】本膳性偏温燥，故胃热或阴虚者不宜食用。

第三节　九体饮食养生

体质是指人类个体或群体在生命过程中，由遗传性和获得性因素所决定的，在生长、发育和衰老的过程中表现在形态结构、生理功能和心理状态等方面综合的相对稳定的固有特性。

体质是人类生命活动的一种重要表现形式，体质学说是中医学的一大特色。根据体质的差别对人进行分类，是中医理论体系的重要组成部分，其理论丰富而且实践性强。在日常生活中，常可见到在同样的致病条件下，有的人感而为病，有的人却安然无恙；同样患感冒，有的人出现风寒症状，有的人却出现风热症状，这主要与人的体质有关。中华中医药学会 2009 年4 月 9 日在北京发布了首部《中医体质分类与判定》标准，将体质分为平和质、气虚质、阳虚质、阴虚质、痰湿质、湿热质、血瘀质、气郁质、特禀质 9 种类型。该标准为体质辨识及与中医体质相关疾病的防治、养生保健和健康管理提供了实施依据。

中医学认为，体质的形成主要受先天禀赋和后天因素的共同影响。先天禀赋源于父母的先天之精，决定体质的形成；后天因素源于后天脾胃运化之水谷精微，影响体质的形成。五脏六腑的温煦滋润全赖肾中之水火，若各种内外因素伤及肾精，五脏六腑则受其累，形成各种偏颇体质。肾精亏损是形成体质偏颇的根本原因。脾胃为后天之本，后天脾胃的调养与饮食的调摄不当可以导致脾胃受损，进而形成偏颇体质，甚至出现各种证候。体质在生、长、壮、老、已的不同阶段中，是相对稳定而又动态可调的。先天禀赋是体质形成的基础；后天因素会影响和改变体质。在西医学领域中，体质的形成亦与遗传因素、地理因素、气象因素、生活习惯及社会心理因素等有关。

体质具有发生相关疾病的倾向性，一定程度上决定了疾病的发展与转归。个体体质的特殊性，往往导致对某种致病因素的易感性和疾病发展的倾向性。一般来讲，阳盛之体多患热证，阴盛之体多发寒证。中医根据不同体质类型，进行针对性预防。以中医"四气五味"理论为基础，根据食物的寒热温凉等性味的不同，选择针对性的食疗方案，可以改善偏颇体质，平衡阴阳，预防疾病。

一、平和体质饮食养生

（一）体质机理

平和质是以体态适中，面色红润，精力充沛，体内阴阳平和，脏腑功能状态强健为主要特征的一种平和健康的体质状态。平和体质的形成主要得益于先天禀赋良好，后天调养得当。

（二）特征

总体气血调和，体态适中，面色红润，精力充沛，体内阴阳平和，脏腑功能状态强健。肤色润泽，头发稠密有光泽，目光有神，鼻色明润，嗅觉通利，唇色红润，不易疲劳，精力充沛，耐受寒热，睡眠良好，胃纳佳，二便正常，舌淡红，苔薄白，脉和缓有力。体形匀称健壮，性格随和开朗，平素患病较少，对自然环境和社会环境的适应能力较强。

（三）食养原则

1.清淡饮食，不偏不倚　平和体质者具有阴阳和调、血脉畅达、五脏匀平的生理特点，其饮食调养的第一原则是膳食平衡，要求食物多样化，不宜偏嗜。《黄帝内经》中指出："五谷为养，五果为助，五畜为益，五菜为充，气味和而服之，以补精益气。"

2.气味调和，因时施养　在膳食平衡的基础上，平和质者的饮食调养，应根据不同时节，优先选用性味平和的食材及药食同源材料，合理搭配食用，以维护机体的阴阳平衡，保障健康。

（四）推荐食材

粳米、糯米、小麦、大麦、玉米、马铃薯、黄豆、黑豆、冬瓜、南瓜、茄子、萝卜、菠菜、蘑菇、香菇、木耳、银耳、梨、苹果、菠萝、花生、鸡肉、鸭肉、牛肉、猪肉、牛乳、鸡蛋、海参、墨鱼、茯苓、薏苡仁、大枣、山药、黑芝麻、板栗、枸杞子、小茴香等。

（五）推荐食养方

1.柚子炖鸡（《本草纲目》）

组成、制法与用法、功效、方解等见第四章第三节中的祛痰止咳类配方。

2.怀药芝麻糊（《中医药膳学》）

【组成】怀山药 15g，黑芝麻 120g，粳米 60g，鲜牛乳 200mL，冰糖 120g，玫瑰糖 6g。

【制法与用法】粳米淘净，加适量水泡约 1 小时，捞出沥干，文火炒香；山药洗净，切成小颗粒；黑芝麻洗净沥干，炒香；上三物同入盆中，加入牛乳、清水调匀，磨细，滤去细茸，取浆液待用。另取锅加入清水、冰糖，烧沸溶化，用纱布过滤，糖汁放入锅内再次烧沸后，将粳米、山药、芝麻浆慢慢倒入锅内，不断搅动，加玫瑰糖搅拌成糊状，熟后起锅。每日 1～2 次，代餐食用。

【功效】滋补肝肾。

【方解】方中怀山药为健脾补肾益肺的药食同源之品，味甘，性平，养阴益气，对脾胃虚弱，消化不良，形体瘦削者，既补脾气，又养胃阴；对肺气、肺阴不足，咳喘少气，或虚劳咳嗽乏力者，既补肺气，又益肺阴，且又入肾而益肾阴，故为补脾、肺、肾三脏之佳品。方中重用的黑芝麻性质平和，补肝益肾，滋润五脏，与怀山药配伍同用，共收滋补肝肾之效。

NOTE

3. 板栗烧鸡块［《常用特色药膳技术指南（第一批）》］

组成、制法与用法、功效、方解等见第四章第三节中的补益类配方。

4. 丁香鸭（《大众药膳》）

【组成】丁香 5g，肉桂 5g，草豆蔻 5g，鸭子 1 只，葱、生姜、食盐、卤汁、冰糖、麻油等调料适量。

【制法与用法】将鸭宰杀清洗干净，放入沸水中氽一下，丁香、肉桂、草豆蔻用水煎 2 次，每次煮 20 分钟，共取汁 3L。将汤汁、净鸭与葱、姜、食盐同放锅中，武火烧沸后转用文火煮至六成熟时捞出晾凉。再将鸭子放入卤汁锅内，用文火煮肉熟后捞出。锅内留卤汁加冰糖，文火烧至糖化，放入鸭子，将鸭子一面滚动，一面用勺浇卤汁至鸭色呈红亮时捞出，再均匀地涂上麻油即成。切块，佐餐食用。

【功效】温中和胃，暖肾助阳。

【方解】方中丁香味辛，性温，上可温中暖脾，下可暖肾助阳；而肉桂辛甘大热，可以散寒止痛，协助丁香温暖脾肾、散寒止痛，并且能够祛除鸭的臊气，增香调味；草豆蔻也是辛香之品，可燥湿健脾、温胃和中。方中三药合用，能使脾胃健运、胃气平顺。鸭肉味甘、咸，性微寒，入脾、胃、肺、肾经，功擅健脾补虚、滋阴养胃、利水消肿。鸭肉与以上温阳健胃药相伍，可阴阳并调、补益脾胃、散寒止痛，且无滋补腻滞或温燥伤胃之弊。全方有补有行，补而不壅，行而不耗，为强身助阳之佳膳。

5. 鲤鱼冬瓜羹（《圣济总录》）

【组成】鲤鱼 1 条，冬瓜 1000g，葱白 10g。

【制法与用法】冬瓜洗净后，削皮（勿丢），去瓤切块。将鲤鱼刮鳞、去鳃、去内脏，洗净，加适量水入锅内武火先煮，去骨。将冬瓜、冬瓜皮、葱白放入锅内，再加适量水，继续煮至瓜熟肉烂汤稠为度。捞出冬瓜皮、葱白不食。每日 2 ～ 3 次。

【功效】健脾利水。

【方解】鲤鱼味甘、性平，能健脾、利水消肿。冬瓜味甘、淡，性微寒，入肺、大肠、小肠、膀胱经，有利尿消肿、生津止渴之能，属常用药食两用之品。二者共为汤羹，可奏健脾利水之功。

二、气虚体质饮食养生

（一）体质机理

气虚体质是指人一身之气不足，以气息低弱、脏腑功能状态低下为主要特征的一种体质状态。气虚体质多因先天禀赋不足、后天失养、年老体弱或病后气亏而形成。

（二）特征

总体多呈元气不足，神懒怠惰，疲乏，气短，自汗等气虚表现。形体特征为肌肉松软不实，形体瘦弱，肥瘦不匀。症状多见倦怠无力，气短懒言，声音低微，多汗自汗，心悸怔忡，头晕耳鸣，食欲不振，腹胀便溏，舌淡苔白，脉弱无力。心气虚者常见惊悸不安、气短且活动时加重、期前收缩等；肺气虚者见咳嗽无力、气短懒言、声微自汗等；脾气虚者常见食少厌言、消瘦、腹胀、大便溏薄、面色萎黄等；肾气虚者可见腰腿酸软、小便频数且清长、下肢浮肿、性欲低下等。性格内向，不喜冒险，怯懦消极。不耐受风、寒、暑、湿邪，易患感冒、咳喘、内脏脱垂等病证，病后康复缓慢。

（三）食养原则

1. 补益脾肺，兼顾心肾。气虚证多与肺、脾、心、肾虚损有关，食养应以分别补其脏虚为原则，尤以补中气为要。在食材的选择上，首先以性味平和、益气食物为主，辅以健脾益胃、补肾益肺之品。由于"气之根在肾"，因此，补气时可酌加枸杞子、桑椹、蜂蜜等益肾填精之品。

2. 调补虚损，辨证施膳。气虚患者易出现脏腑功能减退，尚未出现寒象时，宜选补中益气且易于消化的食物；气虚兼脾虚者，辅以宽中健脾益胃之品；气虚兼血虚者，辅以补血养血之品；气虚兼肾虚或年老体衰者，辅以温肾滋肾、养精益髓之品；气虚兼阳虚者，辅以甘淡温阳之品。

3. 因时制宜，因地制宜。从时节来说，春夏温养肺卫阳气，长夏顾护脾胃之气，秋冬则滋补营阴之气。从地域上看，西北地区气候寒冷干燥，嗜食酸辣，伤脾伤气，补气不失温润。东南地区气候炎热潮湿，饮食冷凉辛辣，伤胃伤津，补气兼顾燥湿。

4. 忌用寒湿、油腻、厚味食物。

（四）推荐食材

糯米、粳米、小米、燕麦、大麦、荞麦、玉米、黑豆、黄豆、刀豆、栗子、花生、榛子、山药、香菇、蘑菇、木耳、甘薯、马铃薯、胡萝卜、甘蓝、大枣、龙眼肉、椰子、葡萄、苹果、樱桃、桑椹、荔枝、甘蔗、饴糖、赤砂糖、燕窝、牛乳、羊乳、蜂蜜、蛋类、豆腐、猪肉、牛肉、羊肉、兔肉、鸡肉、乌鸡、乳鸽、鹌鹑、乌鱼、黑鱼、银鱼、鲢鱼、甲鱼、鳜鱼、鲈鱼、鳝鱼、泥鳅等。

（五）推荐食养方

1. 黄芪炖鸡（《中医食疗学》）

【组成】生黄芪 30g，母鸡 1 只，生姜、葱、盐等佐料适量。

【制法与用法】将母鸡去毛及内脏，洗净，再将黄芪放入母鸡腹中缝合，置锅中加水及姜、葱、盐等佐料炖煮至鸡烂熟。佐餐食用。

【功效】益气养血，升阳补虚。

【方解】黄芪味甘，性温，补气升阳，益卫固表。母鸡补益肝肾，养血补血，填髓补精。黄芪得鸡肉之助，气化于精血，补气之力加强；鸡肉得黄芪健脾化血生精之功更著。二者相配，相得益彰。

2. 乌鸡豆蔻（《本草纲目》）

【组成】乌骨母鸡 1 只，草豆蔻 30g，草果 2 枚。

【制法与用法】乌骨母鸡宰杀后，去杂毛及肠杂，洗净。将草豆蔻、草果烧存性，放入鸡腹内扎定，煮熟。佐餐食用。

【功效】温中健脾，行气止泻。

【方解】乌骨鸡味甘，性平，具有养阴退热、补虚劳羸弱的作用。草豆蔻、草果味辛性温，皆属芳香化湿药，均能燥湿温中，方中将草豆蔻、草果烧灰存性，是为减其辛热，以免浮散，而专力于温行脾胃之寒湿郁滞。

3. 补虚正气粥（《圣济总录》）

【组成】炙黄芪 30g，人参 3g（或党参 15g），粳米 100g，白糖少许。

【制法与用法】黄芪、人参（或党参）洗净切片，浸泡半小时后入锅，水煎二次，取汁备用。粳米煮粥烂熟后加入芪参汁、少许白糖，稍炖即成。每日早晚服用。亦可用参粉加入黄芪粥煎煮服用。

【功效】补气健脾。

【方解】黄芪味甘性微温，益气升阳，益卫固表。人参甘温益气，粳米健脾胃、养气血，熬煮为粥，益气壮力，和胃养气。黄芪与人参合用，同粳米煮粥，补益五脏，调养气血，使正气得复、虚损之证得以恢复。

【注意事项】服食期间忌萝卜、茶叶。有热证、实证者忌用。

4. 银鱼粥（《草木便方》）

【组成】银鱼干 30g，糯米 100g，生姜、猪油、食盐各适量。

【制法与用法】先将银鱼干、糯米、生姜分别洗干净，合煮成粥。然后再加入少量猪油、食盐。温热服食，每日 1 ～ 2 次。

【功效】健脾，益肺，补虚。

【方解】方中银鱼味甘性平，经干制后的银鱼所含营养素更高，其中尤以钙的含量最高，为补益虚损之要药。糯米甘温而质柔黏，既可养脾胃，亦能润肺。糯米与银鱼干合煮成粥，共奏补虚、健脾、益肺之功。加生姜以健胃，可更好地促进消化和吸收。

5. 山药鸡肫（《家庭药膳》）

【组成】鸡肫 250g，鲜山药 100g，青豆 30g，生姜、葱各 10g，黄酒 15mL，食盐 2g，酱油 5mL，白糖 3g，胡椒粉、味精各 1g，湿淀粉 50g，香油 3g，鸡汤 50g，菜油 500g。

【制法与用法】取新鲜鸡肫洗净，切成薄片；生姜洗净，不去皮，切成姜末；葱洗净，切成葱花；鲜山药洗净，煮熟，切成片。将鸡肫片放入碗内，加食盐、黄酒、胡椒粉拌匀上味。再将酱油、白糖、味精、鸡汤、湿淀粉放入另一只碗内，兑勾味汁。锅烧热，加菜油，待烧至六七成热时，下入肫片滑散，再捞出用漏勺沥去油。锅内留底油适量，下姜末，煸香后入青豆、山药片，翻炒数下，倒入兑好的味汁勾芡翻匀，撒上葱花，淋上香油，起锅装盘即成。

【功效】益气养阴，消食化积。

【方解】方中山药味甘，性平，既能益气，又能养阴，具有补气而不滞、养阴而不腻之特点。鸡肫善消食积，具有健脾消食的作用，对于脾胃虚弱、运化失常、水谷不化、食少纳呆者有良效。本膳以消食之品鸡肫与滋补佳品山药相配伍，有相辅相成的作用，使健脾消食之力进一步加强。素体虚弱、病后体虚未复、小儿营养不良等患者兼有气阴两虚、消化不良者均可运用。

三、阳虚体质饮食养生

（一）体质机理

阳虚是指由于人体脏腑功能减退、体内阳气不足、阴寒内盛而形成的一种体质状态。阳虚往往以气虚为前提，不仅会出现脏腑功能减退，而且伴有寒象。先天不足、久病体虚、寒邪伤阳，均可出现阳虚征象。

（二）特征

阳虚体质者在倦怠无力、气短懒言、脉弱无力等气虚症状的基础上，还常见畏寒喜暖、四肢不温、脘腹冷痛、小便清长、舌淡体胖、体温偏低等征象。心阳虚者，除心气虚等基本症状外，还兼见四肢不温、冷汗、脉微欲绝等征象；脾阳虚者，兼见久泻不止、四肢发冷、肢体浮肿、小便不利等征象；肾阳虚者，兼畏寒肢冷、腰酸腿痛、遗精滑精、阳痿早泄、夜尿频多等征象。性格多沉静、内向。耐春夏不耐受秋冬，易感风、寒、湿邪，感邪易从寒化。多见痰饮、肿胀、泄泻等病证。

（三）食养原则

1. 甘温缓补，配合养阴。宜多选用温热性质和补阳功效的食材，缓慢地补益，同时需注意辨证施膳。例如，脾阳虚者应用温运脾阳法、温胃祛寒法，消除中焦之虚寒；心阳虚者应用温补心阳法；肾阳虚者应用温肾助阳法。温阳食养多搭配谷类做成粥羹服食，以甘缓养阴。

2. 忌食寒凉，慎用温燥。阳虚体质者食生冷或寒凉食物可进一步损伤阳气，使寒邪益盛，往往积"寒"成疾，使脏腑功能更为低下；而过用温燥也会出现耗气伤津，最终加重阳虚症状。

（四）推荐食材

粳米、糯米、小麦、高粱、栗子、洋葱、韭菜、大蒜、扁豆、刀豆、芫荽、赤砂糖、饴糖、生姜、茴香、肉桂、花椒、丁香、核桃仁、大枣、杨梅、杏子、樱桃、龙眼肉、荔枝、猪肚、羊肉、辣椒、鸡肉、虾、海参、黑鱼、鳊鱼、黄鳝等。

（五）推荐食养方

1. 枸杞羊肾粥（《饮膳正要》）

组成、制法与用法、功效、方解等见第四章第三节中的补益类配方。

2. 人参胡桃汤（《济生方》）

【组成】人参 10g，胡桃 5 个，生姜 5 片。

【制法与用法】人参切片，胡桃肉洗净，生姜片洗净备用。人参、胡桃肉放入砂锅内加入生姜、清水，武火煮开，改用文火煮约 20 分钟即可。每日 1～2 次，适量温服。

【功效】补气益肾，温阳散寒。

【方解】人参味甘、微苦，性温，入脾、肺经，具有大补元气、固脱生津、安神之功效。胡桃味甘、涩，性温，入肾、肝、肺经，可补肾固精、温肺定喘、润肠通便。生姜味辛，性温，入肺、胃、脾经，擅长散寒解表、降逆止呕、化痰止咳。诸味合用，共奏补气益肾、温阳散寒之功。

3. 肉苁蓉粥（《药性论》）

【组成】肉苁蓉 15g，羊肉 100g，粳米 50g。

【制法与用法】肉苁蓉加水 100g，煮烂去渣；羊肉切片，砂锅内加水 200g，煎煮，待肉烂后，再加水 300g；将粳米煮至米开汤稠时，加入肉苁蓉汁及羊肉，再同煮片刻停火，焖 5 分钟即可。每日 1～2 次，适量温服。

【功效】补肾助阳，温中健脾。

【方解】肉苁蓉味甘、咸，性温，入肾、大肠经，可补肾阳、益精血、润肠道；羊肉味甘，性热，入脾、胃、肾经，可温中健脾、补肾壮阳、益气养血；粳米味甘，性平，入脾、胃经，可补气健脾、除烦渴、止泻痢。诸味合用，共奏补肾助阳、温中健脾之功。

4.桂浆粥（《粥谱》）

【组成】肉桂2～3g（或肉桂末1～2g），粳米50～100g，红糖适量。

【制法与用法】先将肉桂煎取浓汁去渣，再用粳米煮粥，待粥煮沸后，调入肉桂汁及红糖，同煮为粥。或用肉桂末调入粥内同煮服食。一般以3～5天为1疗程，早晚温热服食。

【功效】温中补阳，散寒止痛。

【方解】肉桂味辛、甘，性热，入肾、脾、心、肝经，功擅补火助阳、引火归原、散寒止痛、温经通脉。粳米味甘，性平，入脾、胃经，可补气健脾、除烦渴、止泻痢。红糖味甘，性温，入肝、脾、胃经，补脾暖肝，活血散瘀，兼以调味。三者合用，共奏温中助阳、缓急止痛之功。

四、阴虚体质饮食养生

（一）体质机理

阴虚体质是指机体津液、精血等阴液相对不足，以阴虚内热等虚热表现为主要特征的体质形态，往往由慢性消耗性疾病，或热病后期，或房劳内伤，或失血耗液而致。先天禀赋不足、七情内伤、饮食失宜也会出现阴液亏损、功能虚亢的征象。

（二）特征

低热潮热，手足心热，口干唇红，大便干燥，尿黄且少，舌红绛干、苔少，脉细数；或经期提前，色暗量少，盗汗遗精等。心阴虚以心悸健忘、惊悸不安、失眠多梦、脉细为主，兼见低热心烦、潮热盗汗、口干舌燥、舌红且干、脉细数；肝阴虚可见头昏胀痛、目眩、耳鸣耳聋、眼干咽干、两胁隐痛、躁恐不安、舌红苔少、脉弦细数，兼见面热颧红、午后更盛、失眠多梦等阴虚阳亢征象；脾阴不足可见便秘、口干、呃逆、恶心、舌干苔薄、食少乏力、脉弱而数等；肺阴虚可见干咳少痰、潮热盗汗、咽燥声嘶、手足心热、舌红少苔、脉细数，甚者可见痰中夹带血丝；肾阴虚可见头昏耳鸣、口干咽痛、腰酸乏力、遗精早泄、手足心热、颧红潮热、脉细而数。性格多外向、好动，易烦躁。耐秋冬不耐受春夏，不耐受暑、燥、热邪，感邪易从热化，易患虚劳、不寐、痿证等。

（三）食养原则

1.滋阴清热润燥。宜用清补之品，辅以镇静安神。

2.辨明病位，对证调养。心阴虚者应养心阴，滋肝肾；肝阴虚者宜育阴潜阳，滋养肝阴，平肝息风；脾阴虚者应滋养脾阴，益胃生津；肺阴虚者可滋阴润肺，润燥生津；肾阴虚者予以滋阴补肾。

3.滋阴养血，填精益髓。真阴不足，可涉及精、血、津、液的亏损。因此，在调治阴虚的同时，注意结合熟地黄、当归等填精益髓、养血补血之品。

4.养阴兼顾理气健脾。滋阴食物多性柔而腻，久服易伤脾阳，引起胃纳呆滞、腹胀腹泻等，故可在滋阴食疗方中添加砂仁、陈皮等理气健脾之品，以助脾胃运化。

5.忌燥热辛辣、油腻厚味之品，以免燥热损伤阴液。

6. 戒烟限酒，防燥护阴。烟酒皆为伤阴助热之品，应尽量避免。

（四）推荐食材

番茄、甜菜、苋菜、西瓜、甜瓜、枇杷、芒果、桑椹、梨、柿子、罗汉果、菠萝、椰子、甘蔗、荸荠、枸杞子、百合、葛根、玉竹、蜂蜜、猪肺、猪肉、豆腐、燕窝、鸭肉、松子、银耳、黑豆、黑芝麻、蛤蜊肉、鸡蛋、鸭蛋、牛奶等。

（五）推荐食养方

1. 生地黄鸡（《肘后备急方》）

【组成】生地黄 250g，乌雌鸡 1 只，饴糖 150g。

【制法与用法】鸡宰杀去毛，去内脏备用。将生地黄洗净，切片，入饴糖，调拌后塞入鸡腹内。将鸡腹部朝下置于锅内，于旺火上笼蒸 2 ～ 3 小时，待其熟烂后，食肉，饮汁。

【功效】滋补肝肾，补益心脾。

【方解】方中重用生地黄，甘寒入肾，专能滋阴凉血，更以乌雌鸡滋补精血，与生地黄、饴糖配伍，既能以其鲜美可口而益脾胃，更以补精血而助滋肝肾之阴。故本膳配伍的药食能相辅相成，大滋阴精，益养气血，对属阴虚之体的积劳虚损或病后产后患者，是一首味效俱佳的膳方。

2. 秋梨膏（《医学从众录》）

【组成】秋梨 3200g，麦冬 32g，款冬花 24g，百合 32g，川贝母 32g，冰糖 640g。

【制法与用法】梨切碎，榨取汁，梨渣加清水再煎煮 1 次，过滤取汁，二汁合并备用。将麦冬、款冬花、百合、川贝母加 10 倍量的水煮沸 1 小时，滤出药液，再加 6 倍量的水煮沸 30 分钟，滤出药汁，二液混合。将药液兑入梨汁，文火浓缩至稀流膏时，加入捣碎之冰糖末，搅拌令溶，再煮片刻。每次 10 ～ 15mL，每日 2 次，温开水冲服。

【功效】养阴生津，润肺止咳。

【方解】方中秋梨质润多汁，味甘、微酸而性凉，功能生津润燥、清肺化痰，可生食，也可蒸煮、榨汁或熬膏食用。麦冬、百合均为清润之品，功擅养阴生津，对燥热伤肺、津枯阴耗者可配伍应用。川贝母性凉而有甘味，止咳化痰，兼能润肺，肺虚久咳、痰少咽燥者甚宜。款冬花功能润肺下气、化痰止嗽，其药性虽温，但润而不燥。以上诸物与润肺止咳化痰的冰糖炼膏服用，适用于肺燥阴虚者。

3. 百合粥（《本草纲目》）

【组成】百合 30g（或干百合粉 20g），糯米 50g，冰糖适量。

【制法与用法】将百合剥皮、去须、切碎（或干百合粉），糯米洗净。上两味同入砂锅中，加水适量，煮至米烂汤稠，加入冰糖即成。温热服。

【功效】养阴安神。

【方解】方中百合味甘，性微寒，质润，入肺、心二经，具有润肺止咳、清心安神之效，为治疗虚烦不眠、心神不宁、低热不退、久咳久喘之要药；糯米味甘性平，为本方之主料，可益气补虚、定心神、除烦渴，适用于各种慢性虚证及热病伤津、心悸、烦热等。二者相伍，共奏安神养阴之功效。

4. 银耳枸杞汤（《美容营养学》）

【组成】银耳 10 ～ 15g，枸杞子 5 ～ 10g，冰糖适量。

【**制法与用法**】银耳浸泡数小时后洗净，加水，文火煎成稠汁再加枸杞子。可依据个人口味酌情加入适量冰糖。每日 1 次。

【**功效**】滋阴润肺。

【**方解**】银耳味甘、淡，性平，归肺、胃、肾经，可润肺养胃、滋阴生津，主治肺燥干咳、口渴少津。枸杞子味甘，性平，归肝、肾经，补肝肾，益精血，明目，止渴，用于头晕目眩、视力减退、消渴等。二者合用可滋阴润肺，适用于五心烦热、神疲失眠、口唇干燥的阴虚者。

5. 石斛绿茶饮（《美容营养学》）

【**组成**】石斛 5g，绿茶 2 ～ 4g。

【**制法与用法**】将石斛与绿茶一同放入杯中，沸水冲泡。每日 1 剂，频频饮用。

【**功效**】养阴清热，生津止渴。

【**方解**】石斛味甘，性微寒，归胃、肾经，养阴清热，益胃生津，用于热病津伤、低热烦渴、口咽干燥、胃阴不足等。绿茶味苦、甘，性凉，归心、肺、胃、肾经，可清心提神、清热降火。二者合用可养阴清热、生津止渴，适用于口渴咽干、胃脘嘈杂或灼痛、食少呕逆等胃阴虚之体，可促进胃液分泌，助消化。

五、痰湿体质饮食养生

（一）体质机理

痰湿质，亦称为"腻滞质"，是由于人体脏腑功能紊乱、水液代谢失调、痰湿凝聚而形成的一种体质状态。其形成多与先天禀赋不足或后天过食肥甘厚腻、久坐少动、思虑过度、久居湿地、病后失养等因素有关。肥胖、好酒、喜甜食者多为此种体质类型。肺、脾、肾为"统痰之要"，此三脏功能失调易生痰湿，痰湿属阴，易伤气伤阳。

（二）特征

体形多肥胖，身重如裹，口甜而黏，口干不饮，腹部肥满松软，中脘易痞满，大便不实，苔腻，脉或濡或滑。性格偏温和、稳重，多善于忍耐。对长夏时节及湿重环境的耐受能力较差，易患消渴、中风、胸痹等病。

（三）食养原则

1. 健脾利湿，化痰泄浊。宜选用辛味、苦味、淡味食材，起到芳香化湿、燥湿祛痰、淡渗利湿的作用。同时配合健脾益气，标本兼治，宜选用茯苓、山药、芡实、白扁豆等具有健脾化湿功效的食材。

2. 清淡平和，少食多餐。多选性质温和，具有化湿功效的食材。不宜过食寒凉生冷之品，如寒凉水果、冷饮等，以免凝滞气机，加重痰湿。

3. 适当通利，消脂利湿。痰湿质多与饮食膏粱厚味及环境洼地多湿等有关，故饮食宜萝卜、冬瓜、芹菜、赤小豆等消滞通利之品。

4. 力戒烟酒，忌食油腻厚味、辛辣食物，以免滋腻碍胃，助湿生痰。

（四）推荐食材

薏苡仁、苋菜、竹笋、茭白、黄瓜、葫芦、佛手、海带、海藻、海蜇、蛏肉、玉米、赤小豆、绿豆、豇豆、豌豆、蚕豆、扁豆、地瓜、茯苓、冬瓜、荷叶等。

（五）推荐食养方

1. 茯苓粥（《仁斋直指方》）

组成、制法与用法、功效、方解等见第五章第一节中的长夏饮食养生。

2. 薏苡仁粥（《本草纲目》）

组成、制法与用法、功效、方解等见第五章第一节中的长夏饮食养生。

3. 鲤鱼赤豆汤（《外台秘要》）

组成、制法与用法、功效、方解等见第四章第三节中的理湿类配方。

4. 党参鸡丝冬瓜汤（《中华临床药膳食疗学》）

【组成】鸡脯肉 200g，冬瓜 200g，党参 3g，盐、黄酒等适量。

【制法与用法】将鸡肉洗净切丝，冬瓜洗净切片。先将鸡丝与党参放入砂锅，加水适量，小火炖至八分熟，入冬瓜片，加适量盐、黄酒等调味，至冬瓜熟透即可。每日 2 次。

【功效】健脾益气，利水祛湿。

【方解】鸡肉味甘，性温，入脾、胃经，具有温中益气、补精、填髓之功效。党参味甘，性平，入脾、肺经，擅长健脾补肺、益气生津。冬瓜味甘、淡，性微寒，入肺、大肠、小肠、膀胱经，具有利尿、清热、化痰、生津、解毒之功效。诸味相配，共奏健脾益气、利水祛湿之功。

5. 扁豆山药粥（《本草纲目》）

【组成】扁豆 60g，山药 60g，粳米 50g。

【制法与用法】将扁豆、山药、粳米三味淘洗干净，一同入锅，加水适量，武火煮开，转文火煮至米熟粥稠即可。适量服食。

【功效】健脾益胃，化湿和中。

【方解】扁豆味甘，性平，入脾、胃经，具有健脾和中、消暑化湿之功效。山药味甘，性平，入肺、脾、肾经，擅长补脾、养肺、固肾、益精。粳米味甘，性平，入脾、胃经，具有健脾养胃之功效。三者合用，共奏健脾益胃、化湿和中之功。

六、湿热体质饮食养生

（一）体质机理

湿热质是指脾胃运化功能障碍，肝胆疏泄功能失职，湿热内蕴而形成的一种体质状态。其形成可能与先天禀赋、久居湿地、嗜食辛热肥甘厚腻或饮酒无度等有关。

（二）特征

形体或胖或瘦，似无特异，面部油腻，易生粉刺、痤疮，口苦口干，身重，易困倦，大便溏泄不爽，舌红、苔黄腻，脉滑数，或可见纳呆、阴部瘙痒、带下色黄臭秽等。性格多烦躁易怒，亦可见精神紧张、焦虑、抑郁等。对长夏时节及湿重环境的耐受能力较差，易患疔疮肿毒、黄疸、火热病证等。

（三）食养原则

1.清热祛湿，健运脾胃。清利湿热治其标，健运脾胃固其本，以求祛湿与扶正兼顾。顾护脾胃，保持体内外环境的清爽干燥，防止邪从湿化。

2.化湿兼顾养阴。湿热内蕴日久易伤阴，调养前先辨清湿重于热还是热重于湿，清化湿热与养阴兼顾，对症调理，使清热利湿而不伤阴，养阴生津而不助湿。

3.忌辛辣燥烈、肥甘厚腻之品，如羊肉、奶油、咖喱等。

4.力戒烟酒，避免熬夜。烟酒易于生热助湿，而经常熬夜亦会耗气伤阴，日久气化功能减退，致水湿潴留，郁积于内，会加重湿热症状。

（四）推荐食材

薏苡仁、莲子、赤小豆、绿豆、冬瓜、莴苣、丝瓜、葫芦、苦瓜、黄瓜、西瓜、白菜、芹菜、卷心菜、空心菜、莲藕、荷叶、香菇、海藻、鸭肉、鲫鱼等。

（五）推荐食养方

1.冬瓜粥（《粥谱》）

组成、制法与用法、功效、方解等见第五章第二节中的西南地区饮食养生。

2.丝瓜花鲫鱼汤（《中医饮食疗法》）

【组成】鲫鱼75g，鲜丝瓜花25g，樱桃10g，香菜3g，葱白3g，姜2g，食用油、食盐、料酒、胡椒粉、味精适量，鸡汤1大碗。

【制法与用法】将鲫鱼刮鳞、去鳃、去内脏，洗净，在鱼身两侧剜花刀，加盐、料酒、胡椒粉、味精腌制片刻。起锅放食用油，烧至八成熟时，把鱼入油炸，见鱼外皮略硬即捞起沥去油。把炸好的鱼置砂锅内，加葱白、姜片、料酒、食盐、鸡汤，用武火煮沸，改文火慢煨，捞去葱白、姜片，再加入丝瓜花、樱桃、香菜，煮沸2分钟，起锅后撒上胡椒粉即成。佐餐食用。

【功效】利水消肿，清热解毒。

【方解】方中鲫鱼味甘，性平，入脾、胃、大肠经，具有健脾和胃、利水消肿、通利血脉之功。丝瓜花味甘、微苦，性寒，入肺、肝、胃、大肠经，功擅清热解毒。樱桃味甘、酸，性温，入脾、肾经，能益肾、健脾、祛湿。香菜味辛性温，归肺、脾、肝经，能消食开胃。诸味合用，共奏健脾利水消肿、清热解毒之功效。

3.绿豆薏仁汤（《美容营养学》）

【组成】绿豆50g，薏苡仁50g。

【制法与用法】绿豆、薏苡仁分别洗净后放入锅中，注入清水约750mL同煮，武火烧开后，文火煨熬至薏苡仁与绿豆熟烂即可食用。每日1次，可长期服用。

【功效】清热解毒，健脾利湿。

【方解】绿豆味甘，性寒，归心、肝、胃经，具清热解毒、清暑利水之功效。薏苡仁味甘、淡，性微寒，归脾、胃、肺经，有利水渗湿、健脾、除痹、清热排脓之效，尤其适用于脾虚湿滞者。本品力缓，日常可做粥长期食用，为食疗佳品，能健脾利湿、润肤白面，适用于湿热内蕴之皮肤油腻、粗糙暗黄、痤疮、黄褐斑等。脾胃虚寒、肠滑泄泻、脾虚无湿者不可过食或久食。

4.苦瓜炒双菇（《美容营养学》）

【组成】苦瓜100g，香菇、金针菇各100g，油、调料适量。

【制法与用法】将苦瓜洗净切丝，加油入锅，与香菇、金针菇同炒，起锅前加入调料即可。佐餐服食。

【功效】清热利湿。

【方解】苦瓜味苦，性寒，归心、脾、肺经，可清热解毒明目。香菇味甘，性平，归肝、胃经，具有扶正补虚、健脾开胃等功效。金针菇味甘，性凉，可清热、利湿、祛油脂。三者合用，共奏清暑益气、止烦渴之功效。

5. 凉拌二瓜（《中医食疗学》）

【组成】黄瓜、西瓜皮、食盐、醋、油适量。

【制法与用法】将黄瓜、西瓜皮去翠衣洗净切好，加少许盐腌制 15 分钟，再加适量醋、油拌匀即可，佐餐食用。

【功效】清热利湿。

【方解】黄瓜味甘，性凉，归肺、脾、胃经，可清热利水解毒。西瓜皮味甘，性寒，归心、胃、膀胱经，具有清热解渴利尿之功效。二者相拌，适用于夏季暑热烦渴、脾胃湿热之腹胀、纳差、口干、小便黄赤量少者。

七、血瘀体质饮食养生

（一）体质机理

血瘀体质是由于体内推动和促进气血运行的因素减弱，血液运行速度迟缓而瘀滞的一种体质状态。其形成的主要因素有寒凝、气滞、气虚、外伤等。血瘀的产生与心、肺、肝密切相关。

（二）特征

面色黧黑，肌肤甲错，口唇爪甲紫暗，或皮下紫斑，妇女常见经闭。舌质紫暗，或见瘀斑、瘀点，脉象细涩或弦涩。情绪不稳，容易烦躁抑郁、悲观消极。不耐寒邪，易患痛证、血证、闭经、痛经、癥瘕等。

（三）食养原则

1. 活血祛瘀，行气化滞。宜首选活血理血食物，辅以理气、补气、温经、清热之品，加工成粥、汤、膏等服食。

2. 理血活血，辨证施膳。血瘀者以理血活血食物为主，再根据不同证型，搭配相应食物。例如，气滞血瘀者，佐以理气行气食物，疏肝理气，宜汤、茶、粥、菜等品，慎辛辣、厚味、油腻之品；气虚血瘀者，佐以补气温阳食物，益气化瘀，宜酒品、膏滋等，忌滑利、寒凉、伤气之品；寒凝血瘀者，佐以性温辛散食物，温经活血，宜粥、汤之品，禁寒凉、酸涩之品；热灼血瘀者，佐以甘寒养阴食物，清热化瘀，宜粥、汤、膏滋等品，忌辛散、温热之品；外伤血瘀者，佐以活络止痛食物，宜酒、汤、膏滋等品。

（四）推荐食材

黑木耳、油菜、蘑菇、香菇、山楂、黑豆、黄豆、玫瑰花、月季花、薤白、菱角、橘皮、红糖、生姜、洋葱、黄酒、葡萄酒、当归、鸡内金、山慈菇、茄子、蚶肉、芒果、番木瓜等。

（五）推荐食养方

1. 山楂内金粥（《美容保健技术》）

【组成】山楂片 15g，鸡内金 1 个，粳米 50g。

【制法与用法】山楂片文火炒至棕黄色，与粳米一起熬熟煮烂。鸡内金洗净烘干，研细末，倒入煮沸粥中，盛于碗中服食。

【功效】散气结，化瘀血。

【方解】山楂味酸、甘，性微温，入脾、胃、肝经，助脾健胃，助消化，又入血分，善化痰、散结、止痛；佐以粳米之甘，扶正气以行瘀血，为主食。鸡内金味甘，性平，入脾、胃、膀胱经，消食化积，健脾止泻。三品相合，化瘀血，散气结，适用于血瘀质者。

2. 鲜藕炒木耳（《美容保健技术》）

【组成】鲜藕片 250g，黑木耳 10g，调料适量。

【制法与用法】鲜藕洗净切片，黑木耳温水浸软，少许调料，略炒即可。佐餐服食。

【功效】益气补虚，凉血散瘀。

【方解】藕味甘，性凉，凉血止血，健脾开胃，养心和血，兼能化瘀。黑木耳味甘性平，滋养益胃，活血润燥。二者合用，适用于气阴两虚、虚热致瘀的血瘀质人群服食。

3. 山楂红糖汤（《中医饮食营养学》）

【组成】山楂 10 枚，红糖适量。

【制法与用法】山楂洗净，去核打碎，入锅加清水适量，熬煮 20 分钟，调以红糖，趁热服食。

【功效】活血散瘀，散寒止痛。

【方解】山楂味酸、甘，性微温，入脾、胃、肝经，散瘀血，消食积，利尿，止泻。红糖味甘，性温，入脾、胃、肝经，补中缓肝，和血化瘀，调经，和胃降逆。二者合用，活血化瘀散寒，温经活络止痛，瘀血得除，冲任调畅。

4. 桃仁粥（《太平圣惠方》）

【组成】桃仁（去皮尖）21 枚，生地黄 30g，桂心（研末）3g，粳米（细研）100g，生姜 3g。

【制法与用法】生地黄、桃仁、生姜三味加米酒 180mL 共研，绞取汁备用。另以粳米煮粥，再加入上述药汁，更煮令熟，调入桂心末。每日 1 剂，空腹热食。

【功效】祛寒化瘀止痛。

【方解】方中桃仁味苦、甘，性平，入心、肝、大肠经，功善破血行瘀、润燥滑肠，是治疗血瘀引起的经闭、癥瘕、产后腹痛、胸腹刺痛之专药。生地黄味甘、苦，性凉，唐宋之前多用地黄活血通经，治疗寒热积聚、痹阻疼痛诸症。桂心味辛性热，助阳散寒，通脉止痛。生姜味辛，性温，温散和中。四味配合，重在祛邪，可收化瘀、散寒、止痛之捷效，主要用于瘀血寒凝所致心腹疼痛、痛经、产后腹痛、关节痹痛等症。以粳米煮粥，取其补中益气、健脾和胃之功，意在资生气血之化源，祛邪不损正。

5. 鲫鱼当归散（《本草纲目》）

【组成】活鲫鱼 200g，当归身 10g，乳香、血竭各 3g，黄酒适量。

【制法与用法】鲫鱼去脏留鳞，诸药纳入鱼腹，外用黄泥包裹。将鱼放入柴火中烧至干黄，去泥研粉即成。用温黄酒送服，每次 3g，每日 2 次。

【功效】祛瘀生新，补血止血。

【方解】方中当归味甘、辛，性温，善于养血补血、活血止痛，为血中之气药，既是妇科调经要药，又是内、外、伤各科血虚血瘀引起出血诸证之常用药。本方用当归身，意在增强补血之功，为本方之君药。乳香辛散温通，内能宣通脏腑，外能透达经络，既活血化瘀，又行气止痛；血竭长于活血化瘀，疗伤止痛，并能止血，为伤科常用药，二药相合为辅。佐以鲫鱼健脾养胃，调补气血以固本。黄泥烧干合制为散，酥香诱人；借黄酒送服，有助于活血化瘀。诸物相配，共奏祛瘀生新、补血止血之效。

【使用注意】孕妇及月经量多者慎用。

八、气郁体质饮食养生

（一）体质机理

气郁体质是指由于长期情志不畅、气机郁滞而形成的以性格内向不稳定、忧郁脆弱、敏感多虑为主要特征的一种体质状态。引起气郁的常见原因有病邪内阻，或七情郁结，或阳气虚弱、温运无力等。长期处于不良环境影响下，情感上悲喜过度，怒思交结，容易形成气郁质。

（二）特征

形体多瘦弱，胸胁易于满闷，心烦，嗳气时作，情绪低沉，易紧张焦虑不安，易多愁善感，肋部、乳房胀痛，咽部有异物感，舌红、苔薄白，脉沉涩。性格多内向，情绪不稳，敏感多虑。对外界环境适应能力较差，不适应阴雨天气。易患脏躁、梅核气、百合病及抑郁症等。

（三）食养原则

1. 疏肝理气，调理脾胃。气机不畅，易致脾胃运化失调，因此，疏通气机时需辅以具有调理脾胃功能的食材；同时注意，行气之品有寒温之别，饮食需要辨清食材性味。

2. 适量甘味，补益脾胃。甘味的食物入脾经，对脾有养护作用，因此脾气虚、脾经弱时，可以适当多吃些甘味的食物，补益脾胃。

3. 解郁为主，辨明兼证。气郁者多兼湿郁、血瘀、火郁、痰郁、食滞，但以解郁为先导，可根据具体情况分别配以祛湿、活血、清热、化痰、消食之品。

4. 忌食辛辣、咖啡、浓茶等。不建议饮酒。

（四）推荐食材

荞麦、高粱米、刀豆、菠菜、白萝卜、韭菜、茴香菜、大蒜、砂仁、橘皮、洋葱、丝瓜、包菜、香菜、香橼、玫瑰花、茉莉花、生姜、丁香、蘑菇、海带等。

（五）推荐食养方

1. 薯蓣半夏粥（《医学衷中参西录》）

【组成】山药 30g，半夏 30g，白糖适量。

【制法与用法】山药制成细末。半夏用温水浸泡，淘洗数次以去矾味，加水煎煮 5 分钟，取汁 250mL。将半夏汁倒入山药末中拌匀，加清水适量煮 3 ～ 5 分钟，入白糖调味。每日分 3 次食用。

【功效】健脾益胃，燥湿化痰，降逆止呕。

【方解】山药又名薯蓣，味甘，性平，不燥不腻，能补脾、肺、肾三脏之气阴，既是一味补药，又是日常佳蔬，用治肺、脾、肾气虚诸证。半夏味辛性温，燥湿化痰，降逆止呕，善治脏腑之湿痰及胃气上逆之呕吐。白糖调味。三者合用，共奏健脾益胃、燥湿化痰、降逆止呕之功。

2. 姜橘饮（《家庭食疗手册》）

【组成】生姜 60g，橘皮 30g。

【制法与用法】水煎生姜、橘皮取汁，代茶饭前温饮。

【功效】理气健脾，燥湿化痰，除满消胀。

【方解】方中生姜味辛性温，入肺、脾、胃经，解表散寒，降逆止呕。橘皮味苦性平，入肺、脾二经，理气健脾，燥湿化痰。两味合用，共奏理气健脾、燥湿化痰、消胀止呕之功。

3. 香橼露（《本草纲目拾遗》）

【组成】香橼 500g。

【制法与用法】香橼加水浸泡 2 小时，入蒸馏器内蒸 2 次，收集芳香蒸馏液。每日 2 次，每次 30mL，温服。

【功效】疏肝理脾，和中化痰。

【方解】香橼味辛、苦、酸，性温，入肝、肺、脾经，能疏肝理气、宽中、化痰，主要用于治疗肝胃气滞、胸胁胀痛、脘腹痞满、呕吐噫气、痰多咳嗽等。本品四季均宜，尤其适合气滞兼有痰郁者。

4. 橘皮粥（《饮食辨录》）

【组成】橘皮 10 ～ 20g，粳米 30 ～ 60g。

【制法与用法】将干橘皮擦洗干净，研成细末；粳米淘洗干净，用冷水浸泡半小时，捞出，沥干水分。取锅放入冷水、粳米，先用旺火煮沸，然后改用小火熬煮，至粥将成时，加入橘皮末和白糖，再略煮片刻，即可盛起食用。空腹食用，每日 2 次。

【功效】顺气，健胃，化痰，止咳。

【方解】橘皮即陈皮，味苦、辛，性温，归脾、肺经，能理气健脾、燥湿化痰。粳米味甘，性平，能益脾胃。二者合用，适于脾胃气滞、脘腹胀满、消化不良、食欲不振、恶心呕吐、咳嗽多痰、胸膈满闷之人。阴虚燥咳、干咳无痰者不宜选用，吐血者忌服。

5. 橘朴茶（《江西中医药》）

【组成】橘络 3g，厚朴花 3g，红茶 3g，党参 6g。

【制法与用法】上四味共制粗末，放入茶杯中，沸水冲泡即可。代茶频饮，每日 1 剂。

【功效】疏肝理气，解郁化痰。

【方解】方中橘络味淡、微苦，性平、微温，具有理气、化痰、通络之功效。厚朴花味辛、苦，性温，入脾、胃、肺经，既可温中行气降逆，又能健脾燥湿化痰。红茶温中暖胃，散寒除湿。党参健脾益胃。诸味合用，为治疗气滞湿痰所致梅核气之佳品。

九、特禀体质饮食养生

（一）体质机理

特禀体质作为一种特异性体质，是指包括先天性、遗传性的生理缺陷、过敏反应、原发性免疫缺陷等在内的主要由先天禀赋异常形成的一种特殊体质状态，往往是由于先天禀赋不足、后天调养不当或环境因素、药物因素等所致。

（二）特征

特禀体质主要包括遗传质、胎传质和过敏质三种类型。遗传质者有垂直遗传、先天性、家族性特征；胎传质者具有母体影响胎儿个体生长发育及相关疾病特征；过敏质者易出现过敏反应特征。遗传质者易发遗传疾病，如血友病、先天愚型等；胎传质者易发胎传疾病，如五迟（立迟、行迟、发迟、齿迟和语迟）、五软（头软、项软、手足软、肌肉软、口软）、解颅、胎惊、胎痫等。过敏体质者易患过敏性鼻炎、过敏性哮喘、过敏性皮炎、过敏性结膜炎、过敏性肠炎、湿疹等过敏性疾病。总体对外界环境的适应能力较差，如过敏质者不耐受易致敏季节，容易引发宿疾。

（三）食养原则

1. 益气固表，温补肺脾肾。宜选用性质平和、清淡、温补类食物。通过补益肺气，可以益气固表、预防外邪的侵袭；健脾益气，可以增强脾胃功能，防止痰浊内生；补肾益气，可以固本扶正，提高免疫力。不宜多食生冷苦寒、肥甘厚腻、辛辣燥热等寒热偏性明显的食物。

2. 三因制宜，结合过敏原。饮食调补需要因时、因地、因人制宜，特禀体质者需结合自身过敏原来选择饮食，避免食用各种致敏食物，减少发作机会。

（四）推荐食材

南瓜、菠菜、芹菜、香菜、香菇、木耳、葡萄、黑芝麻、核桃仁、乌骨鸡、猪肉、兔肉、鸡蛋、鸭蛋、黄芪、山药、白扁豆、当归、芡实、龙眼肉、茯苓、薏苡仁、莲子、白果、桑椹、紫苏子、蜂蜜、大枣、生姜等。

（五）推荐食养方

1. 芪蒸鹌鹑（《食疗本草》）

【组成】鹌鹑2只，黄芪、生姜、葱各10g，清汤100mL，胡椒粉、食盐各适量。

【制法与用法】将鹌鹑宰杀，去毛、内脏和爪，洗净，入沸水中约1分钟捞出待用。将黄芪切薄片和生姜片、葱一起装入鹌鹑腹内，放入蒸碗，注入清汤，用湿绵纸封口，上笼蒸约30分钟，出笼揭去绵纸，出原汁，加食盐、胡椒粉等调好味，再将鹌鹑扣入碗内，灌入原汁即成。饮汤，食肉，隔日1次。

【功效】益气健脾。

【方解】本膳中以鹌鹑为主料，味甘、性平，有补中益气、清利湿热的作用。临床可用于治疗身体虚弱、神经衰弱、消化不良、咳嗽哮喘等病证。黄芪健脾益气，利水消肿，敛汗固脱。两者并用，具有加强健脾益气、增力耐劳的作用。

2. 虫草炖老鸭（《本草纲目拾遗》）

【组成】冬虫夏草5根，老雄鸭1只，葱、黄酒、生姜、胡椒、食盐、酱油各适量。

【制法与用法】鸭子去肚杂洗净，将鸭头劈开，纳入冬虫夏草，仍以线扎好，加上述调味品如常煮烂食之。

【功效】补虚损，益肺肾，止咳喘。

【方解】方中冬虫夏草味甘性温，为治疗肺肾阴虚、久咳虚喘、劳嗽痰血的要药。老雄鸭温阳补虚，与冬虫夏草炖服，味道鲜美，补肾助阳，养肺益精，对肺肾不足之虚喘劳嗽者较为适宜。若肺肾阴虚者，宜用性味甘平、有滋阴作用的白鸭肉。

【使用注意】外感表邪咳喘不宜使用。

3. 苏子煎饼（《养老奉亲书》）

【组成】紫苏子30g，小麦粉150g，生姜汁30mL，食盐、油适量。

【制法与用法】将洗净的紫苏子捣如泥，与小麦粉、生姜汁相合，加水、食盐适量，调匀，油锅内烙成煎饼。每日 1 次，空腹食之。

【功效】化痰宣肺止咳。

【方解】方中紫苏子味辛，性温，入肺、大肠经，能降气止咳、化痰平喘。和面为饼，便于常服。生姜味辛，性微温，能解表散寒、温中止呕、化痰止咳。诸味同用，具有增强化痰、宣肺、止咳的功效。

4. 八宝饭（《中医药膳学》）

【组成】芡实、山药、莲子、茯苓、党参、白术、薏苡仁、白扁豆各 6g，糯米 150g，冰糖适量。

【制法与用法】先将党参、白术、茯苓煎煮取汁；糯米淘洗干净，将芡实、山药、莲子、薏苡仁、白扁豆打成粗末，与糯米混合；加入党参、白术、茯苓煎液和冰糖上笼蒸熟。亦可直接加水煮熟，当主食食用。

【功效】益气健脾，养生延年。

【方解】本方针对脾虚体弱之人，所用药食均为平补脾胃之物。党参、白术、茯苓为益气健脾名方"四君子汤"的基本组成，能调补脾胃，山药平补三焦，芡实、莲子健脾涩精，白扁豆、薏苡仁健脾渗湿，糯米润养脾阴，诸药制成饭食，共成补脾益气之方。食之日久，可望脾胃健运，气血生化有源，形神得养，正气存内，邪不可干。

5. 蛤蚧粥（《四季饮食疗法》）

【组成】成年蛤蚧 1 只，党参 30g，糯米 50g，米酒、蜂蜜适量。

【制法与用法】蛤蚧涂上米酒和蜂蜜，置瓦片上炙熟；党参洗净，炙干，与蛤蚧共研末再加适量蜂蜜调匀成饼；煮糯米稀粥八成熟，加入蛤蚧党参饼搅化，继续煮至粥熟即可食用。每日早、晚温服。

【功效】补益肺肾，纳气定喘。

【方解】本方功效为补益肺肾，健脾益胃，纳气定喘，作为特禀体质及肺肾气虚引起的过敏性哮喘辅助治疗之用。方中蛤蚧味咸，性平，入肺、肾经，能峻补肺肾之气而纳气平喘，为治虚喘劳嗽之要药。党参味甘，性平，入脾、肺经，有补中益气、养血生津之功，与糯米合用，可健脾胃以补中土、益肾气以司摄纳、补肺气以助肃降，共使咳止喘平。

第六章　合理营养

第一节　合理营养的概念

一、概述

人们摄入的食物千差万别，并且不同地区、不同种族居民的饮食习惯差异很大，因此，食物摄入种类和数量都随着个体情况而变化，很难为每一种食物确定一个合理摄入量。

合理营养指人体通过每天的膳食摄入的能量和各种营养素的数量及其相互间的比例，能满足不同生理阶段、不同劳动环境和不同劳动强度下的需要，使人体处于良好的健康状态。

自从人们发现了食物中的营养素是保障人体健康的决定性因素以后，探讨合理的营养素摄入量就成为营养学研究的主要目标之一。人体的健康状况与营养素摄入量密切相关，对于两者之间关系的研究，经历了三个阶段：一是研究营养素需要量以预防营养缺乏病；二是研究营养素的毒副作用以防止健康危害；三是研究营养素摄入量与非传染性慢性病发生发展的关系以降低慢性病的发生危险。人体对于营养素的合理摄入量也随着这三个阶段的研究进展而不断充实新的内容。

二、膳食营养素参考摄入量的概念及其发展

膳食营养素参考摄入量（dietary reference intakes，DRIs）是为了保证人体合理摄入营养素，避免缺乏和过量，在推荐膳食营养素供给量（recommended dietary allowance，RDA）的基础上发展起来的每日平均膳食营养素摄入量的一组参考值。DRIs 主要内容最初包括四个指标：平均需要量、推荐摄入量、适宜摄入量、可耐受最高摄入量。

（一）平均需要量（estimated average requirement，EAR）

平均需要量是指某一特定性别、年龄及生理状况的群体对某营养素需要量的平均值。当营养素摄入量达到 EAR 的水平时，即可满足人群中 50% 个体的营养需要，但不能满足另外半数个体的需要。

EAR 是制定 RNI 的基础，也可用于评价或计划群体的膳食摄入量，或判断个体某营养素摄入量不足的可能性。由于某些营养素的研究尚缺乏足够的个体需要量的资料，因此并非所有营养素都能制定出其 EAR。针对群体，EAR 可用于评估群体中摄入不足的发生率；针对个体，可检查其摄入不足的可能性。EAR 不是计划个体膳食的目标和推荐量，当用 EAR 评价个体摄入量时，如某个体的摄入量远高于 EAR，则此人的摄入量有可能是充足的；如某个体的摄入

扫一扫，查阅本章数字资源，含 PPT、音视频、图片等

NOTE

量远低于 EAR，则此个体的摄入量很可能为不足。

（二）推荐摄入量 （recommended nutrient intake，RNI）

推荐摄入量是指可满足某一特定性别、年龄及生理状况群体中绝大多数个体（97%～98%）的需要量水平，可作为个体每日摄入该营养素的目标值。长期摄入量达到 RNI 水平，可满足机体对该营养素的需要，维持组织中有适当的营养素储备和机体健康。RNI 相当于传统意义上的 RDA，主要用途是作为个体每日摄入该营养素的目标值。RNI 是根据某一特定人群中体重在正常范围内的个体需要量而设定的。对个别身高、体重超过此参考范围较多的个体，可能需要按每千克体重的需要量调整其 RNI。制订 RNI 是以 EAR 为基础，如果已知 EAR 的标准差，RNI 则为 EAR 加两倍标准差，如果资料不充分，不能计算标准差时，一般设 EAR 的变异系数为 10%。能量需要量（estimated energy requirement，EER）是指能长期保持良好的健康状态、维持良好的体型、机体构成及理想活动水平的个体或群体，达到能量平衡时所需要的膳食能量摄入量，能量推荐摄入量直接等同于能量需要量。

（三）适宜摄入量 （adequate intake，AI）

适宜摄入量指的是通过观察或实验获得的健康群体某种营养素的摄入量。当某种营养素的个体需要量的研究资料不足而不能计算出 EAR，从而无法推算 RNI 时，可通过设定 AI 来代替 RNI。如纯母乳喂养的足月产健康婴儿，从出生到 4～6 个月，其营养素全部来自母乳，故摄入母乳中的营养素数量就是婴儿所需各种营养素的 AI。AI 的主要用途是作为个体营养素摄入量的目标。AI 和 RNI 两者都可以作为目标群体中个体营养素摄入量的目标，可以满足该群体中几乎所有个体的需要。值得注意的是，AI 准确性远不如 RNI 且可能高于 RNI，因此，使用 AI 作为推荐标准时要比使用 RNI 更加谨慎。

（四）可耐受最高摄入量 （tolerable upper intake level，UL）

可耐受最高摄入量指平均每日摄入营养素的最高限量。"可耐受"是指这一摄入水平在生物学上一般是可以耐受的。对一般群体来说，摄入量达到 UL 水平对几乎所有个体均不致损害健康，但并不表示达到此摄入水平对健康是有益的。对大多数营养素而言，健康个体的摄入量超过 RNI 或 AI 水平并不会产生益处。UL 并不是一个建议的摄入水平。制定个体和群体膳食时，应使营养素摄入量低于 UL，以避免营养素摄入过量造成的潜在危害。但 UL 不能用来评估群体中营养素摄入过多而产生毒副作用的危险性，因为 UL 对健康人群中最易感的个体也不应造成危害。目前有些营养素还没有足够的资料来制定 UL，所以对没有 UL 的营养素并不意味着过多摄入这些营养素没有潜在的危险。

健康个体每天都需要从膳食中获得一定量的各种必需营养成分。如果人体摄入某种营养素长期不足就可能发生该营养素缺乏的危险；当通过膳食或其他途径长期过量摄入某种营养素时就可能发生一定的危害作用。将风险评估理论应用于营养学领域，就是研究营养素安全摄入范围，其目的是避免营养素摄入不足和摄入过量的双重风险。由图 6-1 可知：当日常摄入量为 0 时，摄入不足的概率为 1.0。当摄入量达到 EAR 水平，发生营养素缺乏的概率为 0.5，即有 50% 的机会缺乏该营养素。摄入量达到 RNI 水平时，摄入不足的概率变得很小，绝大多数的个体都没有发生缺乏症危险。摄入量达到 UL 水平之后，若再继续增加就可能开始出现毒副作为。RNI 和 UL 间有一个"安全摄入范围"。

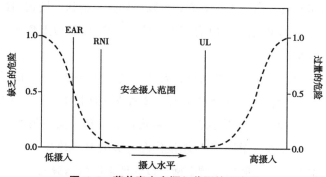

图 6–1　营养素安全摄入范围的示意图

资料来源：中国营养学会 . 中国居民膳食营养素参考摄入量（2013 版）. 北京：科学技术出版社，2014.

随着人们饮食方式的改变、疾病谱的变化，以及营养学研究的深入发展，DRIs 增加了与慢性非传染性疾病有关的三个指标：宏量营养素可接受范围（acceptable macronutrient distribution ranges，AMDR）、预防非传染性慢性病的建议摄入量（proposed intakes for preventing noncommunicable chronic diseases，PI-NCD，简称建议摄入量，PI）和特定建议值（specific proposed levels，SPL）。

宏量营养素可接受范围：常以供能营养素摄入量占摄入总能量的比例来表示，其显著的特点之一是具有上限和下限。如果个体的摄入量高于或低于该推荐范围，可能引起罹患慢性病的风险增加，或引起必需营养素缺乏的可能性增加。

预防非传染性慢性病的建议摄入量：膳食营养素摄入量过高或过低导致慢性疾病，一般涉及肥胖、糖尿病、高血压、血脂异常、脑卒中、心肌梗死及某些癌症。PI-NCD 是以非传染性慢性病的一级预防为目标，提出的必需营养素的每日摄入量。当非传染性慢性病易感人群某些营养素的摄入量达到或接近 PI 时，可以降低疾病发生风险。某些营养素的 PI 可能高于 RNI 或 AI，如维生素 C、钾等；而某些营养素可能低于 AI，如钠。

特定建议值：专门用于营养素以外的其他食物成分，个体每日膳食中这些食物成分的摄入量达到该建议水平时，有利于维护人体健康。一些营养流行病学资料及人体干预研究结果表明某些食物成分，其中多数属于食物中的植物化合物，具有改善人体生理功能、预防慢性疾病的生物学作用。

三、平衡膳食

平衡膳食是合理营养的物质基础，是达到合理营养的唯一途径，也是反映人类生活质量的最重要标志。平衡膳食指的是由多种食物构成的，营养素种类齐全、数量充足、比例恰当的膳食。从食物中摄取的能量和营养素在一个动态过程中，能提供人体合适的量，避免出现某些营养素的缺乏或过量所引起的机体对营养素需要和利用的不平衡。平衡膳食的基本要求主要包括五个方面。

（一）食物种类齐全、数量充足、比例合适

人们所需的基本食物一般可分为谷薯类、蔬菜水果类、畜禽鱼蛋奶类、大豆坚果类和油脂类五大类，不同食物中的营养素及有益膳食成分的种类和含量不同。除供 6 月龄内婴儿的母乳外，没有任何一种食物可以满足人体所需的能量及全部营养素。因此，只有多种食物组成的膳

食才能满足人体对能量和各种营养素的需要。食物多样是平衡膳食模式的最基本原则，每日膳食应包含 5 大类食物，平均每天摄入 12 种以上食物，每周 25 种以上食物，而且在数量上要满足各类食物适宜的摄入量。

从食物种类的角度讲，除了摄入数量外，要注意食物种类的比例、能量和营养素间的一些平衡关系：①植物性与动物性食物比例的平衡。②植物性食物中谷类、薯类、豆类、坚果类、水果蔬菜等之间的比例平衡。③动物性食物中畜禽肉类、鱼虾类、蛋类、奶类之间的比例平衡。④产能营养素供能比例的平衡。⑤与能量代谢有关的 B 族维生素与能量消耗之间的比例平衡。⑥优质蛋白与总蛋白质之间的比例平衡，以保证必需氨基酸之间的比例平衡。⑦必需脂肪酸与总能量摄入之间的比例平衡。⑧饱和、单不饱和及多不饱和脂肪酸之间的比例平衡。⑨复合碳水化合物与总碳水化合物之间的比例平衡。⑩钙与磷的比例，以及其他矿物质之间的比例平衡等。

（二）保证食物的卫生与安全

食物不得含有对人体造成危害的各种有害因素且应保持新鲜卫生，以确保居民的生命安全。食品中的微生物及其毒素、食品添加剂、化学物质及农药残留等均应符合食品安全国家标准的规定。一旦食物受到有害物质污染或发生腐败变质，食物中营养素将会受到破坏，不仅不能满足机体的营养需要，还会造成人体急、慢性中毒，甚至引起死亡。

（三）科学的烹饪与加工

科学的加工与烹饪食物的目的在于消除食物中的抗营养因子和有害微生物、提高食物的消化率、改变食物的感观和促进食欲。加工与烹饪时，应最大限度地减少营养素的损失。

（四）合理的膳食制度和良好的饮食习惯

根据不同人群的生理条件、劳动强度及作业环境，合理安排进餐制度。合理进餐制度有助于促进食欲和消化液定时分泌，使食物能得到充分消化、吸收和利用。成人应采用一日三餐制，养成不挑食、不偏食、不暴饮暴食等良好的饮食习惯。

（五）遵循《中国居民膳食指南》的原则

一般人群应遵循《中国居民膳食指南》新准则：食物多样，合理搭配；吃动平衡，健康体重；多吃蔬果、奶类、大豆；适量吃鱼、禽、蛋、瘦肉；少盐少油，控糖限酒；规律进餐，足量饮水；会烹会选，会看标签；分筷分餐，杜绝浪费。

四、膳食结构

膳食结构是指膳食中各类食物的数量所占膳食的比重，以及各类食物所能提供能量及各种营养素的数量和比例。膳食结构是研究一个国家或一个人群饮食特点和营养状况的基础，通过分析比较不同国家或地区膳食结构的差异和变化，能够了解和发现其饮食文化和习惯的变化规律，以及可能存在的健康风险，为制定相应的膳食指南提供科学依据。一般将全球各国膳食结构分为四种模式，即发展中国家膳食、经济发达国家膳食、日本膳食和地中海膳食。

（一）发展中国家膳食模式

发展中国家膳食模式是以植物性食物为主、动物性食物为辅。大多数发展中国家如印度、巴基斯坦、孟加拉国和非洲的一些国家属此类型。其特点是谷类食物消费量大，动物性食物消费量小，植物性食物提供的能量占总能量近 90%，动物性蛋白质一般少于蛋白质总量的

10% ~ 20%。平均每天能量摄入为 2000 ~ 2400kcal，蛋白质仅 50g 左右，脂肪仅 30 ~ 40g，膳食纤维充足，来自动物性食物的营养素如铁、钙、维生素 A 的摄入量常会出现不足，这类膳食容易出现蛋白质、能量营养不良，以致体质较弱，健康状况不良，劳动能力降低，但心脑血管疾病（冠心病、脑卒中）、2 型糖尿病、肿瘤等的发病率较低。但从另一方面看，丰富的蔬菜及粗杂粮的摄入使膳食纤维摄入量高，豆类及豆制品的摄入补充了一部分优质蛋白和钙；动物性食物较少，牛奶及奶制品摄入不足，缺乏瘦牛肉、瘦羊肉、鱼等动物性食品，蛋白质、脂肪摄入量都低，因而具有高糖类、高纤维、低蛋白质、低脂肪的特点，有利于冠心病和高脂血症的预防。

（二）经济发达国家膳食模式

经济发达国家膳食模式的主要特点为粮谷类食物摄入量少，而动物性食品和食糖摄入量多，以提供高能量、高脂肪、高蛋白质、低膳食纤维。此类模式是多数欧美发达国家如美国、西欧、北欧诸国的典型膳食结构，属于营养过剩型膳食。人均每日摄入肉类 300g 左右，食糖甚至高达 100g，奶和奶制品 300g，蛋类 50g。人均日摄入能量高达 3300 ~ 3500kcal，蛋白质 100g 以上，脂肪 130 ~ 150g。这种膳食模式容易造成肥胖、高血压、冠心病、糖尿病等营养过剩性慢性病发病率上升。因此，发达国家营养专家提出一些膳食修改建议，如美国农业部专家提出了基于每日 2000kcal 能量的 8 大类食物膳食结构。

（三）日本膳食模式

该膳食模式是一种动、植物食物较为平衡的膳食结构，以少油、少盐、多海产品、蛋白质、脂肪和糖类供能比合适为特点，有利于避免营养缺乏病和营养过剩性疾病（心血管疾病、糖尿病和肿瘤）。谷类的消费量平均每天 300 ~ 400g，动物性食品消费量平均每天 100 ~ 150g，其中海产品比例达到 50%，奶类 100g 左右，蛋类、豆类各 50g 左右。能量和脂肪的摄入量低于欧美发达国家，平均每天能量摄入为 2000kcal 左右，蛋白质为 70 ~ 80g，动物蛋白质占总蛋白的 50% 左右，脂肪 50 ~ 60g。另外，日本膳食中的茶饮、大量食用蔬菜、发酵的豆制品及丰富的新鲜海产品等均表现出较好的抗氧化效果；食用的味噌汤中常用的裙带菜是一种健康的海产蔬菜，富含岩藻黄素，具有很强的抗氧化和抗癌活性；主要的蛋白质来源是鱼类，特别是鲑鱼和金枪鱼等富含 ω-3 脂肪酸、多不饱和脂肪酸。

（四）地中海膳食模式

该膳食结构的特点是居住在地中海地区的居民所特有的，意大利、希腊居民的膳食可作为该种膳食结构的代表。地中海膳食模式被认为是一种健康的膳食模式，富含植物性食物，包括每天全谷类（350g 左右）、水果、蔬菜、豆类、果仁等；每天食用适量的鱼、禽、少量蛋、奶酪和酸奶；每月食用畜肉（猪、牛和羊肉及其产品）的次数不多，主要的食用油是橄榄油；大部分成年人有饮用葡萄酒的习惯。脂肪提供能量占膳食总能量的 25% ~ 35%，其中饱和脂肪所占比例较低，为 7% ~ 8%；此膳食结构的突出特点是饱和脂肪摄入量低，不饱和脂肪摄入量高，膳食含大量复合碳水化合物。全谷物、橄榄油、蔬菜、水果、豆类及适量香料和红酒且相对较低的红肉、黄油、甜品和快餐摄入是其特点，其也被认为是一种天然抗氧化的膳食模式。

一些长期的关于地中海膳食与心血管疾病高危人群的研究显示，地中海膳食中的橄榄油及坚果的摄入对血压、血脂、炎症及氧化应激水平有明显的改善作用。同时，中等程度和严格的地中海膳食能够降低糖尿病的发病率。与低地中海膳食依从性者相比，严格的地中海膳食依从者由于全谷物、水果、蔬菜的摄入，具有更理想的腰围，且相对较低的氧化应激和炎症标记物水平。这也被认为是低糖尿病发生的主要原因。地中海地区居民心脑血管疾病、2 型糖尿病等的发生率低，已引起了西方国家的注意，因此，西方国家纷纷参照地中海膳食结构改进自己国家膳食结构。

第二节 《中国居民膳食指南》

膳食指南是根据营养科学原则和人体营养需要，结合当地食物生产供应情况及人群生活实践，提出的食物选择和身体活动的指导性意见。膳食指南是健康教育和公共政策的基础性文件，是国家实施健康中国行动和推动国民营养计划的重要组成部分。我国自 1989 年以来已先后发布四版居民膳食指南。在国家卫生健康委员会的组织和领导下，《中国居民膳食指南（2022）》发布。

一、一般人群膳食指南

《中国居民膳食指南（2022）》提出了适用于一般人群的八条平衡膳食准则。

1. 食物多样，合理搭配 食物多样是平衡膳食模式的基本原则。多样的食物应包括谷薯类、蔬菜水果类、畜禽鱼蛋奶类、大豆坚果类等。建议平均每天摄入 12 种以上食物，每周 25 种以上。谷类为主是平衡膳食模式的重要特征，建议平均每天摄入谷类食物 200 ～ 300g，其中全谷物和杂豆类 50 ～ 150g；薯类 50 ～ 100g。每天的膳食应合理组合和搭配，平衡膳食模式中碳水化合物供能占膳食总能量的 50% ～ 65%，蛋白质供能占 10% ～ 15%，脂肪供能占 20% ～ 30%。

2. 吃动平衡，健康体重 体重是评价人体营养和健康状况的重要指标，运动和膳食平衡是保持健康体重的关键。各个年龄段人群都应该坚持每天运动、维持能量平衡、保持健康体重。推荐每周至少进行 5 天中等强度身体活动，累计 150 分钟以上；主动身体活动最好每天 6000 步；注意减少久坐时间，每小时起来动一动，动则有益。

3. 多吃蔬果、奶类、全谷、大豆 蔬菜、水果、奶类和大豆及其制品是平衡膳食的重要组成部分，坚果是膳食的有益补充。蔬菜和水果是维生素、矿物质、膳食纤维和植物化学物的重要来源。奶类和大豆类富含钙、优质蛋白质和 B 族维生素，对降低慢性病的发病风险具有重要作用。推荐餐餐有蔬菜，每天摄入不少于 300g 蔬菜，深色蔬菜应占 1/2。推荐天天吃水果，每天摄入 200 ～ 350g 新鲜水果，果汁不能代替鲜果。吃各种各样的奶制品，摄入量相当于每天 300mL 以上液态奶。经常吃全谷物、豆制品，适量吃坚果。

4. 适量吃鱼、禽、蛋、瘦肉 鱼、禽、蛋和瘦肉可提供人体所需的优质蛋白质、维生素 A、B 族维生素等，有些也含有较高的脂肪和胆固醇。目前我国畜肉消费量高，过多摄入对健康不利，应当适量食用。动物性食物优选鱼和禽类，鱼和禽类脂肪含量相对较低，鱼类含有较多的不饱和脂肪酸。蛋类各种营养成分齐全，瘦肉脂肪含量较低。过多食用烟熏和腌制肉类可增加部分肿瘤的发生风险，应当少吃。推荐成年人平均每天摄入动物性食物总量 120 ～ 200g，相当于每周摄入鱼类两次或 300～500g、畜禽肉 300～500g、蛋类 300～350g。

5. 少盐少油，控糖限酒　食盐、烹调油和脂肪摄入过多是肥胖、心脑血管疾病等慢性病高发的重要因素，因此应培养清淡饮食习惯。推荐成年人每天摄入食盐不超过 5g、烹调油 25～30g，避免过多动物性油脂和饱和脂肪酸的摄入。过多摄入添加糖可增加龋齿和超重的发生风险，建议不喝或少喝含糖饮料，推荐每天摄入糖不超过 50g，最好控制在 25g 以下。儿童、青少年、孕妇、乳母不应饮酒，成年人如饮酒，一天饮酒的酒精量不超过 15g。

6. 规律进餐，足量饮水　规律进餐是实现合理膳食的前提，应合理安排一日三餐，定时定量、饮食有度，不暴饮暴食。早餐提供的能量应占全天总能量的 25%～30%，午餐占 30%～40%，晚餐占 30%～35%。水是构成人体成分的重要物质并发挥着多种生理作用。水摄入和排出的平衡可以维护机体适宜水合状态和健康。建议低身体活动水平的成年人每天饮 7～8 杯水，相当于男性每天饮水 1700mL，女性每天饮水 1500mL。每天主动、足量饮水，推荐饮白水或茶水，不喝或少喝含糖饮料。

7. 会烹会选，会看标签　了解各类食物营养特点，挑选新鲜的、营养素密度高的食物，学会通过食品营养标签的比较，选择购买较健康的包装食品。学习烹饪和掌握新工具，做好一日三餐，家家实践平衡膳食，享受营养与美味。如在外就餐或选择外卖食品，按需购买，注意适宜分量和荤素搭配，并主动提出健康诉求。

8. 公筷分餐，杜绝浪费　选择当地的、新鲜卫生的食物，不食用野生动物。食物制备生熟分开，储存得当。多人同桌，应使用公筷公勺、采用分餐或份餐等卫生措施。勤俭节约是中华民族的文化传统，人人都应尊重和珍惜食物，在家在外按需备餐，不铺张不浪费。从每个家庭做起，传承健康生活方式，树饮食文明新风。社会餐饮应多措并举，倡导文明用餐方式，促进公众健康和食物系统可持续发展。

二、特定人群膳食指南

（一）孕妇乳母膳食指南

1. 备孕和孕期妇女膳食指南　①调整孕前体重至正常范围，保证孕期体重适宜增长。②常吃含铁丰富的食物，选用碘盐，合理补充叶酸和维生素 D。③孕吐严重者，可少量多餐，保证摄入含必需量碳水化合物的食物。④孕中晚期适量增加奶、鱼、禽、蛋、瘦肉的摄入。⑤经常户外活动，禁烟酒，保持健康生活方式。⑥愉快孕育新生命，积极准备母乳喂养。

2. 哺乳期妇女膳食指南　①产褥期食物多样不过量，坚持整个哺乳期营养均衡。②适量增加富含优质蛋白质及维生素 A 的动物性食物和海产品，选用碘盐，合理补充维生素 D。③家庭支持，愉悦心情，充足睡眠，坚持母乳喂养。④增加身体活动，促进产后恢复健康体重。⑤多喝汤和水，限制浓茶和咖啡，忌烟酒。

（二）婴幼儿喂养指南

1. 0～6 月龄婴儿母乳喂养指南　①母乳是婴儿最理想的食物，坚持 6 月龄内纯母乳喂养。②生后 1 小时内开奶，重视尽早吸吮。③回应式喂养，建立良好的生活规律。④适当补充维生素 D，母乳喂养无须补钙。⑤一旦有任何动摇母乳喂养的想法和举动，都必须咨询医生或其他专业人员，并由他们帮助做出决定。⑥定期监测婴儿体格指标，保持健康生长。

2. 7～24 月龄婴幼儿喂养指南　①继续母乳喂养，满 6 月龄起必须添加辅食，从富含铁的泥糊状食物开始。②及时引入多样化食物,重视动物性食物的添加。③尽量少加糖盐,油脂适当,保持食物原味。④提倡回应式喂养,鼓励但不强迫进食。⑤注重饮食卫生和进食安全。⑥定期监测体格指标,追求健康生长。

（三）儿童膳食指南

1. 学龄前儿童膳食指南　①食物多样,规律就餐,自主进食,培养健康饮食行为。②每天饮奶,足量饮水,合理选择零食。③合理烹调,少调料少油炸。④参与食物选择与制作,增进对食物的认知和喜爱。⑤经常户外活动,定期体格测量,保障健康成长。

2. 学龄儿童膳食指南　①主动参与食物选择和制作,提高营养素养。②吃好早餐,合理选择零食,培养健康饮食行为。③每天饮奶,足量饮水,不喝含糖饮料,禁止饮酒。④多户外活动,减少视屏时间,每天60分钟以上的中高强度身体活动。⑤定期监测体格发育,保持体重适宜增长。

（四）老年人膳食指南

1. 一般老年人膳食指南　①食物品种丰富,动物性食物充足,常吃大豆制品。②鼓励共同进餐,保持良好食欲,享受食物美味。③积极户外活动,延缓肌肉衰减,保持适宜体重。④定期健康体检,测评营养状况,预防营养缺乏。

2. 高龄老年人膳食指南　①食物多样,鼓励多种方式进食。②选择质地细软,能量和营养素密度高的食物。③多吃鱼禽肉蛋奶和豆,适量蔬菜配水果。④关注体重丢失,定期营养筛查评估,预防营养不良。⑤适时合理补充营养,提高生活质量。⑥坚持健身与益智活动,促进身心健康。

（五）素食人群膳食指南

①食物多样,谷类为主;适量增加全谷物。②增加大豆及其制品的摄入,选用发酵豆制品。③常吃坚果、海藻和菌菇。④蔬菜、水果应充足。⑤合理选择烹调油。⑥定期监测营养状况。

三、中国居民平衡膳食宝塔

中国居民平衡膳食宝塔（以下简称"宝塔"）（2022）是根据《中国居民膳食指南（2022）》的准则和核心推荐,把平衡膳食原则转化为各类食物的数量和所占比例的图形化表示。

1. 膳食宝塔的结构　宝塔共分5层,各层面积大小不同,体现了5大类食物和食物量的多少。食物量是根据不同能量需要量水平设计,宝塔旁边的文字注释,标明了在1600～2400kcal能量需要量水平时,一段时间内成年人每人每天各类食物摄入量的建议值范围。具体见图6-2。

2. 膳食宝塔建议的各类食物摄入量　膳食宝塔建议的各类食物摄入量指食物可食部分的生重。各类食物的重量不是指某一种具体食物的重量,而是一类食物的总量,因此在选择具体食物时,实际重量可以用同类食物互换。

3. 膳食宝塔的应用

（1）确定适合自己的能量水平　膳食宝塔中建议的每人每日各类食物的适宜摄入量范围适用于一般健康成人,在实际应用时要根据个人的年龄、性别、身高、体重、劳动强度、季节等情况适当调整。

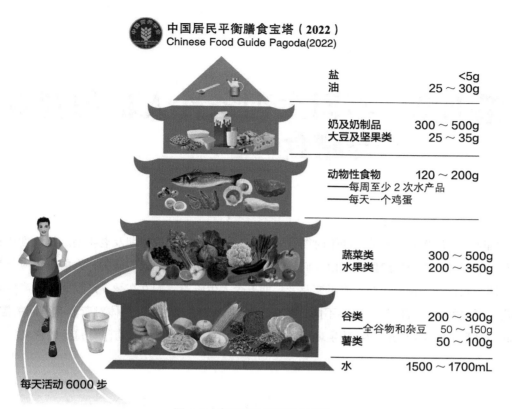

扫描二维码，查看高清图片

中国居民平衡膳食宝塔（2022）
Chinese Food Guide Pagoda(2022)

盐	<5g
油	25～30g
奶及奶制品	300～500g
大豆及坚果类	25～35g
动物性食物	120～200g

——每周至少 2 次水产品
——每天一个鸡蛋

蔬菜类	300～500g
水果类	200～350g
谷类	200～300g

——全谷物和杂豆　50～150g
——薯类　50～100g

水	1500～1700mL

每天活动 6000 步

图 6-2　中国居民平衡膳食宝塔

资料来源：中国营养学会.中国居民膳食指南（2022）

（2）根据自己的能量消耗水平确定食物需要　膳食宝塔是按照能量消耗水平建议了 10 类食物的摄入范围，应用时要根据自身的能量需要进行选择。膳食宝塔中建议的各类食物摄入量是一个平均值，每日膳食应尽量包含膳食宝塔中的各类食物，但无须每日都严格按照各类食物的量，只要在 1 周左右的一段时间内，各类食物摄入量的平均值符合膳食宝塔的建议即可。

（3）食物同类互换，调配丰富多彩的膳食　选择多种多样的食物，不仅是为了获得均衡的营养，也是为了使饮食丰富，满足人们的口味享受。应用膳食宝塔可把营养与美味结合起来，按照同类互换、多种多样的原则调配一日三餐。

（4）因地制宜，充分利用当地资源　我国幅员辽阔，各地的饮食习惯及物产不尽相同，只有因地制宜，充分利用当地资源，才能有效地应用膳食宝塔。

（5）养成习惯，长期坚持　膳食对健康的影响是长期的，科学地应用平衡膳食宝塔需要自幼养成习惯，并坚持不懈，才能发挥对健康的促进作用。

四、东方健康膳食模式

2022 版膳食指南首次提出"东方健康膳食模式"。前期调查研究发现，不同地区居民逐渐形成了具有地域性的膳食模式，其中在东南沿海一带（浙江、上海、江苏、福建、广东）膳食模式特点的人群中，高血压及心血管疾病发生和死亡率较低、预期寿命较高。并提出把我国东南沿海一带的代表性饮食统称为东方健康膳食模式，主要特点包括清淡少盐，食物多样，谷物为主，蔬菜水果充足，鱼虾等水产品丰富，奶类豆类丰富等，并具有较高的身体活动量。

NOTE

第七章　不同生理条件人群的营养与膳食

国际上一般将人生划分为四个时期：儿童期、青少年期、成年期及老年期。就饮食营养方面研究来区分，不同年龄段人群由他们的饮食状况来界定。由此我们认为，人的一生应分为婴幼儿期、儿童期、青少年期、成年期及老年期五个人生阶段。妇女在孕、产期间身体产生较大变化，形成特殊生理时期。这些不同的生理阶段和特殊生理时期，身体对营养有不同的需求，因此，满足不同生理条件和特殊生理期的营养供给，对人一生的健康有十分重要的意义。

第一节　孕妇的营养与膳食

孕妇妊娠是一个复杂的生理过程，按妊娠的时间，医学上将孕前3～6个月称备孕期；妊娠1～12周称孕早期；妊娠13～27周称孕中期；妊娠28～40周称孕后期。为了适应和满足胎儿的生长发育，孕母的生理状态及机体代谢都发生了很大的适应性改变。出现了各种生理性的负荷，激素的适应性改变和生殖系统、血液等其他系统的活动加强。孕期的营养不仅关系到孕妇自身的健康，而且对胎儿的生长发育都会产生重要影响。如果妊娠期发生营养不良，往往会引起新生儿体重低于正常、新生儿的死亡率增高、胎儿畸形、胎儿大脑发育不良或出生后智力低下。因此，应根据孕母不同妊娠期的营养需求做好营养膳食供给。

一、孕妇的生理特点

1.激素与代谢改变　妊娠是大量激素发挥作用的时期，不仅孕妇体内原有的激素明显升高，还会产生特有的新激素，如HCG、孕激素、雌激素、肾上腺皮质激素等。这些激素的变化对胎儿的发育有很重要的作用，也会导致孕妇产生一系列典型的身体及心理变化，如乳房增大、子宫增大、情绪的改变等。此时需要大量蛋白质组成胎儿组织、胎盘、羊水、母体血浆蛋白、血红蛋白等，孕妇子宫、乳房增长也需要大量的蛋白质的合成。同时还要为分娩消耗和产后泌乳储备蛋白质，因此需要更多的能量与营养素。

2.消化功能改变　孕妇的孕激素黄体酮水平升高，会引起孕妇胃肠平滑肌张力下降，胃肠蠕动减慢，消化液分泌减少，易发生胃肠胀气、便秘等。孕早期常有恶心、呕吐、消化不良等妊娠反应，影响营养素的摄入。但随着妊娠的进展，对钙、铁、维生素B_{12}和叶酸的吸收较妊娠前有所增加。

3. 泌尿系统改变　妊娠期孕妇泌尿系统要排泄母体和胎儿两者的代谢物，肾血流量增加，肾小球滤过功能增强，增加了肾脏负担，排出尿素、尿酸、肌酐、葡萄糖、叶酸、氨基酸的量均比孕前增加。由于肾脏滤过负荷超出肾曲小管重吸收能力，因此有时在孕期会出现尿中带糖的现象。

4. 血容量及血液成分变化　正常的非妊娠期妇女的血浆容量大约在2600mL，妊娠期血浆容量体积可增加一半，红细胞数量增加15% ～ 20%，由于血容量增加的幅度大于血红蛋白的量，使血液相对稀释，血液中血红蛋白下降，孕妇易出现生理性贫血。孕期除血脂及维生素E含量较高外，血浆中其他营养素均降低。

5. 体重增加　一般孕期体重平均增加10 ～ 12kg。通常孕前较瘦的孕妇体重增加比较胖或超重的孕妇要多。孕早期体重增加较小，一般在2kg左右，孕中期逐渐增加，到孕后期体重迅速增加，一般每周稳定增加350 ～ 400g。

二、孕妇的营养需要

1. 能量　孕妇的能量摄入不仅要满足自身的需求，还要满足胎儿生长发育、母体组织增长、代谢增加的需求，因此妊娠期间能量需要增加。当能量不足，会使机体动员体内脂肪大量氧化，产生过多的酮体，影响胎儿的大脑和智力的发育；如果过多摄入能量，母体体重过高，胎儿太大，对母子双方均无益处。一般可通过定期测量孕妇体重的增长来评价和判断能量的摄入是否适宜。中国营养学会建议孕早期能量根据不同的体力活动水平为比非孕期增加250kcal/d；孕中、晚期RNI根据不同的体力活动水平为比非孕期增加400kcal/d。

2. 蛋白质　蛋白质是胎儿生长发育的物质基础，整个孕期约需储存910g蛋白质以满足胎儿的迅速发育和维持母体的氮平衡。孕期蛋白质摄入不足，不仅导致胎儿发育障碍，还会导致母体代谢异常、抵抗力下降、产后母乳不足等。鱼、瘦肉、奶、鸡蛋、大豆等食物是优质蛋白质的主要来源。中国营养学会建议孕早期蛋白质的需求与成年女子相同，妊娠中期、晚期蛋白质的摄入量分别是比非孕期增加15g/d和30g/d，孕妇膳食中优质蛋白质至少占蛋白质总量的1/3以上，最好能达到1/2。

3. 脂类　脂类是能量的主要来源之一，脂类含有必需脂肪酸、多不饱和脂肪酸、单不饱和脂肪酸、固醇等营养物质，对胎儿生长发育十分重要，胎儿贮存的脂肪可达体重的5% ～ 15%。为了保证胎儿和自身的需要，孕妇膳食中应有适量的脂肪，中国营养学会建议脂肪摄入量为总能量的20% ～ 30%。

4. 矿物质　因孕期生理变化、血浆容量和肾小球滤过率增加，使得血浆矿物质含量随妊娠进展逐渐降低。孕期容易缺乏的矿物质主要有钙、铁、锌等。

（1）钙　妊娠期母体为了储备及供给胎儿生长发育需要大量的钙。钙的良好来源是奶及其制品、肉类、豆类及其制品、油菜等食物。中国营养学会建议妊娠期钙的摄入量比非孕期不增加，为800mg/d。

（2）铁　铁是造血的重要物质，孕期由于血容量的变化，加上孕早期的妊娠反应，使铁的摄入与吸收均出现下降。因此，孕期需要补充比平常更多的铁，如果膳食中铁摄入不足，孕妇易发缺铁性贫血，还有可能导致早产、低出生体重及新生儿肝脏的铁储备不足，致使婴儿出生后较早出现缺铁或缺铁性贫血等。中国营养学会建议妊娠中、晚期铁的摄入量分别比非孕期增加 7mg/d、11mg/d。

（3）锌　锌是促进胎儿生长发育的重要元素，妊娠期摄入足量的锌不仅有利于胎儿生长发育，还有预防先天畸形的作用。中国营养学会建议妊娠期锌的摄入量比非孕期 8.5mg/d 的基础上增加 2mg/d。

5. 维生素　维生素是调节机体生理功能的重要物质，妊娠期对多种维生素的需求高于非妊娠期。其中维生素 A、维生素 D、B 族维生素和叶酸等十分重要。

（1）维生素 A　维生素 A 与胎儿发育密切，当缺乏时会出现生长发育迟缓、低出生体重及早产等；过量摄入可引起自发性流产和胎儿畸形。维生素 A 良好的来源是动物的肝脏、蛋类、奶以及富含类胡萝卜素的食物。中国营养学会建议妊娠早期维生素 A 的摄入量不增加，中期和晚期在非孕期 700μgRAE/d 的基础上增加 70μgRAE/d。

（2）维生素 D　维生素 D 是一种抗佝偻病的重要物质，调节钙、磷代谢，与骨骼钙化关系密切。缺乏会导致孕妇骨质软化症及新生儿低钙血症和手足抽搐。妊娠期维生素 D 的 RNI 与非孕妇女相同，为 10μg/d。

（3）B 族维生素　维生素 B_1 能促进胎儿生长和维持孕妇良好的食欲及正常的肠蠕动；妊娠期维生素 B_1 的 RNI 在妊娠早期不增加，妊娠中晚期在非孕妇女 1.2mg/d 基础上分别增加 0.2mg/d 和 0.3mg/d；维生素 B_2 和烟酸与胎儿生长发育、缺铁性贫血有关；妊娠期维生素 B_2 的 RNI 同维生素 B_1；维生素 B_6 可抑制妊娠呕吐，与叶酸、维生素 B_{12} 联用可预防妊娠高血压；妊娠期对叶酸的需要量较大，中国营养学会建议妊娠早、中、晚期叶酸的摄入量均为 600μgDFE/d。

三、妊娠期合理膳食原则

孕期的合理膳食是指通过合理的膳食调配、膳食制度和烹调方法提供能满足孕妇所必需的能量和各种营养素的平衡膳食，以实现孕妇合理营养的需要。中国营养学会制定的《中国居民膳食指南（2022）》对备孕和孕期妇女在平衡膳食准则八条基础上，增加以下核心推荐：①调整孕前体重至正常范围，保证孕期体重适宜增长。②常吃含铁丰富的食物，选用碘盐，合理补充叶酸和维生素。③孕吐严重者，可少量多餐，保证摄入含必须量碳水化合物的食物。④孕中晚期适量增加奶、鱼、禽、瘦肉的摄入。⑤经常户外活动，禁烟酒，保持健康生活方式。⑥愉快孕育新生命，积极准备母乳喂养。

中国营养学会建议备孕妇女在孕前 3 个月就应补充叶酸，每日服用叶酸 400μg，持续至整个孕期。同时应摄入足够的微量元素如铁、锌及各种维生素等，动物肝脏、奶及其制品、瘦肉、黑木耳、红枣、海带、紫菜、鱼、虾、贝类、深绿色蔬菜、豆类等含有丰富的营养素，应在备孕期有意识地合理摄入，为怀孕创造良好的母体环境。吸烟和饮酒易造成精子、卵子的畸形且影响胚胎发育，孕前 3 ～ 6 个月要戒烟和禁酒。

1. 妊娠早期的合理膳食　妊娠早期是胚胎细胞分化增殖、主要器官逐渐形成的重要阶段，其能量及其他营养素供给量与孕前大致相同。但因多数孕妇有妊娠反应，会影响营养素的吸收，因此，注意食物多样，营养全面，少食多餐，清淡可口。注意优质蛋白质如奶及其制品、蛋、鱼、禽类肉类等食物、富含叶酸的食物，以及蔬菜和水果的摄入，补充足量的 B 族维生素。

2. 妊娠中、晚期的合理膳食　此期妊娠反应消失，胎儿生长速度加快，骨骼、牙齿、四肢、五官形成，大脑进一步发育，母体的乳房、胎盘、子宫迅速增长，孕妇食欲好转。因此对能量和各种营养素的需要量迅速增加，以保证胎儿的生长发育，以及母体分娩、泌乳的需求。《中国居民膳食指南（2022）》建议妊娠中、晚期每日膳食应有水 1700mL，粮谷类 200～275g，鱼、肉、禽、蛋 150～225g，牛奶 300～500mL，蔬菜 400～500g（其中深色蔬菜最好占一半以上），水果 200～300g（最好 2～3 种），经常食用虾、海带、紫菜等含钙丰富的海产品；保证适宜的脂肪摄入，控制盐的摄入。

四、妊娠期营养不良对胎儿的影响

1. 胎儿宫内发育迟缓　孕期各种营养素摄入不足是导致胎儿在宫内发育迟缓的主要原因。宫内发育迟缓婴儿的患病率和围产期死亡率均高于正常婴儿，而且生长发育迟缓，神经系统疾病较多，智力也受影响。

2. 低出生体重儿　新生儿出生体重小于 2500g 称为低出生体重儿。导致低出生体重儿的因素很多，一般与孕妇怀孕前体重低、孕期增重低、孕妇血浆蛋白低、维生素 A、叶酸缺乏、孕妇贫血及饮酒、吸烟等因素有关。低出生体重儿在婴儿期的死亡率较正常婴儿高 4～6 倍，与正常婴儿相比出现生长发育障碍的概率大。

3. 先天畸形　孕妇早期某些微量元素、维生素摄入不足，以及酗酒、接受照射、感染、滥用药物均可导致先天畸形。如叶酸缺乏可引起巨红细胞贫血和神经管畸形，维生素 A 缺乏可发生角膜软化、小头等畸形，维生素 D 和钙缺乏可导致先天性佝偻病、低钙血症抽搐等。

4. 巨大儿　巨大儿是指出生体重大于 4000g 的新生儿。近年来，随着我国居民收入增加，生活节奏加快，加上不合理的膳食结构，不仅使人群肥胖率快速增加，巨大儿发生率也逐年上升。其原因为孕妇的过多进食或进补造成某些营养素过量，使孕期增重过多，导致胎儿生长过度。另外，妊娠后期孕妇的血糖升高也可导致巨大儿。巨大儿不仅给分娩带来危险，还可能诱发成年后肥胖及成年后代谢性疾病。

第二节　乳母的营养与膳食

乳母是指产后数小时至哺乳结束为婴儿哺乳的妇女。哺乳期乳母既要补偿妊娠、分娩所消耗的营养储备，又要泌乳哺育婴儿，乳母的营养状况关系到母亲身体健康的恢复，也为泌乳提供物质基础，因此这一时期的营养十分重要。母乳分初乳、过度乳和成熟乳。初乳是产后第 1 周分泌的乳汁，呈淡黄色，质地黏稠，富含免疫球蛋白和乳铁蛋白；过度乳是第 2 周分泌的乳汁，其中乳糖和脂肪逐渐增多；成熟乳是第 2 周以后分泌的乳汁，呈乳白色，富含蛋白质、乳糖、脂肪等多种营养物质。

一、哺乳期的生理特点

1. 内分泌的变化　孕妇分娩后，内分泌发生改变，胎盘黄体酮消失，雌激素影响脑垂体，催乳素分泌，使乳母分泌乳汁。

2. 泌乳和排乳　乳母泌乳与婴儿对乳头的吮吸和乳母的营养有关，婴儿吸吮乳头能刺激乳母垂体产生催乳素，引起乳腺腺泡分泌乳汁。婴儿吸吮乳头可反射性地引起乳母垂体后叶释放催产素，引起乳腺导管收缩，出现排乳。乳汁的合成需要能量与各种营养素，乳母营养不良是造成乳汁分泌减少的主要原因之一。

二、哺乳期的营养需要

1. 能量　乳母对能量需要一是满足母体自身的能量需要；二是供给乳汁的能量需要。乳汁分泌一般在产后 1 个月内约为 500mL/d，3 个月后每天泌乳量增加到 700 ~ 800mL/d。乳母因泌乳增加的能量消耗在 600 ~ 800kcal，乳母的每日膳食能量需要量（EER）推荐较非妊娠期妇女增加 400kcal。

2. 蛋白质　一般情况下，每日乳母泌乳的乳汁中含有 10g 左右的蛋白质，乳母膳食中蛋白质的质和量不仅对乳汁的质量有影响，也对乳汁的正常分泌产生影响。因此，乳母每天蛋白质的来源应考虑优质蛋白质占一定的比例，优质蛋白质应超过总蛋白质的一半。乳母蛋白质 RNI 为在非孕妇女基础上每日增加 25g。

3. 脂肪　脂肪对脂溶性维生素的吸收、小儿中枢神经系统的发育、乳汁分泌有促进作用。因此，乳母每日膳食中必须有适量脂肪，尤其是必需脂肪酸等。每日膳食脂肪供给量应占总能量的 20% ~ 30% 为宜。

4. 矿物质　乳母应注意钙、铁、锌、钾、碘等矿物质的摄入。乳汁中的钙含量一般比较稳定，受膳食的影响较小，当钙摄入不足时会动用母体骨骼中的钙，出现钙的负平衡，如持续时间较长，可引起母亲的骨质软化症。乳母的钙 RNI 应在非妊娠期 800mg/d 基础上不额外增加摄入量。铁在胎儿体内有一定的储存量，不能通过乳腺输送到乳汁，故乳汁中铁含量很少，但乳母膳食还是需要增加富含铁的食物，以满足母体自身的需要。乳母铁的 RNI 为在非妊娠期 18mg/d 基础上增加 6mg/d。锌不仅与小儿的生长发育和免疫功能有密切关系，还对乳母蛋白质的吸收产生影响，因此，乳母应注意膳食中锌的供给。锌的 RNI 为在非妊娠期 7.5mg/d 基础上增加 4.5mg/d。

5. 维生素

（1）脂溶性维生素　乳汁中的维生素 A 与乳母膳食中的维生素 A 关系密切，维生素 A 对小儿生长发育有十分重要的促进作用，维生素 E 具有促进乳汁分泌的作用，维生素 D 一般不能通过乳腺，因此，乳汁中的维生素 D 含量很低，维生素 D 对促进生长发育，特别是钙、磷的吸收利用有重要作用。小儿应通过晒太阳或在医生的咨询下适当补充维生素 D 制剂。乳母的维生素 A、维生素 D 和维生素 E 的 RNI 分别为 1260μgRAE/d、10μg/d、17mgα–TE/d。

（2）水溶性维生素　水溶性维生素能通过乳腺，因此，水溶性维生素与膳食关系密切。乳腺对乳汁中的水溶性维生素有调控作用，达到一定水平一般不再增加。

6. 水　乳母摄入的水量与乳汁分泌量有密切关系，乳母饮水比一般成人每日多约 1L。水的来源尽可能应用鲜汤、肉汁和各种乳母喜爱的富含营养的汤，如鲫鱼汤、骨头汤、豆类与肉混炖的汤等，补充水分。

三、乳母合理营养的原则

乳母的营养状况好坏将直接影响乳汁的营养素含量，从而影响婴儿的健康状况。《中国居民膳食指南（2022）》推荐乳母的膳食：①坚持哺乳。②适当增加鱼禽肉蛋和海产品。③愉悦心情，充足睡眠，促进乳汁分泌。④足量饮水，适当多喝粥和汤。⑤适度运动，每周测体重，逐步恢复适宜体重。⑥不吸烟、不饮酒。

1. 乳母膳食应做到食物种类多样，数量足够 每日的膳食组成包括水 2100mL，粮谷类 225 ~ 275g，鱼、虾、禽、畜肉类 175 ~ 225g，奶类 300 ~ 500mL，蔬菜 400 ~ 500g，水果 200 ~ 350g 并限制盐的摄入，做到食物多样，数量充足。蔬菜、水果应注意选用当季新鲜的。

2. 保证供给充足的能量 保证能量的供应，但应注意防止能量摄入过多。

3. 适量的脂肪，尤其是必需脂肪酸、不饱和脂肪酸等的摄入 必需脂肪酸、不饱和脂肪酸不仅对婴儿的生长发育有重要作用，也对乳母恢复健康有重要作用。坚果、豆类等富含必需脂肪酸、不饱和脂肪酸，应适当摄入。

4. 供给富含多种维生素、矿物质、膳食纤维 保证各种维生素及矿物尤其是钙、锌、铁等元素和维生素 A、D、E 和 B 族维生素的足量摄入。

5. 科学活动和锻炼，保持健康体重 适当运动及做产后健身操，促使机体复原，保持健康体重。

第三节 婴幼儿的营养与膳食

医学上认为从出生到 3 周岁为婴幼儿期。从出生到 28 天为新生儿期。出生后 28 天至 1 周岁为婴儿阶段，1 ~ 3 岁为幼儿阶段。婴幼儿时期是生长发育最旺盛的阶段，与成年人相比，婴儿需要的各种营养素比成年人高，但消化功能尚未发育成熟，任何一种营养素的缺乏或者不足都可能会影响到生长发育。随着生活水平的提高和生活方式的转变，现代育儿方式变得更为精细，特别注重科学的喂养观念，为此应该根据婴儿的生理特点，保证各种营养素的供给以满足婴幼儿生长发育的需要。

一、婴幼儿的生长发育特点

1. 生长发育迅速 婴幼儿期是人生长发育的第一高峰期。在一年中身体长度会增长 50%，体重会增加 2 倍，尤其是前 6 个月最为迅速。婴儿出生时脑重约 370g，6 个月时增加至 600 ~ 700g，1 岁时达 900 ~ 1000g，接近成人脑重的 2/3。

2. 消化系统发育不成熟 婴幼儿的消化器官还未发育成熟，胃的容量小，消化液分泌较少，消化能力不强，牙齿刚刚生长，咀嚼能力有限；如喂养不当，易引发消化功能紊乱，造成营养不良和机体抵抗力下降。

二、婴幼儿的营养需要

1. 能量 婴幼儿的能量需求主要有基础代谢、食物的特殊作用力、活动、生长发育及排泄损失等，其中基础代谢约占能量消耗的 60%，食物特殊动力作用占能量消耗的 7% ~ 8%，生长发育所需的能量占总能量的 25% ~ 30%。适宜的能量供应是维持婴幼儿健康的必要前提。如供给不足，不能满足基本生理需要，将会导致生长迟滞，身体消瘦等；但过多供给能量，会引起体重增长过快或肥胖。中国营养学会建议：0～6个月的婴幼儿能量的 EER 为 90kcal/（kg·d），7～12个月的婴幼儿蛋白质的 EER 为 75kcal/（kg·d）。1～3 岁能量 EER 分别为男性 900kcal/d、1100kcal/d 和 1250kcal/d，女性 800kcal/d、1000kcal/d 和 1150kcal/d。

2. 蛋白质　蛋白质是保证婴幼儿生长发育最重要的营养素，由于婴幼儿生长发育迅速，需要保持正氮平衡，因此蛋白质的供应量高于成年人，且蛋白质供给既要数量充足，又要质量好，特别要注意必需氨基酸的摄入。中国营养学会建议 0～6个月的婴幼儿蛋白质的 AI 为 9g/d，7～12个月的婴幼儿蛋白质的 RNI 为 17g/d。1～3 岁的婴幼儿蛋白质的 RNI 分别是 25g/d、25g/d、30g/d。

3. 脂类　脂类是能量和必需脂肪酸的重要来源，对婴幼儿中枢神经系统发育有重要作用，婴幼儿对脂肪的需要量高于成人，其中对必需脂肪酸、各种不饱和脂肪酸和类脂有特别的需要。脂类供给不足或者必需脂肪酸比例不恰当可能影响婴幼儿脑和神经系统发育。DRIs 2023 年版建议（AI）：0～6个月、7～12个月的婴幼儿摄入的总脂肪应占能量的 48%（AI）；1～3 岁总脂肪摄入应占能量的 35%（AI）。

4. 碳水化合物　碳水化合物是婴幼儿能量的主要来源，婴幼儿在出生后就能消化乳糖、蔗糖、果糖、葡萄糖，但因缺乏淀粉酶，不易消化淀粉类食物，淀粉类辅食应该在 3～4 月龄之后添加。中国营养学会建议 0～6个月的婴幼儿总碳水化合物摄入 AI 为 60g/d，7～12个月的婴幼儿总碳水化合物摄入 AI 为 80g/d，1～3 岁的幼儿总碳水化合物摄入 AI 为 120g/d。

5. 矿物质

（1）钙　钙在新生儿体内约占体重的 0.8%（大约 25g），99% 储存在骨骼和牙齿中，在骨骼和牙齿发育形成的关键时期，钙缺乏将会导致发育迟缓等不可逆转的损害。中国营养学会建议钙的摄入量为 0～6个月 200mg/d，7～12个月 350mg/d，1～3 岁为 500mg/d。

（2）铁　铁是构成血红蛋白、肌红蛋白、细胞色素及过氧化酶的重要营养素，正常新生儿有足够的铁储备，可以满足 4～6 个月的需要。4月龄后体内储备逐渐消耗，因此，4个月至 2 岁的婴幼儿是缺铁性贫血发生的高峰期，应开始添加含铁丰富的食物如动物肝脏、蛋黄、血、豆制品等。中国营养学会建议 0～6个月铁的摄入量为 0.3mg/d，7～12个月及 1～3 岁为 10mg/d。

（3）锌　锌与生长发育关系密切，新生儿体内没有锌的储备，因此需要由食物供给充足的锌。含锌丰富的食物主要有海产品、肉类、豆类、麦胚和全谷。中国营养学会建议 0～6个月、7～12个月及 1～3 岁摄入量分别为 1.5mg/d、3.2mg/d、4.0mg/d。

6. 维生素　维生素是维持人体生长发育必需的微量营养素，科学喂养、及时添加辅食，婴儿一般不会缺乏维生素，如喂养不科学、母乳质量较差或婴幼儿消化吸收不好等，则可能发生维生素 A、维生素 D、叶酸等缺乏，应特别注意补充这些维生素。

三、婴幼儿喂养

1. 母乳喂养　世界卫生组织和联合国儿童基金会建议，在婴儿出生的数小时里就应开始母乳喂养。这是因为母乳对婴儿而言是唯一营养最全面、最理想的天然食物，是婴儿的首选食物。0～6个月内婴儿最合理的喂养方法是母乳喂养。母乳喂养的优点包括：

（1）母乳含有婴儿所需比例最恰当的营养素，易消化且吸收利用率高。如母乳含丰富的乳糖不仅有利于钙的吸收，还可促进"益生菌"的生长，有利于婴儿肠道的健康；母乳中的矿物质如钙、磷比例合适，利于婴儿吸收并能满足其需要；母乳中的维生素充足，有利于婴儿生长。

（2）母乳尤其是初乳，富含免疫物质，大量的免疫球蛋白保护婴儿消化道、呼吸道和泌尿道，增加婴儿的抗感染能力。

（3）母乳含丰富的脂肪，因其含有丰富的脂肪酶，易于被婴儿消化吸收；对婴儿的脑发育有明显的促进作用。

（4）母乳喂养可增进母亲和子女的情感交流，有利于培养小儿良好的性格，促进智能发育。

（5）母乳几乎无菌，无污染，不需要消毒，温度适宜。其吸吮量和速度可以根据婴儿的需要增减。

（6）母乳喂养还可以帮助母亲子宫收缩，减少产后出血，稳定产妇情绪。婴儿应至少获得母乳喂养4个月，最好维持2年以上。

2. 人工喂养　人工喂养是指当母亲因为各种原因如患有较严重的心、肝、肾、内分泌疾病、恶性肿瘤、活动性结核病、精神病等，或婴儿患有不宜母乳喂养的苯丙酮尿症、半乳糖血症等遗传代谢性疾病时，就要采用其他动物乳、婴儿配方奶粉及其他代乳品进行的喂养。无论采用何种人工喂养方式，其喂养效果均不及母乳喂养好。选择人工喂养应注意：①在医生或营养师的指导下选择购买婴儿配方奶粉。②喂养的量和浓度须根据婴儿的具体年龄、体重来计算。③注意卫生，喂奶后应将奶瓶及其他辅助用具及时清洗干净并消毒以备下次用。

3. 混合喂养　混合喂养是指因各种原因导致母乳不足，或母亲因故不能按时哺喂母乳，采用牛乳或其他代乳品作为补充或部分替代母乳喂养婴儿。一般6个月前以乳类为主，6个月后除乳类外可添加辅食。

4. 断奶和辅食添加　断奶是指从母乳为唯一食物过渡到由母乳以外食物满足婴儿全部营养需要的过程。辅食是指由单纯母乳喂养逐渐过渡到完全由母乳以外的食物喂养过程中给婴儿的食物。正常情况下辅食从6月龄开始添加。添加辅食的原则是循序渐进，由一种到多种，由稀到干，从细到粗，从少到多，从流质到半流质再到固体，添加过程应注意如小儿出现不适时，应暂停并顺延，不可急于求成。

四、婴幼儿的膳食原则

1. 0～6月龄婴儿　《中国0～6月龄婴儿母乳喂养指南》推荐纯母乳喂养至6个月，纯母乳喂养的婴儿不需要补钙。其准则：①母乳是婴儿最理想的食物，坚持6月龄内纯母乳喂养。②生后1小时内开奶，重视尽早吸吮。③回应式喂养，建立良好的生活规律。④适当补充维生素D，母乳喂养无须补钙。⑤任何动摇母乳喂养的想法和举动，必须咨询医生或其他专业人员，并由他们帮助作决定。⑥定期监测体格指标，保持健康生长。纯母乳喂养的婴儿生后数日可以开始每日补充维生素D，用量在10μg左右。纯母乳喂养的婴儿不需要补钙，但出生后应注意补充维生素K。

2. 7～24月龄婴儿　7～24月龄婴幼儿处于生命早期1000天健康机遇窗口的第三阶段，关系到宝宝近期和长期的体质健康，辅食添加过早或过晚都会影响健康，《中国7～24月龄婴幼儿喂养指南》提出喂养六准则：①继续母乳喂养，满6月龄起必须添加辅食，从富含铁的泥糊状食物开始。②及时引入多样化食物，重视动物性食物的添加。③尽量少加糖和盐，油脂适当，保持食物原味。④提倡回应式喂养，鼓励但不强迫进食。⑤注重饮食卫生和进食安全。⑥定期监测体格指标，追求健康生长。

7～24月龄幼儿从富含铁的泥糊状开始加辅食，不盲目回避易过敏食物。对于辅食的量，《中国7～24月龄婴幼儿喂养指南》给出了推荐范围：7～12月龄婴儿每天所需辅食量，包括20～75g的谷物类，25～100g的蔬菜，等量水果，15～50g的蛋类，至少是一个蛋黄，以及25～75g的肉禽鱼类。如果辅食以谷类、蔬菜和水果等植物性食物为主时，需要额外增加不超过10g的烹调油，1岁以内婴儿不建议额外加盐；12～24月龄幼儿，每天谷物类增加到50～100g，蔬菜和水果各增加到50～150g，仍然保持每天一个鸡蛋，或至少半个，肉禽鱼50～75g，油5～15g，可以有少量盐，但不超过1.5g。

添加辅食后，母乳喂养也要保持在一定水平，建议7～12月龄婴儿每天母乳量700～500mL；13～24月龄婴幼儿每天母乳量600～400mL。

3. 2岁以上婴幼儿　需重点培养健康饮食习惯，强调自主进食，学龄前儿童膳食应该是由多样化食物构成的平衡膳食，提供全面、足量、均衡营养每日应安排3次正餐与2次加餐。《学龄前儿童膳食指南》五条核心推荐：①食物多样，规律就餐，自主进食，培养健康饮食行为。②每天饮奶，足量饮水，合理选择零食。③合理烹调，少调料、少油炸。④参与食物的选择与制作，增进对食物的认知和喜爱。⑤经常户外活动，定期体格测量，保障健康成长。

2岁以上儿童新陈代谢旺盛，活动量较大，水分需要多，建议每日饮水量为2～3岁600～700mL，4～5岁700～800mL，以饮白水为佳，避免饮含糖饮料，少量多次饮用，不宜在进餐前大量饮水。

第四节　学龄前儿童的营养与膳食

学龄前儿童是指4～6岁的儿童。生长发育仍处于迅速增长的阶段，膳食中能量及各种营养素的供给对健康生长十分重要，应养成良好的饮食习惯，建立健康的膳食模式。

一、学龄前儿童的生理特点

1. 身高、体重稳步增长　学龄前儿童基础代谢率仍较高，生长速度仅次于3岁前，体重增长一般是每年2kg年左右，身高增长每年5～7cm，各器官逐渐发育成熟，能量和营养素的需求高于成人。

2. 消化能力有限　这时开始生长乳牙，但咀嚼能力有限，消化道发育不完善，因此，消化能力有限，饮食不宜与成人相同，应单独烹调，注意方法。

3. 心理发育特点　注意力控制有限，进餐时间较长，应注意培养儿童良好的饮食习惯。

二、学龄前儿童的营养需要

1. 能量及三大产能物质　由于生长发育仍处于旺盛阶段，因此应提供足够的能量和产能营养素。中国营养学会建议4～6岁学龄前儿童总能量摄入分别是男性1300kcal/d、1400kcal/d、

1600kcal/d；女性 1250kcal、1300kcal/d、1450kcal/d。蛋白质的摄入 4～5 岁为 30g/d，6 岁为 35g/d，其中优质蛋白质应超过一半以上；脂肪摄入应占总能量的 20%～30%；碳水化合物的摄入（AI）为 120g（包括添加糖），供能比例为 50%～65%，以谷类食物为主，并限制精糖和甜食的摄入。

2. 矿物质　学龄前儿童易出现钙、铁、锌等矿物质缺乏。奶及其制品、动物产品、海产品、豆类制品、蔬菜等食物含有丰富的矿物质，因此，应注意摄入。DRIs 2023 年版 RNI 建议 4～6 岁学龄前儿童钙的摄入为 600mg/d，铁的摄入为 10mg/d，锌的摄入为 5.5mg/d。

3. 维生素　维生素 A、B 族维生素、维生素 C 及维生素 D 对学龄前儿童的生长发育十分重要，中国营养学会建议 4～6 岁学龄前儿童维生素的摄入维生素 A 为男性 390μgRAE/d、女性 380μgRAE/d，维生素 D 为 10μg/d，维生素 B_1 为 0.9mg/d，维生素 B_2 为男性 0.9mg/d、女性 0.8mg/d，烟酸为男性 7mgNE/d、女性 6mgNE/d，叶酸为 190μgDFE/d，维生素 C 为 50mg/d。

三、学龄前儿童的合理膳食原则

《中国居民膳食指南（2022）》推荐学龄前儿童的膳食指南在平衡膳食准则八条基础上增加五条核心推荐：①食物多样，规律就餐，自主进食，培养健康饮食习惯。②每天饮奶，足量饮水，合理选择零食。③合理烹调，少调料、少油炸。④参与食物选择与制作，增进对食物的认知与喜爱。⑤经常户外活动，保障健康生长。

1. 膳食构成原则　以谷类为主，食物多样，每天进食适量的鱼、肉、禽和蛋，饮奶不少于 350mL（特殊情况下可以用豆类及豆制品代替），以补充儿童快速生长需要的优质蛋白质及矿物质。充足摄入当季、新鲜的蔬菜水果，尤其是蔬菜的摄入，以保证维生素、矿物质和膳食纤维的足量摄入，同时养成不喝或少喝饮料、多喝开水的习惯。

2. 膳食安排原则

（1）每日餐数　养成良好的就餐习惯，一般安排餐次为早、中、晚三餐，以及上、下午各一次点心。

（2）烹调方式　应考虑儿童消化特点，烹饪以炖、煮、蒸等方式为主，避免油炸、油煎的食物，高盐、高糖食物，以及刺激性的酸、辣、苦食物，做到清淡可口、软硬适中、食物的色、香、味、形俱全，促进食欲。

（3）创造良好的进食环境　每天定时、定量、定点吃饭，并做到细嚼慢咽、专心进食、不挑食及偏食。

（4）合理安排零食　零食的选择应避免高热、高糖、高脂肪的零食，如奶油、冰淇淋，煎、炸、烤等小吃以及各种含糖饮料，多选择奶制品、各种坚果、水果及少量的甜点等作为零食。

第五节　学龄期儿童的营养与膳食

一、学龄期儿童的生理特点

学龄期儿童是指 7～12 岁的儿童，此期儿童体格发育仍稳步增长，身高每年平均增加

4 ～ 7.5cm，体重每年平均增加 2 ～ 2.5kg。学龄期儿童已经在学校学习，随着年龄的增大，学习任务、体力活动会增加，充足的营养不仅是保证他们生长发育的必要条件，也为他们更好地学习提供良好的物质基础。

二、学龄期儿童的营养需要

学龄期儿童开始进入学校上学，需要按时上学和放学，其饮食模式较之前会有变化，营养需要与学龄前儿童相似，由于胃容量增加，消化能力增强，因此，此阶段儿童的营养需要量较之前会稍有增加。

1. 能量 学龄期儿童对能量的需求较高，但必须防止能量过多摄入。中国营养学会建议 7 ～ 12 岁男性（以中等体力活动为例）能量摄入分别为 1700kcal/d、1850kcal/d、1950kcal/d、2050kcal/d、2200kcal/d、2600kcal/d；7 ～ 12 岁女性（以中等体力活动为例）能量摄入分别为 1550kcal/d、1700kcal/d、1800kcal/d、1900kcal/d、2000kcal/d、2200kcal/d。

2. 蛋白质 学龄期儿童接近成年人，最好有一半以上的优质蛋白质摄入。中国营养学会建议儿童 7 ～ 8 岁蛋白质的摄入量为 40g/d，9 ～ 11 岁分别为 45g/d、50g/d、55g/d，12 岁男性 70g/d、女性 60g/d。

3. 脂肪 DRIs 2023 年版 AMDR 建议：学龄期儿童的脂肪摄入为总能量的 20% ～ 30% 为宜。

4. 矿物质 学龄期儿童，对钙的需要量高于成年人，铁、锌等的需要量接近成年人，中国营养学会建议儿童 7 ～ 8 岁矿物质的摄入量分别为钙 800mg/d、铁 12mg/d、锌 7mg/d；9 ～ 12 岁钙为 1000mg/d，铁男性为 16mg/d、女性为 18mg/d，锌男性为 8.5mg/d、女性为 7.5mg/d。

5. 维生素 维生素 A、维生素 C 和 B 族维生素的需要量较学龄前儿童有明显增加，中国营养学会建议儿童 7 ～ 8 岁分别为维生素 A 430μgRAE/d、维生素 D 10μg/d、B 族维生素（B_1、B_2）1.0mg/d、维生素 C 60mg/d。9 ～ 12 岁分别为维生素 D 10μg/d，维生素 C 75mg/d，维生素 A 男性 560μgRAE/d、女性 540μgRAE/d，B 族维生素（B_1、B_2）男性 1.1mg/d、女性 1.0mg/d。

三、学龄期儿童的合理膳食原则

《中国居民膳食指南（2022）》推荐学龄期儿童的膳食指南：①主动参与食物选择和制作，提高营养素养。②吃好早餐，合理选择零食，培养健康饮食行为。③天天喝奶，足量饮水，不喝含糖饮料，禁止饮酒。④多户外活动，少视屏时间，每天 60 分钟以上中高强度身体活动。⑤定期监测体格发育，保持体重适宜增长。

1. 学习食物营养相关知识，主动参与食物选择和制作，家庭和学校构建健康食物环境。

2. 清淡饮食，不挑食偏食，不暴饮暴食，养成健康饮食行为，做到一日三餐，定时定量，饮食规律。早餐食物应包括谷薯类、蔬菜水果、动物性食物及奶类、大豆和坚果等四类食物中的三类及以上。可在两餐之间进食少量的零食，选择清洁卫生、营养丰富的食物作为零食。在外就餐时要注重合理搭配，少吃含高盐、高糖和高脂肪的食物。

3. 天天喝奶，每天 300mL 及以上液态奶或相当量的奶制品。主动足量饮水，每天 800 ～ 1400mL，首选白水。不喝或少喝含糖饮料，更不能用含糖饮料代替水。禁止饮酒和喝含酒精饮料。

4. 每天应累计至少 60 分钟中高强度的身体活动。每周至少 3 次高强度的身体活动、3 次抗阻力活动和骨质增强型活动。增加户外活动时间。减少静坐时间，视屏时间每天不超过 2 小时，越少越好。保证充足睡眠。

5. 定期测量身高和体重，监测生长发育。正确认识体型，科学判断体重状况。合理膳食，积极身体活动，预防营养不足和超重肥胖。

第六节　青少年的营养与膳食

青少年指处于青春期的孩子，体格发育加快，生殖系统发育迅速，第二性征逐渐明显，处于人生的第二个生长发育高峰。营养需求关系到生长发育、智力水平、认知能力等。青少年的膳食安排应符合他们生长发育快、对营养要求高的特点。

一、青少年的生理特点

1. 生长迅速、代谢旺盛　青少年进入生长发育的第二个高峰期，身高、体重快速增长，身高每年可增加 5 ～ 8cm，有的可达 10 ～ 12cm；体重每年增加 2 ～ 5kg，有的可达 8 ～ 10kg。代谢旺盛，能量消耗大，蛋白质需求高。

2. 性发育成熟　青春期生殖系统发育，第二性征逐渐明显。

3. 体成分发生变化　在青春期以前男、女体内脂肪和肌肉占体重的比例相似，分别为 15% 和 19%；进入青春期以后，男性不变，女性脂肪增加到 22%。需要注意的是，青少年尤其是女性会受"凡美必瘦"的审美观误导，盲目减肥而节食，从而导致体内新陈代谢紊乱，这对健康极为有害。

二、青少年的营养需要

1. 能量　青少年体格发育极为迅速，食欲旺盛，对能量的需求增高。中国营养学会建议能量供给男女（中等身体活动水平）分别为 2200 ～ 2950kcal/d、2000 ～ 2350kcal/d。

2. 蛋白质　蛋白质是生长发育，体内激素、抗体、酶等合成的重要物质，脑和神经兴奋性的增加也需要大量的蛋白质参与，蛋白质供给不足，不仅会出现生长发育迟缓、抵抗力低下、消瘦等，严重者甚至还会出现智力障碍、性发育障碍等。因此应保证蛋白质的充足供应，并做到优质蛋白质占总蛋白质的一半以上。中国营养学会建议蛋白质的摄入男、女分别为 55 ～ 75g/d、55 ～ 60g/d。

3. 矿物质和维生素　矿物质特别是钙、铁、锌等对青少年生长发育十分重要。中国营养学会建议钙的摄入为 1000mg/d，铁的摄入男、女分别为 16mg/d、18mg/d，锌的摄入男、女分别为 11.5mg/d、8.5mg/d，以满足生长发育和性器官的发育。新鲜当季的蔬菜、水果富含各种维生素，应摄入足够的量。

三、青少年的膳食原则

《中国居民膳食指南（2022）》中关于学龄儿童的膳食建议也适用于青少年期，青少年的

NOTE

合理膳食原则包括：

1. 多吃谷类，供给充足的能量，青少年每天需谷类 400 ~ 500g。

2. 保证鱼、肉、蛋、奶、豆类和蔬菜的摄入，青少年每天摄入的蛋白质应有一半以上是优质蛋白质。

3. 参加体力活动，避免盲目节食。

第七节　老年人的营养与膳食

据国家统计局发布的信息，截至 2020 年 11 月 1 日零时，全国 60 周岁及以上老年人口为 26402 万，老年人的合理营养对提高身体素质、促进健康、预防疾病、延缓衰老有非常重要的意义。

一、老年人的生理特点

随着年龄的增长，老年人的消化系统、神经系统、呼吸系统、心血管系统、内分泌系统等都会发生退行性变化。

1. 消化系统功能减退　老年人消化器官功能随着衰老而逐渐减退，机体对营养成分的消化吸收能力下降。胃肠道蠕动减慢，易出现胃肠胀气、便秘等症状。

2. 基础代谢率降低　基础代谢率随年龄的增长而降低，对能量的需求减少，蛋白质合成减少，易发生超重或肥胖，患高血压、糖尿病、心脑血管病的风险显著增加。

3. 肾功能下降　老年人的肾小球数量逐步减少，滤过能力降低，肾血流量减少，肾小球的滤过率下降，体内代谢产物排泄缓慢。

4. 免疫功能下降　老年人胸腺萎缩，T 淋巴细胞数量减少，免疫能力下降，易患各种疾病。

5. 身体成分变化　代谢组织的总量逐步减少，细胞数量减少，脏器和肌肉萎缩；水分减少，脂肪比例增加，骨密度减少。

二、老年人的营养需要

1. 能量　老年人与中年人相比，能量的摄入应适当减少，50 岁以后，每增长 10 岁，能量需要减少 5% ~ 10%。中国营养学会建议 65 ~ 74 岁的老年人的能量摄入（中等身体活动水平）男、女分别为 2300kcal/d、1850kcal/d，75 岁即以上老年人的能量摄入（中等身体活动水平）男、女分别为 2200kcal/d、1750kcal/d。同时老年人应注意自己的体重变化，以便及时调整能量的摄入，减少疾病的发生。

2. 蛋白质　老年人由于分解代谢大于合成代谢，加上消化吸收能力下降，因此易出现负氮平衡。老年人要补充足够的蛋白质，优质蛋白质至少占总蛋白质的一半以上，中国营养学会建议 65 岁以上的老年人的蛋白质摄入量男、女分别为 72g/d、62g/d。

3. 脂肪　老年人消化能力差，不宜摄入过多的脂肪。DRIs 2013 年版 RNI 建议：老年人的脂肪摄入量一般占总能量的 AMDR20% ~ 30%，脂肪种类以富含不饱和脂肪酸的植物油为主，限制以饱和脂肪酸为主的动物油脂，避免高胆固醇的食物如动物脑、动物内脏、蟹黄及鱼子等。

4. 碳水化合物和膳食纤维 老年人内分泌功能减弱，糖耐量降低，易发生高血糖或餐前低血糖。如摄入过多的糖，不仅会增加胰岛负担，同时多余的糖会在体内转变为脂肪，引起代谢紊乱等疾病。因此，老年人要控制糖尤其是精制糖、含精制糖的甜点摄入。蔬菜水果富含膳食纤维，可溶性膳食纤维有平稳血糖、降低血压与胆固醇、促进肠道健康等作用，老年人应适当摄入。中国营养学会建议老年人糖类摄入为占总能量的 50% ～ 65%。

5. 矿物质 对老年人而言比较重要的矿物质是钙和铁，中国营养学会建议老年人饮食铁的摄入为男性 12mg/d、女性 10mg/d，钙的摄入为 800mg/d。含钙丰富的食物主要有牛奶、豆类及豆制品、芝麻酱、虾皮等，特别是牛奶中的钙易吸收，老年人要保证每天 300mL 以上奶或相应奶制品的摄入。老年人对铁的吸收利用能力下降，易发生缺铁性贫血，应注意铁的摄入，含铁较丰富的食物有豆类及豆制品、桂圆、猪肝、动物血等，食用富含维生素 C 的水果、蔬菜及禽肉类食物以促进铁的吸收。老年人味觉降低，口味加重，盐中的钠是高血压的危险因素，因此，要注意控制钠的摄入，每日以小于 5g 为宜。

6. 维生素 维生素在调节代谢和延缓衰老的过程中具有十分重要的作用。维生素 A 能维护上皮组织的健康，增强抗病能力，有预防肿瘤的作用。维生素 D 可以促进钙吸收，延缓骨质疏松症，老年人因经常参加户外活动，接受阳光照射，促使皮肤中 7- 脱氢胆固醇转变为维生素 D，以促进钙吸收。维生素 E 是强氧化剂，具有抗衰老、延年益寿的作用，还可以降低血胆固醇浓度、抑制动脉粥样硬化发生，植物油含维生素 E 非常丰富。维生素 C 是一种具有广泛生理作用的营养素，对老年人保持身体健康和防治疾病是非常必要的，老年人应进食足量的新鲜蔬菜及水果。同时注意 B 族维生素足量摄入。

三、老年人的合理膳食原则

《中国居民膳食指南（2022）》在平衡膳食八准则基础上，针对 65 岁以上的老年人，提出四条核心推荐：①食物品种丰富，动物性食物充足，常吃大豆制品。②鼓励共同进餐，保持良好食欲，享受食物美味。③积极户外活动，延缓肌肉衰减，保持适宜体重。④定期健康体检，测评营养状况，预防营养缺乏。

1. 食物品种丰富，合理搭配 品种多样化，努力做到餐餐有蔬菜，尽可能选择不同种类的水果，动物性食物换着吃，吃不同种类的奶类和豆类食品；摄入的主要食物种类：谷类、薯类、杂豆类、蔬菜、水果、畜、禽、鱼、蛋、奶、大豆、坚果。

2. 摄入足够量的动物性食物和大豆类食品 动物性食物富含优质蛋白，微量营养素的吸收、利用率高，有利于减少老年人贫血、延缓肌肉衰减的发生。摄入总量应争取达到平均每日 120 ～ 150g，并选择不同种类的动物性食物。各餐都应有一定量的动物性食物，食用畜禽肉时，尽量选择瘦肉，少选肥肉。建议摄入鱼 40 ～ 50g/d、畜禽肉 40 ～ 50g/d、蛋类 40 ～ 50g/d。

奶类营养成分丰富，容易消化吸收，老年人应选择适合自己身体状况的奶制品，并坚持长期食用。保证充足的大豆类制品。牛奶 300 ～ 400mL/d 或蛋白质含量相当的奶制品；大豆 15g/d 或相应的豆制品。

3. 积极参与共同制作和分享食物 与朋友一同挑选、制作、品尝、评论食物，建造长者食堂、老年人餐桌，把每日餐食作为重要的生活内容，促进身心健康。

4. 努力增进食欲，享受食物美味　积极参加群体活动，保持乐观情绪；在确保安全前提下，适度增加身体活动量，增强身体对营养的需求，提升进食欲望；采取不同烹调方式，丰富食物的色泽、风味，增加食物本身吸引力。

5. 合理营养是延缓老年肌肉衰减的主要途径　一般情况下蛋白质摄入量为 1.0 ～ 1.2g/（kg·d），若进行抗阻运动蛋白质摄入量 ≥ 1.2 ～ 1.5g/（kg·d）；动物性食物和大豆类食物的优质蛋白质比例不小于 50%；不宜集中在一餐摄入大量蛋白质，三餐都应有；应增加摄入富含 n–3 多不饱和脂肪酸、维生素 D 的海鱼类、蛋黄，并食用一定量的动物肝脏。经常在阳光下运动；增加深色蔬果和豆类食物；有条件者在医生或营养师指导下合理补充膳食补充剂。

6. 主动参与体力活动，积极进行户外运动　根据自己的生理特点和健康状况确定运动强度、频率和时间，兼顾兴趣爱好和运动设施条件选择多种身体活动方式，尽可能使全身都得到活动；运动目标心率 =170 – 年龄（岁）。

7. 减少久坐静态时间　避免久坐，减少日常生活中坐着和躺着的时间，每小时起身活动至少几分钟；长期保持同一姿势，易导致局部肌肉的劳损，诱发各种疾病，加重痔疮等老年常见病的发生或发作。

8. 保持适宜体重　老年人过瘦导致抵抗力降低，增加死亡风险；肥胖会增加慢病风险；老年人的体重不宜过低，体重指数 BMI 在 20.0 ～ 26.9 更为适宜；避免采取极端措施让体重在短时间内产生大幅度变化。

9. 参加规范体检，做好健康管理　定期到有资质的医疗机构参加健康体检，一般情况，建议每年 1 ～ 2 次健康体检。

第八章　营养风险筛查与营养评估

营养风险是指营养相关因素对患者临床结局（如感染相关并发症、理想和实际住院日、质量调整生命年、生存期等）造成不利影响的风险。应特别强调的是，所谓"营养风险"并不是指"发生营养不良的风险"。营养风险概念的一个重要特征是"营养风险与临床结局密切相关"。只有改善临床结局才能使患者真正受益，即改善临床结局是临床营养支持的终点。

扫一扫，查阅本章数字资源，含PPT、音视频、图片等

对营养风险与临床结局的关系可从两方面理解：有营养风险的患者由于营养因素导致不良临床结局的可能性较无营养风险的患者大；同时，有营养风险患者有更多的机会从合理的营养支持中受益。20 世纪 70 ～ 80 年代，接受营养支持的病例几乎全是重度蛋白质能量营养不良（protein energy malnutrition，PEM）的患者。目前肠外肠内营养支持的病例每年以数百万计，客观上必然需要重新判定肠外肠内营养的适应证。这就需要判定患者是否存在"营养风险"。存在营养风险的患者，应结合临床具体情况，制定和实施营养支持计划。有营养风险的患者，若不能获得合理的营养支持，存在发生不利于患者临床结局的风险，影响患者的康复。

因此，有必要对每一个入院患者进行营养风险筛查，评估其是否存在营养风险，并根据筛查结果，结合临床，采取相应措施，即给或不给肠外肠内营养支持。《国家卫生健康委医政医管局关于印发 2021 年质控工作改进目标》要求各医疗机构提高入院患者 24 小时营养风险筛查率。承担此项工作的应当是病区主管医生、经过培训的护士、营养医师和营养师。

第一节　营养风险筛查

营养风险筛查工具在日常生活中非常有帮助，可以及时发现潜在的或表现出的营养风险。此类工具应使用方便、快速、经济、标准化及已通过验证。筛查工具应具有敏感性和特异性，如果可能，应预测营养治疗是否成功。营养筛查应是明确的临床方案的一部分，如果筛查结果为阳性，则制定行动计划。

在过去的几十年中，建立了不同的评分和筛查系统，用于各种临床环境和患者群体（住院患者、社区、老年病患者等）。筛查应在入院后的 24 小时内进行，阳性患者以会诊的形式通知营养科，营养医生进行进一步营养评估、营养诊断、营养治疗。

全球医院最常用的营养风险筛查工具之一是住院患者的营养风险筛查（NRS2002），由 Kondrup 等人开发，欧洲肠外肠内营养学会在 128 个临床随机对照研究（RCT）的基础上制订了适用于住院患者的营养风险筛查方法，有助于检测大多数从营养治疗中受益的患者。NRS2002 能够确定有营养不良风险的患者的重要临床结局（包括死亡率）。它是一个简单且经过充分验证的工具，它包含了四个问题的预筛选（表 8-1）。

NOTE

表 8-1　营养风险筛查（NRS2002）初筛表

问　题	是	否
患者的 BMI 是否＜ 20.5kg/m² ?		
患者在过去 3 个月内体重减轻了吗？		
过去一周患者的食物摄入量是否减少？		
患者病情危重吗？		

如果其中一个得到肯定的回答，则进行终筛，其中包括营养状况、疾病严重程度及年龄（附录 1）。对于每个参数，可以产生从 0 到 3 的分数。年龄超过 70 岁被认为是一个危险因素，也包含在筛查工具中，给 1 分。总分 ≥ 3 分意味着患者存在营养风险，需要营养治疗；总分 ＜ 3 分，一周后要重新进行筛查。NRS2002 已在包括随机对照试验在内的数百项研究中进行了评估和验证，被证明非常可靠。

第二节　营养评估

营养评估是为确立营养诊断及进一步的营养治疗提供依据的过程，对象为有营养风险的患者。通过膳食调查、人体测量、体格检查、实验室检查、能量需求测定及综合营养评估方法等手段判定人体营养状况，确定营养不良的类型及程度，估计营养不良后果的危险性，并监测营养治疗的疗效。

一、膳食调查

膳食调查是指通过各种不同方法对膳食摄入的数量和组成进行评估，了解在一定时间内膳食摄入状况及膳食模式、饮食习惯等，以此来评定营养需要得到满足的程度。膳食调查的结果可以成为对被调查个人或人群进行营养改善、营养咨询、营养指导及营养治疗的工作依据。

（一）调查方法

膳食调查的方法有称重法、记账法、询问法、化学分析法和食物频率法。

1. 称重法　称重法指对个人、家庭或集体单位每餐各种食物的生重、熟重及剩余重量进行称重，根据实际就餐人数和生熟比值计算每人每日食物的消耗情况，再计算每人每日各种营养素的平均摄入量，其调查时间为 3 ～ 7 日。称重法准确性高，可作为膳食调查的"金标准"，用以衡量其他方法的准确性，但工作量大，费人力物力，不适合大规模调查。

2. 记账法　记账法指根据账目调查记录一定时期内的食物消耗总量和就餐人数，计算每人每日各种营养素的平均摄入量，调查时间较长，可一个月或更长。该方法主要适用于有详细账目的集体单位，操作简单，节省人力物力。其缺点是调查结果只反映人均的摄入量，难以分析个体膳食摄入情况。

3. 询问法　询问法又称回顾法，即要求调查对象回顾和描述在调查时刻以前 24 小时内摄入的所有食物（包括饮料、零食等）的种类和数量。一般选用连续三天，通常是两个工作日和一个休息日。该方法简便易行，应答率高，但误差较大，依赖于应答者的短期记忆。

4. 化学分析法　化学分析法是指收集被调查者一日摄入的所有主副食品，在实验室测定其营养素量。根据收集样品方法不同分为双份饭法和双份原料法两种。该方法能够可靠地获得各种营养素摄入量，但是操作烦琐，费时费力费钱。

5. 食物频率法　食物频率法是指通过问卷形式调查个体经常性的食物摄入种类，根据每日、每周、每月甚至每年所食各种食物的次数或食物的种类（甚至量）来评价膳食营养状况。食物频率法能够反映长期营养素摄入方式，可以作为研究既往膳食习惯和某些慢性病关系的依据。其缺点是膳食摄入量的漏报和低估，受调查对象的主观因素影响。

（二）膳食调查结果的分析评价

1. 膳食结构分析　膳食结构的评价参考中国居民平衡膳食宝塔。中国居民平衡膳食宝塔中食物分为谷薯类、蔬菜水果、畜禽鱼蛋类、奶类大豆及坚果类，以及烹调用油盐等五大类，同时标注了能量为 1600 ～ 2400kcal 时，成人每人每日各类食物摄入量的平均范围。膳食中应包括五大类食物，平均每天摄入 12 种以上食物，每周 25 种以上食物。在进行各类食物换算时应注意乳类和豆类食物，按照蛋白含量进行换算后再相加。

2. 能量和营养素摄入量　根据中国居民膳食参考摄入量（DRIs）对调查个人和人群的能量和营养素摄入量进行比较。一般认为，能量和营养素摄入量应占参考摄入量的 90% 以上，低于参考摄入量的 80% 为供给不足，低于 60% 则认为缺乏。

3. 三大产能营养素供能比评价　能量由蛋白质、脂肪和碳水化合物来提供，三大产能营养素应注意平衡。根据 DRIs，膳食中碳水化合物提供的能量应占总能量的 50% ～ 65%，脂肪应占总能量的 20% ～ 30%，蛋白质应占总能量的 10% ～ 15%。

4. 蛋白质和脂肪来源　合理膳食在蛋白质数量满足的基础上，还应保证优质蛋白质（动物性蛋白及大豆蛋白）占总蛋白的 1/3 以上。脂肪主要来自动物性脂肪和植物性脂肪，要求植物性脂肪占 1/2 以上，注意饱和脂肪酸、单不饱和脂肪酸和多不饱和脂肪酸间的比例。

5. 各餐能量分配比　一般人群就餐定时定量，三餐能量分配的适宜比例为早餐 30%、中餐 40%、晚餐 30%，儿童和老人可以在三餐之外适当加餐。

6. 烹调方法　膳食评价还应注意烹调方法，尽量选用蒸煮，少用煎炸等烹调方法。

二、人体测量

身体的生长发育与正常体形的维持不但受遗传因素的影响，更重要的是受营养因素的影响，所以常常把身长、体重及体形方面的测量参数用作评价营养状况的综合观察指标。而且体格检查简便易行，成本低廉，尤其适用于大规模的人群营养调查。

1. 身高　身高是评定生长发育和营养状况的基本指标之一。临床住院患者，可通过身高等指标的测量，间接计算体表面积，估算基础代谢率。

身高的测量方法包括直接测量法和间接测量法。直接测量法采用身高计、身高坐高计或利用墙壁及软尺进行测量，要求被测者三点靠立（足跟、骶骨部和两肩胛间与立柱相接触），两点水平（耳屏上缘与两眼眶下缘最低点呈水平位）。三岁以下儿童采用卧式量板（或量床）进行测量身长，婴儿要求平卧，头部接触头板，移动足板使之紧贴足跟，进行读数记录。间接测量法适用于不能站立者，如临床上危重患者，通常通过测量上臂距（上臂向外侧伸出与身体呈 90℃，测量一侧至另一侧最长指间距离）及膝高转换身高公式计算而获得。

2. 体重　体重采用体重计进行测量，是进行营养评价中最简单、最直接和最常用的指标。

为减少测量误差，应注意测量条件的一致性，通常选择晨起空腹、排空大小便，穿着固定衣裤进行测定。通常采用理想体重（又称标准体重）衡量成人体重是否在适宜范围内，理想体重可用 Broca 改良公式或平田公式进行计算：

$$\text{Broca 改良公式：理想体重（kg）} = \text{身高（cm）} - 105$$

$$\text{平田公式：理想体重（kg）} = [\text{身高（cm）} - 100] \times 0.9$$

我国多采用 Broca 改良公式。实际体重位于理想体重的 ±10% 为正常范围，±10%～20% 为超重/瘦弱，±20% 以上为肥胖/极瘦弱，+20%～+30% 为轻度肥胖，+30%～+50% 为中度肥胖，+50% 以上为重度肥胖。

3. 体质指数　又称体重指数（BMI），是将体重与身高相关联的参数［BMI= 体重（kg）/ 身高^2（m^2）］用于诊断营养不良和肥胖症。它易于计算，适用于所有成年人，不适用于儿童、发育中的青少年、孕妇、乳母、老人及身形健硕的运动员。临床风险与 BMI 之间存在明显的反比关系。

我们国家 BMI 正常范围标准波动在 18.5～23.9kg/m^2。BMI < 18.5kg/m^2 为消瘦，24.0～27.9kg/m^2 为超重，≥ 28.0kg/m^2 为肥胖。

4. 身体围度　身体围度包括头围、腰围、胸围、臀围和上臂围等。头围是反映婴幼儿脑、颅骨发育状况的指标；腰围反映腹部脂肪分布的情况；臀围反映人体体型特点；胸围反映身体形态和呼吸器官的发育状况，也是评价幼儿身体发育状况的重要指标。

（1）腰围　测量腰围时受检者应空腹直立、双臂自然下垂、双脚分开 25～30cm，测量时平稳呼吸、不要收腹或屏气，在肚脐以上 1cm、以腋中线肋弓下缘和髂嵴连线中点的水平位置为测量点。腰围可以用于肥胖的最初诊断，也可以用于评估减重效果。我国提出腰围男性 ≥ 90cm，女性 ≥ 85cm 即为成人中心性肥胖。

（2）臀围　臀围是耻骨联合和背后臀大肌最凸处的水平周径，反映髋部骨骼和肌肉的发育情况，通常采用腰臀比进行判定肥胖，即腰臀比 = 腰围（cm）/ 臀围（cm）。正常成年人腰臀比男性 < 0.9，女性 < 0.8，超过此值为中心性肥胖，又称为腹型或内脏型肥胖。

（3）上臂围和上臂肌围　上臂围一般测量左上臂肩峰至鹰嘴连线中点的臂围长。上臂围能够反应营养状况，并且与体重密切相关。上臂肌围反映人体肌肉蛋白营养状况，可根据上臂围和肱三头肌皮褶厚度计算。计算公式：

$$\text{上臂肌围（AMC）} = \text{上臂围（cm）} - \text{肱三头肌皮褶厚度（cm）} \times 3.14$$

男女参考值分别为 25.3cm 和 23.2cm。测量值大于参考值的 90% 为营养正常；80%～90% 为轻度肌蛋白消耗，60%～80% 为中度肌蛋白消耗，小于 60% 为重度肌蛋白消耗。

5. 皮褶厚度测量　皮褶厚度测量是指测量皮下脂肪的厚度。通过测量一定部位的皮褶厚度，可以表示或估算体内的脂肪含量。测量皮褶厚度采用皮褶厚度计，连续测定三次，取平均值。常见的测量部位为肱三头肌、肩胛下和脐旁。皮褶厚度一般不单独作为肥胖的标准，通常与身高、标准体重结合进行判定。

6. 握力　握力是反映前臂和手部肌肉的力量，因与其他肌群的力量有关，所以也是反映肌肉总体力量的一个指标，间接体现机体营养状况的变化。

7. 生物电阻抗分析　生物电阻抗分析（BIA）是一种简单、廉价、非侵入性的估计身体成分的方法。它适用于床边测量且这取决于身体的脂肪、肌肉和水的比例。生物电阻抗分析依赖于人体对交流电的传导。电流很容易通过含有大量水和电解质（如血液和肌肉）的组织，而脂肪组织、空气和骨骼则更难通过。因此，无脂肪质量越大，身体传导电流的能力就越大。生物电阻抗分析在校正年龄、性别和种族时提供了有关全身水分、体细胞质量和脂肪量的良好信息。然而，对于液体超负荷患者、BMI 极端（< 16 或 > 34kg/m²）的患者，不推荐使用生物电阻抗分析。

三、实验室检查

实验室检查就是采用生理、生化的实验手段，测定被检查者体液或排泄物中所含有的营养素、营养素代谢产物或相关的化学成分，以便早期发现亚临床不足症、营养储备水平低或营养过剩等征兆，从而采取有效的防治措施。实验室检查常用指标见表 8-2。

表 8-2　人体营养状况的实验室检查常用指标

营养素	检测指标
蛋白质	总蛋白、白蛋白、前白蛋白、转铁蛋白、视黄醇结合蛋白、纤维结合蛋白、血浆氨基酸谱
脂肪	甘油三酯、总胆固醇、游离脂肪酸、血酮
矿物质	钾、钠、钙、镁、磷、锌、铁、铜、硒、铬
维生素	维生素 A、维生素 B_1、维生素 B_2、烟酸、维生素 B_6、维生素 B_{12}、叶酸、维生素 C、维生素 D
糖	血糖

四、综合营养评价方法

1. 主观全面评定　主观全面评定（SGA）是一种以详细的病史与临床检查为基础，省略人体测量和生化检查的综合营养评价方法。此方法简便易行，适于在临床中推广。SGA 的主要内容分为病史和体征。病史部分主要内容包括体重改变、进食改变、现存消化道症状、活动能力改变及患者疾病状态下的代谢需求。体征的评估包括皮下肌肉消耗、脂肪丢失和水肿程度。SGA 作为主观评定的方法，体征的评估并非通过测量获得，而是通过调查者的主观评定进行分级。其具体内容及评定标准见表 8-3，8 项中至少有 5 项属于 B 级或 C 级，可被定为中度或重度营养不良。

表 8-3　SGA 主要内容及评定标准

指标	A 级	B 级	C 级
近期（2 周）体重改变	无 / 升高	减少 < 5%	减少 > 5%
饮食改变	无	减少	不进食 / 低热量流食
胃肠道症状（持续 2 周）	无 / 食欲不减	轻微恶心、呕吐	严重恶心、呕吐
活动能力改变	无 / 减退	能下床走动	卧床
应激反应	无 / 低度	中度	高度
肌肉消耗	无	轻度	重度
三头肌皮褶厚度	正常	轻度减少	重度减少
踝部水肿	无	轻度	重度

2. 微型营养评定　微型营养评定（MNA）是一种评价老年人营养状况的简单快速的评定方法。MNA 评价内容包括四部分共 18 项内容（表 8-4）：①人体测量，包括身高、体重及体重丧失等。②整体评价，包括生活类型、医疗和疾病状况（如消化功能状况）等。③膳食评价，包

括餐次、营养素摄入量、食物数量、食欲及是否摄食障碍等。④主观评定，为对健康及营养状况的自我监测等。根据上述各项评分标准计分并相加，若 MNA ≥ 24，表示营养状况良好；若 17 ≤ MNA ≤ 23.5，表示存在发生营养不良的危险；若 MNA < 17，表示有确定的营养不良。

表 8–4　MNA 评价表

姓名 _____　性别 _____　年龄 _____　体重 _____kg　身高 _____cm

人体测量指标	膳食评价
1. 体质指数（kg/m²）　〔　〕	11. 每天几餐　〔　〕
0 = BMI < 19	0 = 1 餐
1 = BMI 19 ～ 21	1 = 2 餐
2 = BMI 21 ～ 23	2 = 3 餐
3 = BMI ≥ 23	12. 蛋白质摄入的指标　〔　〕
2. 上臂肌围（cm）　〔　〕	是否每天至少一次摄入牛奶、奶酪或酸奶？
0.0 = MAC < 21	是否每周 2 次或以上摄入豆类或蛋类食品？
0.5 = MAC 21 ～ 22	是否每天摄入肉、鱼或禽类？
1.0 = MAC ≥ 23	0.0 = 0 ～ 1 个　是
3. 小腿周径（cm）　〔　〕	0.5 = 2 个　是
0 = CC < 31	1.0 = 3 个　是
1 = CC ≥ 31	13. 每天 2 次或以上食用蔬菜或水果　〔　〕
4. 近 3 个月来体重减少　〔　〕	0 = 否　　1 = 是
0 = 体重减少 > 3kg	14. 近 3 个月来是否因厌食、消化、咀嚼或吞咽
1 = 不知道	困难致摄入减少　〔　〕
2 = 体重减少 1 ～ 3kg	0 = 严重食欲不振
3 = 体重无减少	1 = 中度食欲不振
整体评价	2 = 轻度食欲不振
5. 生活自理　〔　〕	15. 每天饮水量（杯）　〔　〕
0 = 否　　　　1 = 是	0.0 = < 3 杯
6. 每天服用三种以上的处方药　〔　〕	0.5 = 3 ～ 5 杯
0 = 是　　　　1 = 否	1.0 > 5 杯
7. 近 3 个月来是否患有心理疾患或急性疾病　〔　〕	16. 进食情况　〔　〕
0 = 是　　　　1 = 否	0 = 进食需要别人帮助
8. 活动能力　〔　〕	1 = 进食不需帮助但较困难
0 = 卧床或坐椅子	2 = 进食无困难
1 = 能离床或离椅子但不能出门	**主观评价**
2 = 能出门	17. 是否自认为有营养问题　〔　〕
9. 神经心理问题　〔　〕	0 = 严重营养不良
0 = 严重痴呆或抑郁	1 = 中度营养不良或不知道
1 = 轻度痴呆	2 = 轻度营养不良
2 = 无心理问题	18. 与同龄人相比较自身的营养状况　〔　〕
10. 皮肤溃疡　〔　〕	0.0 = 不很好　0.5 = 不知道
0 = 是　　　　1 = 否	1.0 = 一样好　2.0 = 更好

总分（满分 30 分）_____

第九章　营养治疗

第一节　肠外营养

一、概述

肠外营养（parenteral nutrition，PN）指通过胃肠道以外途径（静脉途径）提供营养支持的方式，以达到维持机体正常代谢和生理功能的目的。进行 PN 需要较为严格的技术和物质条件，否则有可能发生较为严重的并发症。

临床医生为需要给肠外营养治疗的住院患者开具医嘱为 PN 治疗（锁骨静脉、颈内静脉、颈外静脉、股静脉、经外周静脉穿刺中心静脉置管、输液港）。

二、常用肠外营养制剂种类

（一）葡萄糖制剂

葡萄糖最符合人体生理需要，能被所有器官利用，特别是大脑、神经组织、肾髓质、红细胞只能以其为能量物质。人体对葡萄糖代谢利用率以 300 ～ 400g/d 为宜，因为超量后易致高血糖和糖尿，长期过量输入会转化成脂肪沉积在肝等内脏和组织中。葡萄糖在体内充分利用必须依赖适量胰岛素。正常人体分泌胰岛素功能良好，通常无须补充外源性胰岛素。但在严重创伤、感染等应激状态时，机体出现一系列内分泌变化和代谢紊乱，结果机体对输入葡萄糖的耐受性和利用率下降，故对处于应激状态和糖尿病患者，输注葡萄糖液时须加用外源性胰岛素。全合一 PN 中目前唯一使用葡萄糖作为碳水化合物来源。常用葡萄糖制剂浓度有 5%、10%、25%、50%。

（二）脂肪制剂

脂肪的营养价值主要是提供能量、生物合成碳原子及必需脂肪酸。肠外营养使用的脂肪乳剂是将植物油，如大豆油、红花油（食用）、芝麻油等，加入乳化剂如卵黄磷脂、大豆磷脂，等渗剂如甘油、山梨醇，加水后经高压匀化器乳化成白色均匀乳状液体，与体内乳糜微粒相似，分布均匀，脂肪微粒平均直径约 0.3μm，性质稳定，输注后无明显毒性反应。脂肪直接输入静脉会产生脂肪栓塞，甚至导致死亡，故必须将其制成直径小于 0.6μm 的微细颗粒乳剂，才能供静脉输注。

1.脂肪乳剂特点

（1）脂肪乳剂能量密度高　每 1g 脂肪代谢后可供能 39.6kJ（9.46kcal），可用较少量输液提供较多能量，对限制液体摄入量的患者尤为适用。

（2）渗透效应小　10%、20%及30%脂肪乳剂的渗透压分别为300mOsm/L、350mOsm/L及310mOsm/L，故可经外周静脉输注，极少发生血栓性静脉炎，并减少PN患者必须作中心静脉置管的问题。

（3）供给必需脂肪酸　供给人体自身不能合成的必需脂肪酸亚油酸和亚麻酸，用于防治单用碳水化合物供能时所致的必需脂肪酸缺乏症。

（4）无利尿作用　静脉输入后不会从尿和粪中排出，全部为机体所利用。

（5）含有胆碱　有足够的胆碱，可满足机体日常代谢需要。

（6）改善负氮平衡　与氨基酸联合应用，可提高后者利用率，减少机体蛋白质消耗，改善负氮平衡。

（7）疾病时利用率增高　在创伤、手术后等应激状况下，脂肪的水解增加，利用率增高，而葡萄糖的利用率下降。

（8）呼吸商低　脂肪代谢后呼吸商为0.7，低于碳水化合物的1.0和蛋白质的0.8。故与后两者相比，脂肪乳剂氧化后产生CO_2较少，可减轻呼吸负担。脂肪乳剂中的磷脂成分还是肺泡表面活性物质合成底物，故有利于呼吸衰竭患者肺功能改善。

脂肪乳剂安全、无毒，但应注意用法。单独输注时不宜太快。除复方脂溶性维生素外，不要将其他药物直接加入脂肪乳剂中，特别是高浓度电解质溶液，以免影响脂肪微粒稳定性。

2. 脂肪乳剂的分类　根据脂肪乳剂中脂肪酸的种类及含量进行分类。

（1）长链脂肪乳剂　含12～18个碳原子的长链三酰甘油（LCT），提供能量和必需脂肪酸。

（2）中/长链脂肪乳剂　由50%的长链脂肪乳和50%的中链脂肪乳通过物理混合而成，可以快速提供能量，快速从血液中被清除，以及良好的肝脏耐受性。含6～8个碳原子的中链三酰甘油（MCT），无须肉毒碱参与即可进入线粒体内代谢，故与LCT相比其代谢率快，静脉输入后能快速从血中廓清，几乎不沉积于器官组织中，可被充分地氧化利用。但MCT不含必需脂肪酸且大量输注MCT后因很快分解，可产生毒性，故目前临床制剂是MCT和LCT各占50%的混合物。

（3）橄榄油脂肪乳剂　由80%富含单不饱和脂肪酸的橄榄油和20%大豆油组成。可选择性调节免疫应答，维护机体免疫功能，减少炎症反应的发生。

（4）鱼油脂肪乳剂　在脂肪乳剂中添加鱼油，可保护组织循环及机体免疫功能，减少炎症反应和血栓形成。

（5）结构中/长链脂肪乳剂　这种脂肪乳剂的均一性优于物理混合的中/长链脂肪乳剂。

（6）新型脂肪乳剂（SMOF）　由大豆油、中链三酰甘油、橄榄油、鱼油及维生素E物理混合而成。目前认为，这种配方具有最佳的调节机体免疫功能的作用。

（三）氨基酸制剂

合成蛋白质需要20种氨基酸，只有氨基酸混合液才能提供理想的肠外营养氮源。氨基酸的营养价值在于供给机体合成蛋白质及其生物活性物质的氮源，而不是作为机体功能之用。

1. 氨基酸制剂种类

（1）平衡氨基酸制剂　按照人乳或鸡蛋全蛋白的氨基酸组成模式配制，常用的有18AA-（Ⅰ、Ⅱ、Ⅲ、Ⅳ、Ⅴ、Ⅵ）、20AA。

（2）疾病适用型氨基酸制剂

①肝病氨基酸制剂：严重肝功能不全患者普遍存在氨基酸代谢紊乱，如输入普通制剂易诱发肝昏迷。这种含多种氨基酸高的支链氨基酸（BCAA）制剂，既对肝性脑病有效，又可补充其他氨基酸以维持血氨基酸平衡且血芳香族氨基酸（AAA）未见升高。

②肾病氨基酸制剂：这类制剂是 8 种必需氨基酸加上组氨酸的特殊复合氨基酸溶液，可减少氮终末代谢产物生成、纠正钙磷代谢紊乱、改善营养状况，对治疗肾衰竭有肯定疗效。

③严重创伤用氨基酸制剂：严重创伤后，体内分解代谢激素增加，加上众多体液因子作用，代谢出现严重紊乱。肌肉蛋白质分解代谢加速，血浆氨基酸总量下降，其中支链氨基酸浓度下降最为明显。许多研究结果显示，输注富含 BCAA 营养液对创伤患者治疗有益，因能提高血 BCAA 浓度，促进氮潴留，减少蛋白质分解，增加肝蛋白质合成，纠正创伤后负氮平衡，其中含 45%BCAA 的氨基酸混合液效果最佳。

（3）特殊氨基酸制剂

①谷氨酰胺（GLn）制剂：近年来已证明 Gln 是肠黏膜细胞和各种快速生长、分化细胞（如淋巴细胞）的主要能量来源，能促进肌肉蛋白质合成。Gln 对保护肠黏膜屏障功能、防止黏膜萎缩和由此所致的肠内细菌和毒素移位有重要作用。Gln 在水溶液中很不稳定，易分解出氨和焦谷氨酸，故普通氨基酸制剂中均不含 Gln。研究发现 Gln 二肽水溶液很稳定，常用甘氨 – 谷氨酰胺和丙氨 – 谷氨酰胺，进入体内后即迅速分解产生 Gln。Gln 制剂因渗透压较高，单独输注需经中心静脉给药。

②精氨酸制剂：精氨酸具有免疫调节等多种生理与药理作用，精氨酸是半必需氨基酸，在创伤、感染等应激情况下，具有调节内分泌腺活性的作用，在药理剂量作用下，可促进胰岛素、生长激素、胰高血糖素、催乳素、生长抑素、胰多肽等的分泌。

2. 选择氨基酸制剂注意事项

（1）首先要看氨基酸溶液的总氮量。

（2）是否含有 8 种必需氨基酸、2 种半必需氨基酸及各种非必需氨基酸之间的量符合国际公认模式。

（3）选用氨基酸制剂以输入人体后干扰人体正常的氨基酸谱少，同时在尿中丢失量小为原则。

（4）混合液中的碱性氨基酸以游离基或醋酸盐为宜。

（四）电解质、维生素制剂

1. 电解质制剂 电解质（钠、钾、钙、镁、磷、氯）是体液和组织的重要组成部分，对维持机体水电解质和酸碱平衡、保持人体内环境稳定、维护各种酶活性和神经、肌肉的应激性及营养代谢的正常进行均有重要作用。因为患者病情在不断改变，对电解质需要量变化较大，每日补给量需根据临床综合分析后确定。对危重患者除补给每天正常需要量外，尚应估计其以往丢失量和治疗当日还可能有的额外丢失量，必要时测定 24 小时尿中丢失量，并参考定期测定的血浆电解质浓度，估算并随时调整电解质补给量。

现有电解质制剂均为单一制剂。主要是各种浓度氯化钠、氯化钾、碳酸氢钠溶液及葡萄糖酸钙、氯化钙、硫酸镁及乳酸钠溶液等。

2. 维生素制剂 人体所需维生素可分为脂溶性和水溶性两大类。水溶性维生素可从尿中排出。脂溶性维生素在体内有贮存，代谢时间较长，故输液补给量不应超过日常参考摄入量，过多给予脂溶性维生素可致中毒。

专供静脉用复合维生素制剂不能直接静脉注射，需用时加入 500～1000mL 5% 葡萄糖注射液或全合一营养液中稀释后作静脉滴注。有含 9 种水溶性维生素（维生素 B_1、B_2、B_6、B_{12}、H、PP、C，叶酸，泛酸），还有含脂溶性维生素 A、D、E、K 复合制剂，加入脂肪乳剂使用。

3. 微量元素制剂　供成人使用的复方微量元素制剂内含 9 种微量元素（铬、铜、锰、钼、硒、锌、氟、铁及碘），每支含量为成人每天正常需要量。

三、肠外营养输注途径

（一）中心静脉途径

中心静脉系指上腔静脉和下腔静脉。通过不同部位周围静脉均可插入合适长度的导管至中心静脉部位。目前临床上常用的中心静脉置管途径有锁骨下静脉置管、颈内静脉置管、股静脉置管、经外周静脉穿刺中心静脉置管（PICC）、输液港。

（二）外周静脉途径

经外周静脉行 PN 时，为使患者免受频繁穿刺静脉痛苦，以及减少机械刺激所致静脉炎和静脉血栓形成，可用塑套式静脉留置套管针。

四、肠外营养应用

（一）肠外营养适应证

1. 重症胰腺炎　重症胰腺炎可发生系列代谢紊乱、胃肠功能障碍及全身多脏器功能损害。重症胰腺炎早期常需禁食和胃肠减压。此时，PN 除维持机体营养状况外，还可使肠管休息，改善肠功能，减少胰腺外分泌和胃肠液分泌量，有助于病变胰腺恢复。PN 尽管不能改变重症胰腺炎自然病程，但能支持患者度过危险时期，已被公认为是重症胰腺炎时重要治疗措施。

2. 肠外瘘　肠外瘘是主要术后并发症，也可由腹部外伤所致，少数是炎性肠管病变、肿瘤及放射性肠炎并发症。PN 是治疗肠外瘘重要措施之一，具有以下优点：

（1）水、电解质补充较方便，易于纠正机体内环境失衡。

（2）营养素经 PN 补充，可减少胃肠液分泌和瘘漏出的流量，有利于控制感染，促进瘘口自愈。

（3）能有效地维持机体营养状况，患者不必为改善营养状态而急于手术。

（4）改善患者营养状况，提高手术耐受性和手术成功率，降低手术并发症和死亡率。

3. 炎症性肠病　克罗恩病、溃疡性结肠炎、肠结核等炎症性肠病常因厌食、恶心、呕吐和腹泻导致营养素摄入不足，还可因肠黏膜病变肠内细菌过度繁殖，或因脓肿、瘘、瘢痕狭窄而手术切除肠襻进而有不同程度短肠综合征，致维生素、矿物质等各种营养素吸收不良。

营养治疗是治疗炎症性肠病的重要手段。PN 主要能够减少肠蠕动和分泌，使肠道得到充分的休息，有利于肠黏膜修复、增生。

4. 大手术创伤围手术期营养治疗　术前营养治疗的目的在于改善患者营养状况，提高其对手术创伤的承受能力，减少或避免术后并发症和降低死亡率。严重营养不良者，需大手术的营养不良患者，是术前 PN 营养治疗主要适应证。术后估计超过 7 日不能进食者、术后出现严重并发症患者，使营养需要量增加或禁食时间延长，需进行 PN 营养治疗。

5. 严重营养不良肿瘤患者　肿瘤患者营养不良发生率高，部分晚期肿瘤患者常有恶病质。合理有效的营养治疗，对大部分营养不良肿瘤患者有积极意义。营养治疗应根据患者具体病情和营养状况而定。

（二）肠外营养禁忌证

1. 胃肠功能正常，能获得足够营养者　当胃肠功能正常时，应充分加以利用。此时 PN 较 EN 无明显益处；相反，可能会导致某些并发症。

2. 估计 PN 少于 5 日者　PN 通常需持续 7～10 日以上才能发挥其营养治疗作用，更短时间 PN 无明显益处，估计 PN 少于 5 日时，不需用 PN。

3. 急症手术术前患者　某些原发病急症手术者，术前不宜强求 PN，如急性化脓性胆管炎、严重创伤等，即使营养状况较差，也不宜强求术前 PN，以免延误对原发病治疗时机。

4. 临终或不可逆昏迷患者　对于某些临终或不可逆昏迷者，无须进行 PN。因为不能改变患者预后，也无法改善患者生活质量。应避免医药资源不必要的浪费。

（三）肠外营养并发症

1. 机械性并发症　气胸、血胸、动脉损伤、神经损伤、胸导管损伤、空气栓塞等，这些并发症均与放置中心静脉导管有关，大多数发生在放置导管时。此外，与导管护理不当也有关。

2. 感染性并发症　主要指导管性败血症，是 PN 最常见、最严重的并发症。穿刺时未按严格无菌技术操作、导管护理不当、营养液配制过程或输注过程受污染致细菌快速繁殖、导管放置时间过长及本身异物反应作用和患者存在有感染病灶等，都是导管性败血症的发生原因。PN 时若出现寒战、高热，又无其他感染病灶时，应高度怀疑导管性败血症。

3. 代谢并发症

（1）糖代谢紊乱　包括：①高血糖、高渗透压、非酮性昏迷：PN 输入大量葡萄糖，机体不能及时利用，使血糖骤增。应在输注 4 小时后密切监测血糖，以及时发现早期变化。②低血糖：进行 PN 时体内胰岛素分泌相应增加。若突然中止 PN 输入，此时体内胰岛素水平仍较高，极易发生低血糖。当病情好转或因其他原因拟停用 PN 时，对某些有特殊糖代谢异常者，可用等渗葡萄糖液 500mL 作为过渡，然后再完全停用 PN。

（2）电解质缺乏　危重患者机体电解质的消耗及丢失增加，可致电解质缺乏。实施 PN 时，对电解质需要量又相应增加。如补充不足，极易发生缺乏。低钾、低磷、低钙和低镁血症均可见，其中钾和磷与蛋白质合成和能量代谢密切相关，应及时补充。

（3）微量元素缺乏　禁食超过 1 个月者，可有微量元素缺乏，锌缺乏最常见，其次为铜和铬缺乏等。为此，凡长期 PN 者，应每天补充微量元素。

（4）酸碱平衡紊乱　早期氨基酸注射液产品中，含较多盐酸盐，如盐酸精氨酸、盐酸组氨酸等。输入这些溶液，可致高氯性酸中毒。

（5）肝损害　肝脏损害成人以肝脂肪变为主，PN 液中若糖和氮类比例失衡，使脂蛋白的合成下降，肝脏内三酰甘油输出减少，而大量在肝内堆积，从而导致肝脂肪变性。

五、肠外营养监测

肠外营养在临床治疗过程中起着重要作用，为减少并发症的出现，及时监测非常关键，监测指标如下：

1. 生命体征　体温、脉搏、呼吸变化，及时发现有无不良反应和感染并发症。

2. 每日出入量　了解患者液体平衡，以指导调整每日静脉补液量。危重患者应详细记录24 小时尿量、消化液量、出汗情况、气管切开不显性丢失液量。

3. 体重　体重是评估营养状态的重要和常用指标，可每周测量体重 1～2 次。水代谢异常除外（脱水、水肿）。

4. 上臂围和肱三头肌皮褶厚度　反映全身骨骼肌量变化，每周测定 1 次。

5. 血糖和尿糖　糖尿病及严重应激状态患者，应及时调整供能营养素和胰岛素用量。

6. 电解质　钾、钠、氯、钙、镁、磷的浓度，当病情稳定时，可每周测 1 次。

7. 血液常规检查　白细胞计数、分类，红细胞计数，血红蛋白浓度，血小板计数。

8. 肝肾功能　包括血清总胆红素、直接胆红素、天冬氨酸转氨酶、丙氨酸转氨酶、碱性磷酸酶、谷氨酰转肽酶、尿素氮、肌酐等。

9. 血脂分析　包括血清总胆固醇、三酰甘油、低密度脂蛋白胆固醇、高密度脂蛋白胆固醇、载脂蛋白等，每周或每 2 周测 1 次。

10. 氮平衡测定　氮平衡为每天摄入氮量和排出氮量之差，可每天测算，并能算出连续时间内的变化。

11. 血清蛋白质　蛋白质特别是内脏蛋白代谢情况，可经血清有关蛋白质尤其是半衰期短的蛋白质变化得到反映，可测定血清白蛋白、转铁蛋白、前白蛋白、视黄醇结合蛋白及纤维连接蛋白等。

12. 血气分析　了解体内酸碱平衡及紊乱情况，应加以严密监测。

六、肠外营养液配制

肠外营养液在临床上的输入方式常见于单瓶输注、多瓶输注、工业化肠外营养液、个体化全合一营养液。传统多瓶输注时出现在某段时间中某种营养剂输入较多，而其他营养剂输入较少甚至未输入的不均匀现象，并且输注时需更换输液瓶和反复插入进气针。工业化生产的肠外营养袋，节省了配制所需的设备，简化了步骤，常温下保存时间较长，但其配方固定，不适用于疾病复杂多变的患者应用。为使输入的营养物质在体内获得更好的代谢、利用，减少污染等并发症的机会，应将各种营养制剂混合配制后输注，即全合一营养液（AIO），其优点如下：

1. 全部营养素经混合后同时均匀地输入，有利于更好地代谢和利用。

2. 避免采用传统多瓶输注时出现在某段时间中某种营养剂输入较多，而其他营养剂输入较少，或甚至未输入的不均匀现象。因高渗葡萄糖和脂肪乳剂在全合一营养液中均被稀释，会减少甚至避免单独输注时可能发生的不良反应和并发症。

3. 3L 塑料袋壁薄质软，在大气挤压下随着液体排空逐渐闭合，不需要用进气针，成为全封闭输液系统，减少被污染和发生气栓的机会。

4. 基本上是"1 天 1 袋式"的输液方法，无须传统多瓶输注时需更换输液瓶和反复插入进气针，故使用方便，减轻监护工作量，并避免营养液被污染。

5. 各种溶质在肠外营养液中互相稀释，渗透压降低，通常可经体表静脉输注，增加经外周静脉行 PN 的机会。

肠外营养液所需的配制环境、无菌操作技术、配制顺序均有严格的要求。为确保混合营养液的安全性和有效性，目前认为不在肠外营养液中添加其他药物。

（一）肠外营养液的配制步骤

肠外营养液的配制是将每一张处方中所需的营养素（氨基酸、葡萄糖、脂肪乳、电解质、微量元素、维生素）在无菌条件下混合。

配制的混合顺序：

1. 先将胰岛素加入葡萄糖或氨基酸溶液中。

2. 将微量元素制剂加入氨基酸中。

3. 将磷酸盐加入另一瓶氨基酸液中。

4. 将电解质（钙、钠、钾等）分别加入葡萄糖液中。

5. 将高渗葡萄糖或高渗盐水分别加入葡萄糖液中。

6. 用脂溶性维生素溶解水溶性维生素（粉剂）后加入脂肪乳剂中。

7. 取容量适宜的一次性静脉营养输液袋，检查无菌状态。

8. 将上述配制好的药液经过滤管道滤至静脉营养输液袋内，过滤顺序依次为氨基酸、葡萄糖、脂肪乳。在氨基酸、葡萄糖滤入混合过程中轻轻摇动并肉眼检查袋中有无沉淀、变色等现象，确认无误后，最后将脂肪乳混入静脉营养输液袋。过滤完毕后，排净静脉营养输液袋中的空气，关闭过滤管道开关，拔出过滤管道，盖上安全帽。

9. 贴标签，注明科别、病区、床号、姓名、液体量、配制时间、配制人员、需特殊说明等，由传递窗口传出，分发至各病区。

（二）肠外营养液的稳定性

1. pH 和葡萄糖液　脂肪乳剂 pH 为 8 左右，当肠外营养液 pH 下降时，脂肪颗粒表面磷脂分子亲水端发生电离改变、负电位下降，以致脂粒间排斥力减弱。pH 降至 2.5 时，负电位完全消失，脂粒间排斥力为零，能量屏障消失，脂粒逐渐靠拢，磷脂膜变薄，机械屏障也解体，最终导致脂粒聚集和融合。当 pH 降至 5.0 以下时，脂肪乳剂即丧失其稳定性。葡萄糖液为酸性液体，pH 为 3.5 ~ 5.5，不能直接与脂肪乳剂混合，否则会因 pH 急速下降而破坏脂肪乳剂稳定性。

2. 氨基酸液　氨基酸分子因其结构特点能接受或释放 H^+，形成正分子或负分子，因而具缓冲和调节 pH 作用。氨基酸量越多，缓冲能力越强，故肠外营养液中应有较高浓度氨基酸，通常其液量不应低于葡萄糖液量。精氨酸和组氨酸为带正电荷氨基酸分子，虽可降低脂粒表面负电位，但因其在氨基酸液中浓度均很低，故不致影响脂肪微粒的稳定性。

3. 电解质　肠外营养液中的阳离子达一定浓度时，可中和脂粒表面的负电荷，降低其相互间排斥力，促使脂粒凝聚。当一价阳离子钠为 100mmol/L，钾为 50mmol/L 时，脂肪乳剂稳定性丧失；二价阳离子钙为 1.7mmol/L，镁为 3.4mmol/L 时，则会立即沉淀，故为保持肠外营养液稳定性，电解质含量应有所限制。

4. 储存温度和时间　随着温度升高，脂粒运动增加，相互碰冲机会增多，易发生凝聚。配好的肠外营养液在室温条件下，24 小时内使用安全有效。

5. 磷和钙制剂配伍　为供给机体钙和磷，常在肠外营养液中加入磷酸钾盐或钠盐及葡萄糖酸钙或氯化钙，但磷酸盐的磷酸根可与 Ca^{2+} 结合，形成不溶于水的磷酸钙而沉淀，从而可阻塞导管或终端过滤器滤膜，同时也减少供给机体的钙和磷量。

6. 胰岛素　在肠外营养液中加入胰岛素，即使是使用乙烯－醋酸乙烯共聚物（EVA）材质的输液袋，对胰岛素也存在不同程度的吸附作用。但因肠外营养液中有脂肪乳，可以降低输液袋对胰岛素的吸附作用。

第二节　肠内营养

肠内营养（enteral nutrition，EN）是指经胃肠道用口服或管饲来提供可满足或补充代谢需要的营养基质及其他各种营养素的支持方式。肠内营养包括肠内制剂、特殊医学用途配方食品（人工合成）、匀浆膳（天然食物配置）、治疗膳食（称重膳食、基本膳食）。

肠内营养的作用更符合人体生理需要，提供安全、平衡、全面的各种营养素；当有食物通过肠道时，有助于改善门静脉系统循环，改进腹腔内有关器官尤其是肠道的血液灌注与氧的供给；维持消化系统正常生理功能，有利于蛋白质合成和代谢调节，避免从体循环释放含氮废气刺激肠黏膜细胞增殖，促进胃肠功能恢复；促进肠道激素与免疫球蛋白的释放；利于肠黏膜细胞的生长，改善肠黏膜的渗透性，维护肠黏膜屏障功能，减少肠道细菌移位；预防肠外营养、长期禁食所引起的淤胆、肝脏损害、肠道黏膜萎缩、各种代谢紊乱、导管败血症等问题。从整体治疗效果中，肠内营养促进危重症患者营养状态的改善是有重要意义的。

临床医生为需要给肠内营养治疗的住院患者开具医嘱为 EN 治疗（鼻胃管、鼻十二指肠管、鼻空肠管、胃造瘘、空肠造瘘、口服强化）。

一、肠内营养制剂

肠内营养制剂目前成为国内关注的一个热门话题，在 2013 年由国家卫生和计划生育委员会公布了 GB 29922—2013《食品安全国家标准 特殊医学用途配方食品通则》，特殊医学用途配方食品就是我们常说的"肠内营养制剂"，肠内营养制剂在我国已有 40 多年的使用历史，本节仍按肠内营养制剂进行介绍。

分类

EN 制剂可根据组成分为非要素制剂、要素制剂、组件制剂和特殊治疗用要素制剂四类。

1. 非要素制剂　非要素制剂是以整蛋白或整蛋白游离物为氮源的肠内制剂，渗透压接近等渗，口感较好，适于口服，亦可管饲，使用方便，耐受性强，适用于胃肠道功能较好的患者。

（1）匀浆制剂　匀浆制剂是采用天然食物经匀浆机加工后制成，需经肠道消化后才能被人体吸收利用，适用于肠道功能正常的患者，包括商品匀浆制剂和自制匀浆制剂两类。前者系无菌、即用性均质液体，其成分明确，可通过细孔径鼻饲管喂养，使用较为方便，缺点在于营养素不易调整，价格较高。后者是选择多种食物混合配制而成的，包括主食、肉、乳、蛋、豆、菜、糖、油、盐等，含有动植物蛋白与脂肪、碳水化合物、矿物质和维生素，可根据实际情况调整营养成分，价格较低，制备方便灵活，但维生素和矿物质的含量不明确或差异较大，固体成分易沉降，浓度较高，不易通过细孔径鼻饲管，使用时应注意匀浆温度不宜过热、过冷，还要注意配制时的卫生及配置后的保存。

（2）整蛋白为氮源的非要素制剂

1）含牛奶配方：该制剂的氮源为全奶、脱脂奶或酪蛋白，蛋白质生物学价值高，口感较以分离大豆蛋白为氮源者为佳，但含有乳糖，不宜用于乳糖不耐受症患者和重症患者。

2）不含乳糖配方：对于乳糖不耐受症患者，可考虑采用不含乳糖的肠内营养制剂。其氮源为可溶酪蛋白盐、大豆蛋白分离物或鸡蛋清固体。

3）含膳食纤维配方：此类制剂包括添加水果、蔬菜的匀浆制剂和以大豆多糖纤维的形式添加膳食纤维的非要素制剂。此类制剂适用于葡萄糖不耐受、肾衰竭、结肠疾患、便秘或腹泻等患者。使用时应采用口径较大的输注管。

2. 要素制剂　要素制剂是以水解蛋白或氨基酸为氮源的肠内制剂。其特点是营养全面，无须消化或略消化即可直接吸收，成分明确，不含纤维，不含乳糖，但适口性差，适用于消化吸收功能不好的患者。

3. 组件制剂　营养素组件也称不完全营养制剂，是以某种或某类营养素为主的 EN 制剂。可对完全制剂进行补充或强化，以弥补完全制剂在适应个体差异方面的不足；亦可采用两种或两种以上组件制剂构成组件配方，以适合患者的特殊需要。组件制剂主要包括蛋白质、脂肪、糖类、维生素和其他营养素组件。

（1）蛋白质组件　选用高生物价蛋白为原料，如牛奶、酪蛋白、乳清蛋白或大豆分解蛋白，但也可用蛋白质水解物或氨基酸混合物。整蛋白比氨基酸混合物、蛋白质混合物或蛋白质酶解物口味好、渗透压低，患者易接受，但组件膳黏度较高，管饲时须选择孔径较大硅胶管。蛋白质组件既可配制成适用于肝性脑病或肾衰竭的饮食，也可配制成高蛋白质饮食用于超高代谢，或添加在流质中。

（2）脂肪组件　常选用中链三酰甘油（MCT）及长链三酰甘油（LCT）两种。若患者有明显消化吸收功能障碍，宜选用 MCT 配方较有利，因其吸收不依赖胆盐或胰酶，可直接经过肠上皮进入门静脉系统，而不通过淋巴循环，如可可油，应用超过 3 周时，需补充 LCT，使所含的亚油酸提供总能量 3%；LCT 可选用红花油（食用）、大豆磷脂、玉米油等。

（3）糖类组件　糖类组件有多种，如葡萄糖、液体玉米糖浆、固体玉米糖浆或麦芽糊精等。宜选用麦芽糊精及葡萄糖多聚体，其优点是味不是很甜，渗透压不高，升高血糖和刺激胰岛素分泌的反应均较葡萄糖或蔗糖低。

（4）其他营养素组件　组件饮食所含的营养素不齐全，尤其是矿物质及维生素基本不含或含量很低，故使用组件膳时应注意添加这些微量营养素。

4. 特殊治疗用要素制剂

（1）肝功能衰竭用要素制剂　目的是维持适当营养，有利于肝细胞再生和肝功能恢复，防止或减轻肝性脑病。

（2）肾衰竭用要素制剂　用于急性或慢性肾衰竭患者，供给 8 种必需氨基酸，可重新利用体内分解的尿素氮合成非必需氨基酸，这样既可减轻氮质血症，也可合成蛋白质。

（3）创伤用要素制剂　蛋白质及支链氨基酸（BCAA）含量均较高，用于手术后、烧伤、多发性骨折、脓毒血症等高代谢患者。

（4）肺疾病专用制剂　脂肪含量较高，产热比例达到 41% ～ 55%；糖类含量低，产热比例降至 27% ～ 39%，以降低 CO_2 产生；蛋白质含量足以维持瘦体组织（LBM），并满足合成代谢需要；热量密度达到 1.5kcal/mL，用以限制液体量。

二、肠内营养应用

（一）肠内营养适应证

1. 摄食困难

（1）经口进食困难   因口腔、咽喉炎症或食管肿瘤手术后、烧伤、化学性损伤等造成咀嚼困难或吞咽困难者。

（2）经口摄食不足   因疾病导致营养素需要量增加而摄食不足，如大面积烧伤、创伤、脓毒血症、甲亢、艾滋病及癌症化疗、放疗，以及厌食、蛋白质能量营养不良患者。

（3）无法经口摄食   因脑血管意外及吞咽反射丧失而不能吞咽、脑部外伤导致中枢神经系统紊乱、知觉丧失而不能吞咽者。

2. 胃肠道疾病

（1）短肠综合征   术后适当阶段应采用或兼用 EN，以更有利于肠道的代偿性增生与适应。由肠外营养（PN）过渡到 EN 需根据胃肠功能恢复的程度，采用逐渐增加 EN 剂量的方式，能够完全满足机体营养素需要量时，方可停止 PN。

（2）胃肠道瘘   适用于所提供营养素不从瘘孔中流出的患者。高位的胃十二指肠瘘可由空肠造口，直接由空肠给予要素制剂使瘘孔肠道完全休息，有利于瘘口愈合。对于近端有 10cm 以上功能良好的小肠瘘，可由胃内喂养。必要时可与 PN 结合应用。

（3）炎性肠道疾病   溃疡性结肠炎在病情严重时应采用 PN，待病情逐渐缓解，小肠功能适当恢复且可以耐受要素制剂时，可通过缓慢、连续输注等渗的要素制剂，提供所需能量与蛋白质。EN 有利于防止肠管黏膜萎缩，改善肠黏膜屏障功能，防止菌群移位。

（4）患有吸收不良综合征   小肠憩室炎及各种疾病导致的顽固性腹泻，适当的 EN 有助于疾病的恢复和营养状况的改善。

（5）胰腺疾病   对于急性胰腺炎的患者应首选 PN，病情不严重的胰腺炎患者在麻痹性肠梗阻消退后，以及急性胰腺炎恢复期，采用适当的空肠喂养，可以有效减少胰腺外分泌并补充营养素。

（6）结肠手术与诊断准备   在进行结肠手术前肠道准备或进行结肠镜检查与放射性检查时，应用无渣 EN 制剂可降低菌群失调和感染，从而降低手术危险性，检查结果更准确，术后护理更方便。

（7）其他疾患   神经性厌食或胃瘫痪患者，EN 制剂有利于短期内营养不良状况的改善和胃轻瘫的恢复。

3. 其他疾病

（1）手术前后营养治疗   择期手术的患者在术前两周进行 EN 支持，其代谢状况可得到改善，恢复适当的体重，增加血清白蛋白含量及补充体内的能量储备，以降低术后的并发症与死亡率，改善营养状况和免疫功能，提高手术耐受力，减少术后并发症。

（2）肿瘤化疗、放疗辅助治疗   肿瘤的化疗和放疗均可产生多种不良反应，包括厌食、黏膜溃疡、恶心、呕吐、腹泻、味觉改变或肝损伤等导致营养摄入或利用不足而发生的营养不良，加重毒性反应。适当的 EN 有助于改善症状，提高患者耐受力。

（3）超高代谢　如严重烧伤、创伤、化脓感染、多发性骨折等急性期内代谢率增高，蛋白质大量丢失者，均可应用。

（4）肝功能衰竭　采用特殊肝功能衰竭营养制剂，能纠正血浆氨基酸谱紊乱及补充蛋白质，改善营养状态。

（5）慢性营养不良　肿瘤或慢性消耗性疾病可引起营养不良，多伴有食欲差，进食极少，补充要素饮食可增加机体抵抗力，尤其是肿瘤患者可增加对化疗或放疗耐受力。

（6）肾衰竭　采用特殊肾衰竭营养制剂，可减轻氮质血症，又有助于合成体蛋白。

（7）心血管疾病　心血管疾病引起恶病质时，如经口摄入的能量不足 1000kcal/d，应肠内营养补充；如低于 500kcal/d，则应采用肠外营养以维持代谢需要。

（二）肠内营养禁忌证

1. 急、慢性胰腺炎急性发作期。

2. 严重应激状态、麻痹性肠梗阻、上消化系统出血、顽固性呕吐、严重腹泻或腹膜炎。

3. 小肠广泛切除 4～6 周以内。

4. 严重吸收不良综合征。

5. 缺乏足够小肠吸收面积的空肠瘘的患者，无论在瘘的上端还是下端喂养，均有困难，故不能贸然进行管饲，以免加重病情。

6. 3 个月以内的婴儿。

7. 完全性肠梗阻及胃肠蠕动严重减慢的患者。

8. 胃大部分切除后的患者不能耐受高渗肠内营养，易产生倾倒综合征。

（三）肠内营养并发症及预防

1. 胃肠道并发症　EN 多采用鼻饲或胃、空肠造口管输入 EN 制剂，因此最常见的并发症是腹泻、恶心、呕吐、便秘。

（1）腹泻

1）营养制剂选择不当：营养制剂中脂肪含量相差较大，低脂肪营养液脂肪提供能量仅占 0.9%～2%，高脂肪营养液脂肪提供能量达 9%～31%，前者仅供给必需脂肪酸，而后者除提供必需脂肪酸外，尚提供能量。对于脂肪吸收不良的患者，高脂肪较易致腹泻，因此，在选用 EN 制剂时应熟悉各种产品的营养素的质和量及渗透压。

2）营养液高渗或滴速过快：高渗营养液进入肠腔后，肠黏膜吸收水分障碍，反向肠腔内分泌水分而致腹泻。预防办法为稀释后少量、缓慢输注，速度控制在 40～50mL/h，24 小时后再逐渐增量达到需要量。不要同时增加输液速度和营养液浓度，可先增加输注速度，然后逐渐增加浓度，这样可以减少腹痛、腹泻以及水电解质失衡。通常情况下，EN 制剂能量密度应控制在 4.18kJ/mL（1kcal/mL）左右，不宜过高。

3）营养液温度过低：营养液温度应维持在 40℃左右，当低于室温时，则易发生腹泻，尤其是体弱的老年人。通常应在体外复温到室温后再输注入肠。

4）严重营养不良、低蛋白血症：尤其白蛋白低于 30g/L 时，因肠黏膜萎缩可导致腹泻，此种情况应低浓度、小剂量开始逐渐使患者适应，有的需 1～2 周才可达到完全 EN 的需要。

5）医源性感染：危重患者长期应用抗生素致肠炎、腹泻，在此种情况下应用 EN 则会加重腹泻，应针对病因进行处理。

（2）恶心、呕吐　要素制剂因氨基酸和短肽多有异味，即使增加调味剂仍有 10% ～ 20% 患者会出现恶心或呕吐。胃排空延迟是导致恶心、呕吐最常见的原因。胃排空受损的危险因素包括慢性病史（如糖尿病、迷走神经切断术、腹水或肌肉疾病）、急性疾病（如大范围创伤、腹部手术、胰腺炎、脊髓损伤）。

对恶心、呕吐的 EN 患者预防办法：①如怀疑胃排空延迟，应减慢输注速度和给予胃肠动力药。②对症处理，如给予止吐剂等。③排除肠梗阻。

（3）便秘　便秘是由卧床不活动、肠道动力降低、水摄入减少、粪便阻塞、缺乏膳食纤维引起的。肠道动力缺乏和脱水可导致粪便阻塞和腹胀。便秘应明确与肠梗阻鉴别。充分饮水和应用含不溶性纤维的配方可解决便秘问题。持续便秘需要使用软化剂或肠道蠕动刺激剂。

2. 代谢并发症　营养液配方很难适应所有个体，危重、年老、意识障碍的患者有可能出现代谢并发症。常见的是脱水和高血糖症，但发病率明显低于肠外营养，预防及处理的关键是认真监测，及时纠正。

（1）水和电解质平衡紊乱

1）脱水：水补充不足可出现高渗性脱水。寻找脱水原因，增加水分摄入。

2）高血钾：营养液含钾过高，患者肾功能障碍，钾排出减少，出现高钾血症。更换营养配方。

3）低血钾：应用利尿药、胃肠液丢失未额外补钾而发生低钾血症。及时纠正钾缺乏，并寻找原因。

4）低血钠：营养液选择低钠，长期未补充钠盐、大量出汗，可发生低钠血症。更换配方，并限制液体。

5）矿物质缺乏：多由长期应用 EN、营养液选择不当或补充不及时而致，可引起铜、镁、钙等矿物质缺乏。

（2）高血糖　营养液渗透压高致高血糖，发生率达 10% ～ 30%。应减慢营养液输注速度或降低浓度，并应用胰岛素使血糖接近正常。

（3）维生素缺乏　配方中维生素 K 含量较低或缺乏，EN 时间长则易发生缺乏，可致凝血酶原时间延长。

3. 感染并发症

（1）营养液被污染　营养液配制时未严格执行无菌操作可造成污染，配置后室温放置时间过长也可致细菌繁殖，导致在输注时带入细菌。通常配好后在室温下可保持 12 小时，若时间过长，营养液易受污染，应低温保存。

（2）滴入容器或管道污染　要求配制用容器进行严格灭菌处理，输液管道应无菌，每天更换，并定期进行细菌培养监测。

（3）吸入性肺炎　主要是幼儿和老人、呼吸困难者、吞咽反应迟钝及昏迷患者。对这些患者行 EN 时应严格监护，预防吸入性肺炎。其基本原因是胃排空不良、胃潴留导致胃液连同输入营养液呃逆反流，致误吸引起。防止胃内容物潴留及反流是预防的基础，可采取以下措施：

1）滴注营养液时始终使床头抬高 30° ～ 45°。

2）高渗营养液易在胃内潴留，开始时应稀释营养液，逐渐加至全量；输注速度从 40mL/h 逐渐增加到足量（80 ～ 100mL/h）以满足机体需要。不要同时增加滴速和浓度，应逐步调整。

3）及时检查及调整鼻饲管管端位置，鼻胃管有时因咳嗽、呃逆而卷曲，管端可返入食管，易致呕吐。应确保鼻胃管在幽门上端或采用鼻肠管，高危患者应采取空肠造口置管，减少营养液潴留，降低吸入性肺炎的发生率。

4）经常检查潴留情况，一旦潴留液超过 100mL 应暂停输入 2～8 小时，证实胃潴留小于 100mL 后以低浓度、较慢速度重新开始滴注，然后逐步调整。

4. 置管并发症

（1）经鼻胃管 经鼻胃管长期放置后可致接触性的咽、食管、胃和十二指肠的黏膜坏死、溃疡和脓肿，如果预计需长期肠内营养，应选择胃造口替代鼻胃管。

（2）胃、空肠造瘘 主要为造瘘口周围渗漏，提示导管失去功能、感染或孔径不合适。失去功能的导管应予更换，如果发生感染需要药物治疗，甚至需要拔出导管。

5. 并发症的预防

（1）思想工作：在置管前使患者和家属了解这种方法是促进康复的暂时、有效措施，使其配合并乐于接受。

（2）保证营养液的新鲜卫生。

（3）能量密度不宜过高，一般情况下在 4.18KJ（1kcal）/mL 左右。

（4）营养液渗透压不宜过高。

（5）逐渐增加输注速度和营养液浓度，可先增加输注速度，待患者耐受，再增加营养液的浓度。

（6）控制营养液的温度在 38～40℃。

（7）多不饱和脂肪酸提供能量＜2% 时，可发生脂肪酸缺乏，应增加脂肪。

（8）输注黏稠营养液或者碾粉药物通过鼻饲管易堵塞，可每 2 小时注入 20mL 液体（水、胰酶液、可乐），冲去黏稠物，保持管道畅通。

（9）间歇性推注时，适宜的输注速度是 20～30 分钟内输入 400～600mL，每次管饲前应检查胃潴留，如抽吸液达 100mL 应停止管饲，抽出的潴留液应缓慢注入胃内，减少胃液内有效成分及电解质丢失。

（10）十二指肠和空肠对输注的营养液容量和渗透压敏感性比胃高，营养液中能量密度应逐渐增加。

（11）胃肠消化吸收功能极差时，可用单体成分明确的配方制剂，或使用多聚体营养配方。

（12）注意口腔卫生及护理。

（四）肠内营养途径及方法

对于营养不良或可能发生营养不良而不能进食或不愿进食的患者，以及对于暂时或长期消化吸收功能障碍者，只要胃肠有一定功能，并能摄入食物，就可以用 EN 的方式补充营养。EN 按照供给方式可分为口服和管饲两类。

1. 口服 口服 EN 是指经口摄入 EN 制剂，可用于意识清醒，无口腔、咽喉疾病，但有一定程度消化吸收障碍，或因疾病造成营养素缺乏，需进行营养治疗者。口服 EN 液可为非等渗液。口服剂量应能满足疾病状态下机体对营养素的需要，或纠正营养素的缺乏。口服是最经济、最安全、最简便的提供全面营养的方法，而且符合正常生理过程。

口服 EN 前提是患者意识清楚，咀嚼、吞咽正常，消化功能正常或仅有轻微障碍者，都应经口进食。即使进食量很少，对胃肠功能也有促进作用。如患者食欲不佳，在经口膳食的基础上，必要时可补充增进消化、促进合成代谢的药物；术后何时进食，采用何种饮食为宜，都应根据患者的具体情况而定，一般原则是非腹部手术可以根据手术大小、麻醉方法及患者对麻醉的反应决定进食时间和数量。

2. 管饲　管饲 EN 又称为管喂营养，是指经鼻 – 胃、鼻 – 十二指肠、鼻 – 空肠置管，或经胃、空肠造口置管输注 EN 制剂的方法，是临床营养极为重要的方法。管饲适用于各种原因导致的不能经口进食，或摄食不足，或消化吸收功能严重受损者。管饲营养治疗时应注意数量由少到多、浓度由低到高、速度由慢到快，以减少胃肠反应。管喂饮食包括非要素饮食的流质饮食、匀浆饮食和要素饮食。进行管饲 EN 时需根据不同病情、性别、年龄及对管饲饮食耐受情况进行单独配制。应及时了解病情变化，修订饮食配方和营养治疗计划。管饲 EN 可长期使用，应注意饮食中营养素的平衡。

管饲滴注分为一次性输注、间歇性输注和连续性输注三种方法，采用何种方法决定于饮食性质、喂养管类型与大小、管端位置及营养素需要量。质地软、管径小的喂养管不适用于黏度大或混有研碎药品的饮食。

一次性输注：适用于已由其他途径供给大部分营养素的患者，如由 PN 向 EN 过渡者，或补充特定营养素。用此法进行营养治疗时，输注剂量不宜过多，通常 100 ～ 250mL/ 次，浓度也不宜过高。

间歇性输注：是将每天所需营养制剂分成若干次，每次限量输注的管饲方法。对于有大部分消化吸收功能的患者，每天可输注 4 ～ 6 次，类似于经口进食时的餐次，每次250 ～ 300mL。对于消化系统受损的患者，每天宜输注 6 ～ 8 次，先以每次 50 ～ 75mL 的剂量输注，8 小时增至每次 100 ～ 125mL，后增至每次 150 ～ 175mL，24 小时后可增至每次200 ～ 250mL。初次输注时浓度不宜过高，剂量不宜过大，否则患者易出现胃潴留、腹胀等症状。递增速度也不宜过快。待患者适应后可逐渐增加营养液浓度和输注剂量，减少管饲次数，可达 5 ～ 6 次 / 日。

持续性输注：指将营养制剂持续 12 ～ 24 小时输注入患者体内的管饲方法。适用于危重症患者及十二指肠或空肠近端喂养的患者。输注速度可根据病情调整，初期宜缓慢，以使患者适应，多由 50mL/h 开始，以 25mL/h 递增，浓度由 5% 递增至 25%。

（五）肠内营养监测

肠内营养在临床治疗过程中起着重要作用，为减少并发症的出现，及时监测非常关键，监测指标如下：

1. 生命体征　体温、脉搏、呼吸变化，及时发现有无不良反应和感染并发症。

2. 每日出入量　保证患者液体平衡，肠内营养液体量、静脉补液量及水与出量平衡。危重患者应详细记录 24 小时尿量、消化液量、出汗情况、气管切开不显性丢失液量。

3. 体重　体重是评估营养状态的重要和常用指标，可每周测量体重 1 ～ 2 次。水代谢异常除外（脱水、水肿）。

4. 上臂围和肱三头肌皮褶厚度　反映全身骨骼肌量变化，每周测定 1 次。

5. 血糖和尿糖　糖尿病及严重应激状态患者，应及时调整供能营养素和胰岛素用量。

6. 电解质　钾、钠、氯、钙、镁、磷的浓度，当病情稳定时，可每周测 1 次。

7. 血液常规检查　白细胞计数、分类，红细胞计数，血红蛋白浓度，血小板计数。

8. 肝肾功能　包括血清总胆红素、直接胆红素、天冬氨酸转氨酶、丙氨酸转氨酶、碱性磷酸酶、谷氨酰转肽酶、尿素氮、肌酐等。

9. 血脂分析　包括血清总胆固醇、三酰甘油、低密度脂蛋白胆固醇、高密度脂蛋白胆固醇、载脂蛋白等，每周或每 2 周测 1 次。

10. 氮平衡测定　氮平衡为每天摄入氮量和排出氮量之差，可每天测算，并能算出连续时间内的变化。

11. 血清蛋白质　蛋白质特别是内脏蛋白代谢情况，可经血清有关蛋白质尤其是半衰期短的蛋白质变化得到反映，可测定血清白蛋白、转铁蛋白、前白蛋白、视黄醇结合蛋白及纤维连接蛋白等。

12. 血气分析　了解体内酸碱平衡及紊乱情况，应加以严密监测。

（六）肠内营养液配制

肠内营养液应在肠内营养配制室完成，为保证肠内营养液配制过程安全可靠，肠内营养配制室要有足够的面积、合理布局、设备齐全、物品摆放规范、环境洁净。

肠内营养液配制包括口服营养补充、空肠营养液、匀浆膳的配制。在审核处方时，主要审查处方中各种营养制剂或食物的种类、剂量及它们之间的配比是否符合基本要求。

肠内营养液的配制步骤：

1. 口服营养补充剂（粉剂）的配制　按照处方，分次精确称重各种肠内营养制剂，装入包装袋中，封订袋口，贴上标签分发。

2. 空肠营养液的配制　在百级净化台中配制。准备营养制剂、量杯、搅拌棒等物品；按照处方称量所用营养制剂，用量杯量取温开水，充分搅拌、混匀，制成所需体积的混悬液；过滤分装、核对后贴上标签分发。

3. 匀浆膳的配制　首先准备物品，包括食物原料出库及初加工，胶体磨、用具的清洗消毒。按照从食物、营养制剂的顺序称量，依次添加至胶体磨中，用量杯加水研磨，分装瓶中加热制熟，核对贴上标签后分发。

为保证肠内营养液质量，定期对环境、用具、营养液进行细菌培养。

第三节　医院膳食

疾病的治疗是医疗、护理和营养方面的综合治疗。医院膳食是医疗的一部分，直接或间接影响医院的医疗水平和服务质量。

一、医院膳食种类

医院膳食是为住院患者制定符合人体基本营养需要和各种疾病治疗需要的膳食，其种类很多，为了便于管理概括起来分为基本膳食、治疗膳食（称重膳食）和试验膳食。

1. 基本膳食　根据膳食的质地、形态及烹饪原则，基本膳食分为普通膳食、软饭、半流质、流质。这几种膳食的区别在于食物质地不同，能够满足不同疾病患者的需要。这四种常规膳食是可以相互转化的。无论哪一种质地的基本膳食，营养都应该是"均衡合理"的，即营养素种类齐全、营养量充足。

（1）普通膳食

1）普通膳食：是医院膳食的基础，在综合医院中有 70% ～ 80% 以上的住院患者采用此类膳食。

2）特点：本膳食接近正常人饮食。每日供应早、午、晚三餐，每餐之间间隔 4 ～ 6 小时。

3）适用对象：体温正常、咀嚼和吞咽功能正常、消化功能正常人群；恢复期患者；在治疗上对膳食无特殊要求者；内、外、妇产、五官等科患者均可使用。

4）膳食原则：膳食配制应以均衡营养和接近正常膳食为原则，每日热能 7.53 ～ 8.37MJ（1800 ～ 2000kcal），蛋白质 60 ～ 75g。供给的食物中应包括谷类、蔬菜、鱼肉、蛋类、奶类、肉禽类、豆类及适量的脂肪和少量的调味品。每日的蔬菜不应少于 300g，其中黄绿色蔬菜＞50%。

（2）软饭

1）软饭：也是一种平衡膳食。

2）特点：是一种质软、容易咀嚼、易消化的膳食，常作为半流质到普通饭的过渡膳食，每日供应 3 ～ 5 餐。软食较易消化吸收，对保护消化道有益处。

3）适用对象：咀嚼或吞咽不利者；小儿、老年人；低热、食欲下降、胃肠功能减弱；手术恢复期。

4）膳食原则：食物加工和烹制要细、软、烂，不选含粗纤维多的蔬菜，清淡、少盐。一般采用清蒸、汆、烩、炖、清炒等烹调方式。每日热能 7.53 ～ 837MJ（1800 ～ 2000kcal），蛋白质 60 ～ 75g。主食以发酵类面food为主。长期采用软饭的患者因蔬菜切碎、煮软过程中水溶性维生素和矿物质损失较多，应注意适当补充。

（3）半流质

1）半流质：是介于软食和流食之间的膳食。

2）特点：是一种比较稀软、呈半流质状态、易于咀嚼和消化的膳食。虽然食物质地更为稀软，但半流食也应提供充足的能量和各种营养素。为此，必须多次进食。

3）适用对象：发热、消化道疾病患者，或用于膳食过渡者。

4）膳食原则：采用无刺激的半固体食物，忌用粗纤维、粗粮、咀嚼吞咽不便的食物。少量多餐，每日进食 5 ～ 6 餐，每餐食物的总容量为 300mL 左右。每日热能 6.28 ～ 7.53MJ（1500 ～ 1800kcal），蛋白质 55 ～ 90g。根据病情和消化能力可进食软荤菜、软素菜及去皮软水果等。少渣半流质膳食：比较严格地限制膳食中的纤维，除过滤的菜汤、果汤、果汁外，不用其他果菜。常用食物：面条、面片、馄饨、粥类、肉末、鱼肉、鸡蛋羹等。

（4）流质

1）流质：是流体状态食物。

2）特点：是由液体食物组成，不需咀嚼，易于吞咽。

3）适用对象：高热、吞咽困难、口腔疾患、术后和急性消化道疾患等患者。

4）膳食原则：用液状食物，如米汁、稀藕粉、菜汁、果汁等。因所含热量及营养素不足，故只能短期使用。肠内营养制剂或特殊医学用途配方食品的应用可避免流质因长期使用而造成的营养素缺乏。用法：每日 6～8 次，每 2～3 小时一次，每次 200～300mL。每日热能 6.28～7.53MJ（1500～1800kcal），蛋白质 55～90g。

2. 治疗膳食（称重膳食）

（1）高能量膳食

1）适用对象：甲亢、高热、烧伤、产妇、需增加体重及恢复期患者。

2）膳食原则：在基本膳食的基础上加餐两次，如普通膳食者三餐之间可加牛奶、酸奶、鸡蛋、藕粉、蛋糕等，如半流质或流质饮食，可加肠内营养制剂或特殊医学用途配方食品等。每日供给总热量 12.55MJ（3000kcal）左右。

（2）低能量膳食

1）适用对象：需要减轻体重者，如单纯性肥胖；为控制病情减少机体代谢负担的患者，如糖尿病、高血压、高脂血症、冠心病等患者。

2）膳食原则：根据病情限制能量供给，平衡膳食，饮食多样化，定时、定量、限油，增加新鲜蔬菜尤其是深绿色叶类蔬菜的摄入，每日盐的摄入量应控制在 5g 以下。每日热能不低于 5.02MJ（1200kcal），能量减少应逐渐进行，以利于机体动用、消耗储存的脂肪，防止出现不良反应。

（3）高蛋白膳食

1）适用对象：营养不良、严重贫血、烧伤、肾病综合征、大手术后及癌症晚期等患者。

2）膳食原则：在基本膳食基础上增加含蛋白质丰富的食物，如肉类、鱼类、蛋类、乳类、豆类等。蛋白质供给每日 1.5～2g/kg，但总量不超过 120g，总热量 10.46～12.55MJ（2500～3000kcal）。

（4）低蛋白膳食

1）适用对象：急性肾炎、急慢性肾功能不全、肝性昏迷等患者。

2）膳食原则：维持正常能量，每日蛋白质摄入量 0.6～0.8g/kg，优质蛋白占一半。减少植物蛋白质高的食物摄入，如菇类、鲜豆等，每天摄入一定量的麦淀粉可以既满足能量又不增加植物蛋白质摄入。

（5）低脂肪膳食

1）适用对象：急慢性胰腺炎、胆囊炎、胆结石、胆道阻塞、高脂血症、动脉硬化、肥胖症、腹泻患者。

2）膳食原则：每日脂肪摄入量在 50g 以下。采用蒸、煮、焖、炖、氽、拌等烹调方法，不用油煎、炸等烹调方法。可以选择含脂肪少的低脂或脱脂牛奶、豆腐、豆浆、去皮去油的肉禽鱼类、新鲜蔬菜、水果。

（6）低盐膳食

1）适用对象：缺血性心力衰竭、肾脏病、肝硬化（有腹水）、高血压、妊娠高血压的患者及使用肾上腺皮质激素治疗的患者。

2）膳食原则：每日食盐不超过 2g，禁食腌制品和酱制品。

（7）低嘌呤膳食

1）适用对象：高尿酸血症、急慢性痛风及尿酸性结石患者。

2）膳食原则：痛风患者在关节炎急性发作时，每日嘌呤摄入不超过 150mg，经治疗血尿酸长期保持在正常水平者可以适当增加,但高嘌呤食物也属于禁忌。合理选择食物,含钠、钾、钙、镁较多的食物,如蔬菜、马铃薯、红薯、奶类等,可以增加尿酸的排泄。蔬菜除豆类(豌豆、扁豆)、蘑菇、海藻不可大量食用外,其他均可食用。如心肾功能正常,应多饮水,每日饮水量应保持2000～3000mL,以促进尿酸排泄及避免结石形成,应以天然苏打水、天然矿泉水、淡茶水、白开水为宜。蛋白质每日摄入量0.8～1.0g/kg为宜,以牛奶和鸡蛋为主,可适量食用瘦畜肉、禽肉、河鱼,将肉切成片或块煮沸,去汤再吃。每日盐不超过5g为宜,一般控制在2～5g。烹调方法多用烩、煮、熬、蒸、汆等,少用煎、炸方法。禁用动物内脏(肝、肾、脑)、蛤蜊、蟹、鱼、肉汤、鸡汤等含嘌呤高的食物。各种刺激性的调味品(如芥末、辣椒、花椒、咖喱等)、酒、浓茶、咖啡等能兴奋神经,诱发痛风急性发作。还须禁酒,尤其是啤酒。

3. 试验膳食

(1)潜血试验膳食

1)该膳食用于配合大便潜血试验,以了解消化道出血情况。

2)膳食原则:试验前3天禁食肉类、动物血、蛋黄、含铁剂药物及大量绿色蔬菜。可食蛋白、豆制品、菜花、面条、马铃薯等。

(2)内生肌酐清除率试验膳食

1)适用对象:测定肾小球滤过功能的患者。

2)膳食原则:检查前3天均素食,禁食肉类、鱼类、鸡类等食物,试验期间不要饮茶和咖啡。

二、医院膳食管理

医院膳食又称医疗膳食,是临床营养的重要组成部分,也是临床营养治疗的手段之一。营养科管理的对象主要是人、财、物三个方面,只有制度健全、人员组织结构合理、分工明确、责任落实才能更好地发挥治疗作用。

1. 医院膳食管理原则

(1)医院膳食的管理模式　医院膳食是医疗的一部分,为了切实可行地落实临床营养治疗,医院膳食的管理应隶属营养科全面管理。

(2)医院膳食的执行程序　医院膳食的执行程序与医嘱相同,由医疗膳食配制室(患者食堂)制作。由临床医生开具膳食医嘱,同时做营养风险筛查;护士通知营养科;营养医生查房,通过辅助检查及患者的临床表现,做出营养评价、营养诊断;制定营养治疗方案;编制食谱;医疗膳食配制室采购食品;按处方称重制作;由膳食护士送至患者床前。这是一项十分复杂而又细致的工作。

2. 医院膳食管理制度　医院膳食管理制度包括住院患者膳食管理制度、行政财务管理制度、膳食护士预约分发送餐工作制度、原料采购制度、库房管理制度、餐前检查制度、卫生制度、食品留样制度、值班、交接班制度、医院感染监督制度、设备维护维修制度、考核制度等。

3. 医疗膳食配制室基本设备

(1)食品加工、配制　准备间、各配制间设备、容器用具;称重膳食配制间配备天平、量杯、专用治疗盘等器具。

（2）冷藏冷冻储存 库房及配制间冰箱、冰柜、货架货柜。

（3）刷洗消毒设备 刷洗池、蒸汽锅等消毒设备。

（4）运送、冬季保温 送餐车等车辆；自保温餐车或充汽管道。

（5）膳食质量检测 食品留样柜和膳食质量检测设备。

4. 医疗膳食人员配备及职责

（1）医疗膳食配制室主管 营养或烹饪相关专业大学专科以上学历。

（2）营养烹调师 烹饪院校大学专科以上毕业，取得相应技术等级证书。人数与医院床位比例为 1∶25 至 1∶30。

（3）膳食护士 护理及营养相关专业中专以上学历，人数与医院床位比例为 1∶35 至 1∶40。

（4）其他人员 财务人员、库管人员、采购人员。

第十章　循环系统疾病的营养治疗

　　循环系统疾病主要是指心脏和全身血管功能受各种因素的影响所致的疾病，亦称心血管疾病，主要包括动脉粥样硬化、冠心病、高脂血症、高血压、心功能不全及脑卒中等。目前，心血管疾病已成为我国乃至全球多数国家居民的主要死因。《中国心血管病健康与疾病报告2021》指出，心血管病死亡占城乡居民总死亡原因的首位，农村为 46.74%，城市为 44.26%。心血管疾病给居民和社会带来的经济负担日渐加重，已成为重大的公共卫生问题。研究表明，合理膳食可以预防和提高药物治疗的效果，特别是高脂血症、冠心病、高血压等与饮食关系密切，改善饮食结构，重视营养治疗具有重要意义。

第一节　高血压病

　　高血压是指以动脉血压（收缩压和 / 或舒张压）持续升高为主要特征的临床综合征，在未使用降压药情况下，非同日 3 次测量血压，收缩压 ≥ 140mmHg 和（或）舒张压 ≥ 90mmHg，可诊断为高血压病。高血压是心脑血管疾病最主要的危险因素，可导致冠心病、心力衰竭及脑卒中等并发症，亦可引起肾脏损伤导致慢性肾脏病，具有发病率高、致死致残率高的特点，严重影响患者的身心健康和生活质量，是需要特别关注的严重公共卫生问题。高血压分为原发性和继发性两大类。其中原发性高血压占 95% 以上，其发病机制尚不完全明确，可能是遗传因素和后天环境因素交互作用的结果，目前尚难根治，但能被控制。继发性高血压是由某些确定疾病引起的血压升高。

　　近年来，高血压的患病率呈现出随年龄增长而上升的特点，且有越来越年轻化的趋势，中青年是我国高血压患病率持续升高和患病人数剧增的主要来源。肥胖是儿童、青少年原发性高血压的首要危险因素。

一、临床表现

　　高血压大多数起病缓慢，患者早期多无症状或症状不明显，偶于测量血压或发生心、脑、肾等并发症时发现。其症状与血压升高程度并无一致关系。常见临床表现有头痛、头晕、失眠、乏力等，严重者可出现视物模糊、鼻出血等症状，典型的高血压头痛在血压下降后可自行消失。随着病情的发展，高血压患者还可能出现受累器官症状，如心悸、胸闷、多尿、认知功能下降、视网膜出血等。

二、营养治疗原则

高血压患者的饮食营养治疗，是以减少钠盐、减少膳食脂肪并补充适量优质蛋白，注意补充钙、钾、维生素，多吃蔬菜水果、戒烟戒酒、科学饮水为原则，各种类型的高血压患者都应该重视饮食营养治疗。积极的营养治疗及合理的生活方式干预，可以降低和稳定血压，减少降压药物的用量，预防或延迟高血压并发症的发生、发展，从而降低心脑血管风险。

1. 合理控制总能量　高血压与肥胖密切相关，合并有肥胖或超重的高血压患者均应控制总能量的摄入，以每天 20 ～ 25kcal/kg 为宜，并进行合理运动控制体重达到或接近标准范围。肥胖患者可以选择低能量饮食，避免高碳水化合物与高脂肪食品的过量摄入。体重在正常范围内的患者，每日摄入的能量应以标准体重计算，并按照平衡膳食的原则合理搭配，增加新鲜蔬菜、水果和含钙膳食的摄入。

2. 减少钠摄入，适量摄入钾　钠摄入过多可显著升高血压，高钠膳食是导致我国高血压发病的主要原因；钾可对抗钠升高血压的作用，并可促进钠的排泄。因此，高血压患者可采用低钠高钾膳食，推荐患者饮食中钾含量达到每天 3.5 ～ 4.7g，建议摄入的钾钠比值为 2 : 1。钠的主要来源为食盐和含盐食品，如精盐、味精、酱油、豆瓣酱、火腿、腊肉、酱牛肉等；钾的健康效应基于高钾食物，以食补为佳，常见高钾食物包括香蕉、绿豆、菠菜、土豆、紫菜等。但对于高血压合并肾脏系统并发症的患者，应慎重调整钾的摄入量。

3. 适量摄入蛋白质　高血压患者一般不必严格限制蛋白质的摄入量，每天蛋白质的摄入量以 1g/kg 为宜，食用鱼肉蛋白，多食大豆蛋白。如高血压合并肾功能不全时，应对蛋白质的种类和摄入量进行限制。

4. 适量的碳水化合物　高血压患者碳水化合物的能量宜占总能量的 50% ～ 60%，宜以多糖类的复合碳水化合物为主，适量选用粗杂粮、豆类，减少单糖类、双糖类、甜点等食物。

5. 降低脂肪　脂肪供给应控制在总能量的 25% 以下，适量选用花生油、豆油、芝麻油等植物油脂，减少动物油脂的比例，在控制脂肪供能比的前提下，增加橄榄油摄入量可降低血压。

6. 补充维生素和矿物质　足量补充维生素，特别是维生素 C、维生素 E 等具有抗氧化作用，应予补充。适量补充含钾高的蔬菜、水果、奶及奶制品，以补充膳食中钾、钙的摄入。

三、参考食谱举例

高血压患者的参考食谱

【食谱组成】

早餐：牛奶 250g，煮鸡蛋（鸡蛋 60g），馒头（面粉 25g），紫薯（100g），拌秋葵（秋葵 100g）。

加餐：香蕉 100g。

午餐：米饭（大米 100g），凉拌芹菜（芹菜 100g），小白菜炖豆腐（小白菜 100g，豆腐 25g），清蒸鲤鱼（鲤鱼 40g）。

加餐：苹果 100g。

晚餐：荠菜饺子（面粉 100g，荠菜 200g，猪肉肥瘦相间 50g）。

加餐：鲜枣 100g。

全天食用盐 3g，植物油 20g。

全日总能量 1811.4kcal，蛋白质 65.4g（占 14.1%），脂肪 57.1g（占 27.6%），碳水化合物 270.8g（占 58.3%）。

第二节　心功能不全

心功能不全又称心力衰竭，是指由于心脏结构或功能异常引起心室充盈和（或）射血能力受损，心排出量不能满足机体组织代谢需要的一种临床综合征。按心衰发生的部位可分为左心衰竭、右心衰竭和全心衰竭，按心衰发生的时间、速度可分为急性和慢性心力衰竭，慢性心力衰竭是心血管疾病的终末期表现和最主要的死亡原因。心力衰竭的病因主要包括心肌损害和长期的心脏负荷过重两大类，其中心肌损害又常见于心肌缺血、心肌梗死等，心脏负荷过重常见于高血压、肺动脉高压和心脏瓣膜关闭不全等疾病。近年我国心力衰竭流行病学调查结果显示，目前 35～74 岁成年人中约有 600 万心力衰竭患者。而在过去的 40 年中，由于心力衰竭导致的死亡增加了 6 倍。随着人口的老龄化加剧，心功能不全的发病率和患病率将逐年增高，严重影响患者的生存和生活质量，危害人类的健康。

一、临床表现

慢性心力衰竭以左心衰竭在临床上最为常见，主要是肺循环淤血及心排血量降低的表现，如劳力性呼吸困难、端坐呼吸、夜间阵发性呼吸困难、急性肺水肿等不同程度的呼吸困难，伴有乏力疲倦、头晕心悸、咳嗽、咳痰、咯血等，严重时可累及肾而出现少尿及肾功能损害症状。右心衰竭主要是体循环淤血的表现，如有因胃肠道及肝淤血而引起的腹胀、食欲不振、恶心、呕吐等消化道症状，以及劳力性呼吸困难，水肿，颈静脉搏动增强、充盈、怒张，肝脏肿大等。

急性心力衰竭表现为新发生的急性心力衰竭或慢性心力衰竭急性失代偿，可见突发呼吸困难、强迫坐位、面色灰白、发绀、大汗烦躁、频繁咳嗽、咳吐粉红色泡沫状痰等表现，极其严重者可出现神志不清。

二、营养治疗原则

心功能不全患者营养治疗原则是少量多餐，限制钠盐，从而通过科学合理地调节和控制饮食，达到减轻心脏负荷，缓解症状，保护心脏，进而提高患者的运动耐量和生活质量的目的。

1. 限制钠盐的摄入　体液潴留是心衰患者常见的临床表现，为预防和减轻水肿，应根据患者病情选用低盐、无盐、低钠饮食。一般来说，轻度心衰无水肿患者，可选用低盐饮食，即烹调时添加盐 2g/d，全天主副食含钠量应少于 1500mg；重度心衰伴水肿和肺淤血控制不良者，可选用低钠饮食，即烹调时不添加盐及酱油外，还禁用含钠量高的食物，如加碱的馒头、油条、咸菜、西芹等，同时应用含钠 100mg 以下的食物，如豆类、肉类、笋干、苋菜、茭白、丝瓜等，全天主副食含钠量小于 500mg 或遵医嘱。特别注意，当患者大量使用利尿剂或尿频时，应适当增加钠盐的摄入量以预防低钠综合征。

2. 适量饮水　水分摄入过多会增加心血管系统的负担。一般患者液体的摄入量可控制在每天 1000 ～ 1500mL 为宜，夏季可适当增加到 2000 ～ 3000mL，并考虑患者的具体病情和生活习惯。对于严重心衰伴有肾功能减退者，因其排水能力降低，必须适当控制水分的摄入，以降低稀释性低钠血症的风险。

3. 适量控制总能量　急性期或病情不稳定者一般需限制其体力活动，以卧床休息为主，此时应根据患者的性别、年龄、体力活动情况，适宜降低总能量，以降低心脏负荷，有利于心功能的恢复。对于肥胖或超重的心衰患者，可考虑采用低能量饮食，减轻心脏负荷；心衰伴营养不良风险的患者应考虑给予一定营养支持。

4. 适量的蛋白质　心衰患者的蛋白质摄入不用严格限制，以每天 50 ～ 70g 为宜。但当病情严重时，可以适当减少蛋白质至 0.8g/（kg·d），待病情稳定后再逐渐恢复至正常供给。

5. 适量的碳水化合物和脂肪　碳水化合物每天供给以 300 ～ 350g 为宜，肥胖者注意控制脂肪的摄入量以 40 ～ 60g/d 为宜。应选含淀粉及多糖类食物，避免过多摄入蔗糖及甜点等，以预防胀气、肥胖及三酰甘油升高。脂肪产热能高，不利于消化，应采用清淡、低脂、细软、易消化的饮食，少量多餐，忌食过饱，以减轻胃肠道的消化负担，减轻心脏的负荷。

6. 注意钾的平衡　缺钾是心衰患者较为常见的电解质紊乱之一，平时要注意密切监测患者血钾水平。患者摄入不足、丢失过多或大量使用利尿剂等可出现低钾血症，这时应该摄食含钾高的食物，如干蘑菇、紫菜、红枣、香蕉及谷类等。如因肾功能减退出现高钾血症时，应选择含钾低的食物，如藕粉、千张、鸡蛋、南瓜等。

7. 补充维生素　维生素 C 和 B 族维生素等具有一定的心肌保护作用，故心力衰竭患者应补充富含维生素的食物，如鲜嫩蔬菜、绿叶菜汁、山楂、香蕉、橘子等。同时，新鲜的蔬菜水果还可以增加患者的食欲。

三、参考食谱举例

心力衰竭患者的参考食谱

【食谱组成】

早餐：小米粥（小米 25g），煮鸡蛋（鸡蛋 60g），大麦面包（大麦 50g）。

加餐：香蕉 100g。

午餐：软米饭（大米 100g），肉末烧豆腐（猪肉肥瘦相间 50g，嫩豆腐 50g），拌菠菜（菠菜 200g）。

加餐：酸奶 200g，蓝莓或草莓浆果 100g。

晚餐：软米饭（大米 100g），红烧带鱼（带鱼 50g），生菜沙拉（生菜 200g）。

全天食用盐 2g，植物油 20g。

全日总能量 1802.1kcal，蛋白质 68.1g（占 15.1%），脂肪 56.1g（占 27.7%），碳水化合物 263.1g（占 57.2%）。

第十一章　消化系统疾病的营养治疗

消化系统疾病主要包括食管、胃、肠、肝、胆、胰等器官的器质性及功能性疾病。消化系统疾病与膳食关系极为密切，合理膳食可达到预防或辅助治疗的效果，不合理膳食则使之罹患或加重。

第一节　胃炎与消化性溃疡

胃炎（gastritis）是由各种原因引起的胃黏膜的炎症反应。主要分为急性胃炎和慢性胃炎。引起胃炎的病因很多，如创伤、手术、药物、毒物、酒精、幽门螺杆菌感染及其他因素。急性胃炎临床以急性糜烂出血性胃炎常见，幽门螺杆菌感染是慢性胃炎最常见的病因。

消化性溃疡（peptic ulcer，PU）是指胃肠黏膜因被胃酸和消化酶的消化作用而发生的炎症缺损，病变可穿透黏膜肌层或达更深层次。PU 以胃溃疡（gastric ulcer，GU）和十二指肠溃疡（duodenal ulcer，DU）最常见，是一种全球性常见病。男性多于女性，DU 多于 GU，两者之比约为 3 : 1。DU 多见于青壮年，GU 多见于中老年人。胃酸分泌增多、幽门螺杆菌感染、药物、遗传、大量饮酒、长期吸烟、应激等都是 PU 常见诱因，损伤与防御修复不足是发病机制的两个方面。

一、临床表现

1. 急性胃炎　起病急骤、症状轻重不一，表现为上腹不适或隐痛，厌食、恶心呕吐，有时伴腹泻，严重者可有发热、呕血、黑便等症状。

2. 慢性胃炎　多数患者无明显症状，可表现为上腹不适、饱胀、钝痛、烧灼痛等，也可呈现食欲下降、恶心呕吐、反酸嗳气等消化不良表现。症状轻重常与进食或食物种类有关。萎缩性胃炎可出现胃酸减少、消瘦、贫血、舌炎等表现。

3. 消化性溃疡　典型症状为上腹痛，性质有钝痛、胀痛、灼痛、剧痛、饥饿样不适等。呈反复性、周期性、季节性发作，病程达数年或十余年，发作周期数周或数月，多于秋冬和冬春之交发生。部分患者的上腹痛呈节律性，进餐后痛多见于 GU，饥饿痛或夜间痛，进餐后缓解多见 DU。消化性溃疡常见并发症有以下几种。

（1）出血　轻者表现为大便隐血阳性、黑便，重者出现呕血或暗红色血便，甚至大出血。PU 是上消化道出血最常见的病因。

（2）穿孔　当 PU 穿透胃、十二指肠壁时，发生穿孔。呈突发剧烈腹痛，持续而加剧。

（3）幽门梗阻　表现为上腹痛，餐后加重，呕吐后腹痛可缓解。

（4）癌变　反复发作、病程持续时间长的 GU 癌变风险高。DU 一般不发生癌变。

二、营养治疗原则

虽然上述疾病表现不同，但营养治疗原则基本相同。目的都是通过调整膳食的成分、食物质地及餐次，减少对胃肠黏膜的刺激，促进黏膜的修复愈合，缓解症状，同时保证机体摄入充足的营养。

1. 急性胃炎

（1）去除病因　24 ～ 48 小时内禁食，解除致病因素对胃黏膜刺激。及时补充水分，温开水 100 ～ 150mL/h，防止脱水，加速毒素的排泄。

（2）少渣饮食　经暂时禁食后，采用少渣饮食，按照清流食 – 流食 – 低渣半流 – 少渣软食的顺序逐渐过渡。

（3）少量多餐　每日 5 ～ 7 餐，每餐 200 ～ 250mL，适量即可。

（4）配餐禁忌　急性期禁用各种产酸、产气饮料，高纤维食物及辛辣调味品，忌烟酒。

（5）宜选食物　流食可选择米汤、藕粉、新鲜果汁、清汤、低纤维型特殊医学用途配方食品。低渣半流可选择米粥、面条、面片、蛋花粥、鸡蛋糕、鸡茸粥、瘦肉粥及馄饨等。恢复期采用低渣软食，注意烹调方法，食物应细软易消化。增加优质蛋白质摄入比例，如鱼、肉、蛋、奶等，以保证机体需要，促进胃黏膜修复。

2. 慢性胃炎

（1）消除病因　发作期以少渣流食和半流食为主。建议能量供给 20 ～ 25kcal/（kg·d），适当增加优质蛋白质供给比例。脂肪能延缓胃排空和胆汁反流，故适当控制动物性脂肪。碳水化合物供给量同正常人，但宜选用少产气、低纤维的精制米面，而非单、双糖。

（2）少量多餐　每日 4 ～ 5 餐为宜，定时定量，细嚼慢咽。

（3）配餐禁忌　胃酸分泌过多者，禁用肉汤、鱼汤、鸡汤、蘑菇汤等原汁浓汤。忌食生冷、酸辣、热烫、坚硬、过甜、过咸、油煎炸、高纤维食物及刺激性调味品，如生葱、生蒜、韭菜、蒜苗、粗杂粮、杂豆、年糕、糯米饭、山楂、辣椒、咖喱、芥末、酒、浓茶、浓咖啡等，以减轻对胃黏膜的机械性刺激。

（4）烹调方法　宜采用蒸、煮、焖、炖、余等，做到清淡少油、易消化吸收为宜。

（5）营养补充　出现贫血或蛋白质 – 能量营养不良者，在保证能量充足的情况下，注意补充优质蛋白质、铁、维生素 C 和 B 族维生素等。

3. 消化性溃疡

（1）分阶段营养治疗　PU 按病情轻重分为四个阶段。①出血期：需禁食，可采用肠外营养支持方式进行营养补充。②出血停止、症状缓解：采用（冷）流食，每 2 ～ 3 小时给予 100 ～ 150mL，至每日 6 餐，亦可经口服用整蛋白型肠内营养制剂或管饲。③症状明显减轻或基本消失：采用少渣膳食，由每日 5 餐过渡到每日 3 ～ 4 餐。④溃疡基本愈合：可以采用营养全面的抗消化性溃疡的均衡膳食，每日 3 ～ 4 餐，注意要清淡少油、细软易消化。

（2）营养供给　①满足患者能量需求，建议按照 20 ～ 25kcal/（kg·d）供给能量。②蛋白质虽然可以促进胃肠黏膜修复，但其消化产物又可以增加胃酸分泌，故蛋白质供给量按照每天 1g/（kg·d）为宜。③脂肪具有刺激胆囊收缩素分泌、促进胃酸分泌、延缓胃排空、增加胃的负担等作用，建议每日供给量应占总能量的 20% ～ 30%。④碳水化合物中的多糖不影响胃酸分泌，是 PU 患者能量的主要来源，供给量 300 ～ 350g/d。⑤维生素 A、B 族维生素、维生素 C 有助于修复胃黏膜、促进溃疡愈合，胡萝卜素则有预防 DU 的作用，故 PU 患者应多选择低纤维蔬菜、豆制品、肉类、奶制品等维生素丰富的食物。⑥患者服用 H_2 受体拮抗剂时，抑制铁吸收，需注意强化补充铁剂，或增加瘦肉、动物肝脏等含铁丰富的食物供给。⑦过多的钠会增加胃酸分泌，故每天食盐摄入量应控制在 5g 以内。

（3）饮食规律　规律进食可维持机体正常消化活动的节律，既可减轻胃的负担，又能使胃中保持适量食物以中和胃酸，利于溃疡愈合。避免多餐造成胃酸分泌的增多。

（4）细嚼慢咽　咀嚼可增加唾液分泌，而唾液具有稀释中和胃酸，提高胃黏膜屏障的作用。

（5）配餐禁忌　膳食应对胃黏膜无机械性和化学性刺激。避免易产气产酸的食物，如地瓜、凉粉、凉拌菜、生萝卜、洋葱、菠萝、山楂、甜食、粗粮、大豆等，以免造成胃机械性扩张。应避免刺激性食物，如肉汤、鱼汤、肉汁、鸡汤、咖啡、浓茶、含糖饮料、酒精制品等，以免增加胃酸分泌或增加对胃黏膜的刺激。忌过甜、过咸、过热、过冷食物及刺激性调味品。

（6）烹调方法　以蒸、煮、炖、烩、焖、汆等为宜，不宜采用干炸、油炸、腌蜡、焦溜、烟熏、生拌等方法。

三、参考食谱举例

胃炎和消化性溃疡患者的流质参考食谱

【食谱组成】

早餐：米汁（大米 25g），乳清蛋白粉（粉剂 10g）。

加餐：蛋花汤（鸡蛋 60g）。

午餐：米汁（大米 15g），肠内营养制剂（粉剂 30g）。

加餐：肠内营养制剂（粉剂 50g，温开水 200mL 冲调）。

晚餐：米汁（大米 10g），肠内营养制剂（粉剂 30g）。

加餐：冲藕粉（25g）。

全天食用盐 2g，植物油 5g。

总能量 937.2kcal，蛋白质 39.3g（16.8%），脂肪 30.4g（29.2%），碳水化合物 123.1g（54.0%），钠 1395.3mg。

胃炎和消化性溃疡患者的低渣半流质参考食谱

【食谱组成】

早餐：米粥（大米 25g），鸡蛋羹（鸡蛋 60g）。

加餐：肠内营养制剂（粉剂 50g，温水 200mL 冲调）。

午餐：番茄鸡丝面（面条 75g，鸡肉丝 50g，去皮番茄 75g）。

加餐：牛奶 250g。

晚餐：冬瓜面片汤（面片 75g，虾仁 50g，去皮冬瓜 75g）。

加餐：冲藕粉（藕粉 25g，水 200mL 冲调）。

全天食用盐 5g，植物油 20g。

总能量 1568.8kcal，蛋白质 67.5g（17.2%），脂肪 49.5g（28.4%），碳水化合物 213.8g（54.4%），钠 2633.0mg。

胃炎和消化性溃疡患者的软食参考食谱

【食谱组成】

早餐：小米粥（小米 25g），鸡蛋羹（鸡蛋 60g），蒸茄子（茄子 100g）。

加餐：牛奶 250g。

午餐：软米饭（大米 100g），肉末炒角瓜丝（鸡肉 25g，角瓜 100g），菠菜氽虾丸（虾肉 50g，菠菜叶 50g）。

加餐：山药粥（大米 10g，山药 50g）。

晚餐：馄饨（小麦粉 100g，瘦猪肉 50g，白菜 150g）。

全天食用盐 5g，植物油 25g。

总能量 1622.9kcal，蛋白质 71.6g（17.6%），脂肪 49.1g（27.2%），碳水化合物 227.1g（55.2%），钠 2567.3mg。

胃炎和消化性溃疡患者的普食参考食谱

【食谱组成】

早餐：馒头（小麦粉 50g），煮鸡蛋（鸡蛋 60g），豆浆 250mL，清炒花菜（花椰菜 100g）。

午餐：黑米饭（大米 90g，黑米 10g），清炒油菜（油菜 100g），清蒸鱼（黄鱼 75g）。

加餐：脱脂牛奶 250g，苹果 100g。

晚餐：馒头（全麦粉 100g），酱牛肉（牛肉 50g），素炒牛心菜（牛心菜 150g，胡萝卜 50g）。

全天食用盐 5g，植物油 25g。

总能量 1649.5kcal，蛋白质 78.2g（19.0%），脂肪 46.9g（25.6%），碳水化合物 230.5g（55.4%），钠 2740.7mg。

第二节　肝硬化

肝硬化为临床常见的慢性进行性肝病，以肝脏慢性炎症、肝细胞变性坏死、肝小叶结构破坏，残存肝细胞结节性再生、弥漫性纤维化、假小叶形成和肝内外血管增殖为特征。代偿期无明显症状，失代偿期以肝功能减退和门静脉高压为主要表现，并有多系统受累，晚期常出现上消化道出血、肝性脑病、继发性感染等并发症。

引起肝硬化的病因有 10 余种，我国以乙型肝炎病毒性肝硬化为主，非酒精性脂肪性肝病所致的肝硬化逐年增加。欧美国家则以酒精性肝硬化和慢性丙型病毒性肝炎肝硬化更为常见。胆汁淤积、肝循环障碍、遗传代谢性疾病、免疫疾病、药物或化学毒物为肝硬化常见病因。营养治疗是肝硬化治疗的重要组成部分，科学合理的营养治疗能够帮助患者改善营养代谢紊乱，修复被破坏的肝组织，保护肝脏功能，提高生活质量，改善预后。

一、临床表现

肝硬化常起病隐匿，进程缓慢，按临床症状及肝功能受损程度可将肝硬化分为代偿期和失代偿期。

1. 代偿期 大部分患者无症状或症状较轻，在劳累或感染后出现乏力、食欲减退，轻度腹胀、消化不良和腹泻等症状。患者一般营养状况尚可，肝功能检查基本正常或仅有轻度异常。

2. 失代偿期 临床症状较明显，主要分为肝功能减退和门静脉高压两类临床表现。

（1）肝功能减退

1）一般症状 疲倦乏力为早期症状之一，常有消瘦、营养不良、多种维生素缺乏等表现；存在低蛋白血症时，可出现双下肢水肿或腹腔积液。部分患者有不规则低热。

2）消化道症状 食欲减退、恶心、厌油腻、腹胀，餐后加重。对脂肪和蛋白质的耐受性差，高脂肪性荤食后容易出现腹泻。

3）黄疸 皮肤、巩膜黄染，尿色深。病程进展时，黄疸加深，多为肝细胞性黄疸。

4）出血倾向和贫血 皮肤黏膜出现出血点或瘀斑，鼻腔、牙龈出血，女性可有月经量增多。长期出血会导致贫血，也会因铁、叶酸和维生素 B_{12} 缺乏引起贫血。

5）内分泌失调 肝脏是多种激素转化、降解的重要器官，肝功能减退常见雌激素增多，雄激素减少。女性患者可有月经失调甚至闭经、不孕；男性可见乳房发育、毛发脱落、性欲减退、睾丸萎缩等。皮肤可见肝掌、蜘蛛痣，均与雌激素增多有关。肾上腺皮质激素合成不足，患者可出现皮肤色素沉着，面色黑黄无光泽，即肝病面容。

（2）门静脉高压

1）侧支循环形成 门静脉压力增高，消化器官和脾脏的回心血流受阻，致使门脉系统与腔静脉形成侧支循环。常见食管 – 胃底静脉曲张、腹壁静脉曲张、痔静脉曲张等。其中食管 – 胃底静脉曲张破裂出血，是肝硬化门静脉高压最常见的并发症，死亡率高。

2）脾功能亢进和脾大 脾脏因长期淤血而出现肿大，是肝硬化门静脉高压较早出现的体征。晚期常伴有脾功能亢进，外周血呈不同程度白细胞及血小板减少，血细胞的破坏增加，加重贫血和出血，并发感染。

3）腹腔积液 腹腔积液是肝硬化失代偿期最突出的临床表现之一。患者因腹腔积液而腹胀，大量腹腔积液时腹部膨隆、横膈上移、运动受限，致呼吸困难和心悸，加重消化吸收不良。

除上述临床表现外，肝硬化患者还常有消化道出血、胆石症、继发性感染、肝性脑病、肝肾综合征、肝肺综合征、电解质和酸碱平衡紊乱等并发症。

二、营养治疗原则

营养治疗的目的在于保护肝脏功能，减轻或阻止肝细胞的变性坏死，促进肝脏组织细胞修复、再生和肝脏功能的恢复。其原则为改善消化功能，增进食欲，纠正营养代谢紊乱。在纠正病因、控制病情发展的基础上通过合理的膳食搭配，增强机体抗病能力，减轻肝脏功能损害，以促进功能恢复。

1. 充足的能量 肝硬化患者 24 小时总能量消耗是静息能量消耗（REE）的 1.3 ～ 1.4 倍。有营养不良风险的肝硬化患者建议能量摄入 30 ～ 35kcal/（kg·d）。采用间接法测量 REE 值，为肝硬化患者能量供给提供依据。对于肥胖患者，能量摄入可减少至 25kcal/（kg·d），适当减重有利于改善预后，但同时需注意预防减重过程中的肌肉丢失。

2. 适量的蛋白质 蛋白质有利于肝细胞修复，纠正低蛋白血症。蛋白质供给不当，易发生蛋白质 – 能量营养不良，或有诱发肝性脑病的危险。蛋白质的推荐供给量为 1.2 ~ 1.5g/（kg·d）。若患者出现肝功能衰竭、肝昏迷倾向，血氨偏高时，应限制蛋白质的摄入，必要时暂时禁用蛋白质，可经口及静脉补充支链氨基酸制剂，待症状得到控制后，再逐渐增加蛋白质供给。蛋白质来源方面：植物蛋白富含支链氨基酸，优于动物蛋白，动物蛋白中鸡蛋和牛奶产氨较少，可优先选择。

3. 适宜的脂肪 肝硬化患者胆汁的合成与分泌减少，对脂肪消化能力减弱，故脂肪供给量不宜过多，40 ~ 50g/d 为宜。优先选择富含不饱和脂肪酸的植物油，如果患者有脂肪痢，可采用少量中链甘油三酯取代部分植物油。如果存在胆汁淤积，应采用低脂低胆固醇膳食。

4. 充足的碳水化合物 碳水化合物可增加肝糖原储备，减少毒素对肝细胞的损害并节约蛋白质，减轻肝脏代谢负担。碳水化合物供给量占总能量的 55% ~ 65% 为宜，肝功能受损严重时可增加至 70%，总量达到 300 ~ 400g/d。如果食欲差，主食摄入过少，可适当摄入一些甜食，或经口及静脉补充葡萄糖，并监测血糖水平。

5. 限制钠盐和水 存在水肿和腹腔积液的肝硬化患者宜低盐限水饮食，食盐供给量 < 2.0g/d。严重时可采用无盐饮食（氯化钠供给量 < 0.5g/d），饮水量不宜超过 1000mL/d。如果同时合并低钠血症，饮水量应 < 500mL/d。

6. 补充维生素和微量元素 由于食欲减退，肝脏代谢能力减弱，肝硬化患者尤其是酒精性肝硬化患者常存在多种维生素和微量元素的缺乏，如 B 族维生素、维生素 D、锌、硒等，应注意监测和补充。进食不足时，可口服复合维生素和微量元素补剂。

7. 膳食纤维 膳食纤维能改善肠道微生态并保持大便通畅，有利于预防和减轻肝性脑病。但应避免摄入大量粗糙的不溶性膳食纤维，如韭菜、芹菜、燕麦等，以免增加消化道出血风险。

8. 其他注意事项

（1）禁止饮酒及各种含酒精的饮料。

（2）少食多餐，每日 4 ~ 6 餐，推荐睡前加餐，并以富含碳水化合物食物为主。对于经口进食不能满足能量及营养素供给需求者，建议经口营养补充或肠内营养治疗。肝性脑病风险较高时，宜选用富含支链氨基酸型的特殊医学用途配方食品。

（3）食物制备应易于消化吸收，调味宜恰当，忌用辣椒、胡椒、咖喱等刺激性调味品。存在食管 – 胃底静脉曲张时，需要避免坚硬、粗糙的食物，尤其是带鱼刺、鸡骨的菜肴，以免造成静脉破裂引起大出血。必要时可将新鲜水果蔬菜制成果泥、菜汁食用。

（4）忌食油炸、油煎食物以及肥肉等油腻食品。

（5）腹胀时，忌用干豆类、萝卜、洋葱等产气较多的食物。

三、参考食谱举例

肝硬化患者的参考食谱

【食谱组成】

早餐：大米粥（粳米 25g），花卷（全麦粉 50g），煮鸡蛋（鸡蛋 60g）。

加餐：纯牛奶 160g。

午餐：软米饭（大米 100g），清炒西蓝花（西蓝花 150g），香菇鸡块（鲜香菇 100g，去骨鸡腿肉 50g）。

加餐：猕猴桃 100g，苹果 100g。

晚餐：馒头（全麦粉 100g），番茄豆腐羹（番茄 100g，豆腐 100g），烧茄子（茄子 150g）。

加餐：面包（全麦粉 25g）。

全天食用盐 3g，植物油 20g。

总能量 1877.6kcal，蛋白质 74.7g（15.9%），脂肪 48g（23.0%），碳水化合物 286.7g（61.1%），钠 1429.4mg。

第三节　胆囊炎与胆石症

胆囊的生理功能是浓缩和储存由肝细胞产生和分泌的胆汁，而胆汁排入十二指肠有助于脂肪的消化和脂溶性维生素的吸收。胆道系统的炎症分为胆囊炎、胆管炎两大部分，常见的有急性胆囊炎、慢性胆囊炎、急性梗阻性化脓性胆管炎、慢性胆管炎。

胆石症包括发生在胆囊和胆管的结石，两者常同时存在，互为因果。胆石症可引起胆汁淤积、细菌繁殖，从而导致胆囊感染，而胆囊感染又是胆石症形成的促发因素。

一、临床表现

急性胆囊炎发病急，大部分患者在发病初期有中上腹和右上腹阵发性绞痛，并有右肩胛部的放射痛，伴有发热、畏寒、恶心和呕吐等症状。少数患者可有轻度黄疸。体格检查见右上腹有压痛、反跳痛、肌紧张及墨菲征（Murphy）阳性。

慢性胆囊炎的症状、体征常不典型。多数表现为胆源性消化不良，厌油腻食物，上腹部闷胀、嗳气等，胆囊区可有轻度压痛或叩击痛。

多数胆石症患者有反复发作性右上腹疼痛的病史，或有进食油腻食物和饱餐后上腹饱胀不适、隐痛等消化道症状。疼痛可向肩背部放射，并伴有恶心、呕吐等不适。体检时一般无明显的腹部阳性体征，部分患者可有右上腹压痛。若胆囊积液可触及肿大的胆囊，还有部分患者为无症状胆石症。

二、营养治疗原则

胆囊炎的急性发作期应禁食，使胆囊得到休息，可由静脉补给营养，疼痛缓解后可提供低脂、低热量膳食，并提倡定量、定时的规律饮食方式。

1. 能量　参考基础代谢率的检测结果，根据患者的体力活动情况、年龄等因素确定能量，肥胖者应控制能量的摄入，消瘦者可酌情增加。

2. 蛋白质　提供适量蛋白质可以维持氮平衡、增强机体免疫力，对于修复损伤的肝细胞有益。但是过多的蛋白质可以导致胆汁分泌增加，不利于患者康复。因此，蛋白质的供给应适量。宜选择优质蛋白质为主的食品，如豆浆、鱼类、虾类、鸡肉、瘦肉、大豆制品等。摄入的蛋白质以 1g/（kg·d）为宜。

3. 脂类　摄入脂肪过多可以促使病变胆囊收缩，诱发胆绞痛。因此，应该限制脂肪的摄入，全日脂肪的摄入量限制在 20g 以下，特别是严格限制动物性脂肪的摄入，禁食动物油、动物内脏、肥肉，宜选用植物油。要注意将全日脂肪平均分于各餐中，避免一餐摄入过多脂肪。

4. 胆固醇　全日胆固醇摄入量限制在 300mg 以内，摄入过多的胆固醇会导致胆固醇沉积，引起胆结石形成。限制摄入含胆固醇多的食物，如蛋黄、鱼子、动物内脏、蟹黄、肥肉等，可选择鱼肉、蛋清、瘦肉、豆制品等。

5. 碳水化合物　每天碳水化合物供给量以 300～350g 为宜，胆囊疾病的患者摄入适量的碳水化合物能补充能量，增加肝糖原的形成，保护肝细胞，并对蛋白质起到节氮作用。应多选易消化的高碳水化合物食物，如马铃薯、苹果、梨、藕粉等，但肥胖者、高脂血症者和冠心病患者的摄入量不宜过大。

6. 充足的水、维生素和矿物质　大量饮水有利于胆汁稀释，可减少胆汁的淤滞。每日饮水量至少 2000mL。要供给富含多种维生素、钙、铁、钾的清淡易消化的食物，多食用时令蔬菜、新鲜水果。

7. 少量多餐　每日进食 5～7 餐为宜，以刺激胆汁分泌，促进胆汁排出。选择温热、清淡易消化的食物。忌用刺激性食物和酒类，忌煎炸食物，多采用炖、煮、烩、氽等方式。

三、参考食谱举例

胆囊炎、胆石症的参考食谱

【食谱组成】

早餐：番茄鸡蛋面（番茄 50g，鸡蛋 1 个约 50g，细挂面 50g）。

加餐：苹果 200g。

午餐：大米软饭（大米 100g），清蒸鳕鱼（鳕鱼 100g，葱 5g，姜 5g），青椒炒苦瓜（青椒 100g，苦瓜 100g）。

加餐：酸奶 125g。

晚餐：小米粥（小米 25g），发面饼（小麦粉 75g），肉末豆腐白菜（瘦猪肉 25g，豆腐 50g，白菜 100g），拌黄瓜丝（黄瓜 150g）。

全天食用盐 5g，植物油 18g。

总能量 1692kcal，蛋白质 67g（占 15.8%），脂肪 46g（占 24.5%），碳水化合物 246g（占 57.5%）。

第四节　胰腺炎

胰腺炎是指胰腺分泌的消化酶引起胰腺组织自身消化的化学性炎症。暴饮暴食、酗酒、进食丰盛的高脂饮食、胆道疾病和脂肪代谢紊乱均可引起本病的急性发作，临床主要表现为急性上腹痛、发热、恶心、呕吐、血和尿淀粉酶增高等，重症患者伴有腹膜炎、休克等并发症。可见于任何年龄，但以青壮年为多。胰腺炎分为急性和慢性两种。

一、临床表现

急性胰腺炎的临床表现和病程取决于其病因、病理类型，以及治疗是否及时。急性水肿型胰腺炎症状相对较轻，有自限性；急性出血坏死性胰腺炎起病急骤，症状严重，可于数小时内猝死。

1. 腹痛　腹痛为本病的主要表现和首发症状，常在暴饮暴食或酗酒后突然发生。疼痛剧烈而持续，呈钝痛、钻痛、绞痛或刀割样痛，常呈持续性伴阵发性加剧。腹痛常位于中上腹，向腰背部呈带状放射，弯腰抱膝位可减轻疼痛，一般胃肠解痉药无效。急性水肿型腹痛一般 3～5 天后缓解，急性出血坏死性病情进展较快，腹痛持续时间较长，由于渗液扩散还可引起全腹痛。极少数患者腹痛极轻微或无腹痛。

2. 恶心、呕吐及腹胀　多数患者起病时有恶心、呕吐，于进食后发生，大多频繁而持久，呕吐物为胃内容物，严重者可以呕吐出胆汁甚至血性物，呕吐后腹痛并不减轻。呕吐可能是机体对腹痛或胰腺炎症刺激的一种防御性反射，也可由肠道胀气、麻痹性肠梗阻或腹膜炎引起，因此，常同时伴有腹胀或麻痹性肠梗阻。酒精性胰腺炎的呕吐常在腹痛时出现，胆源性胰腺炎的呕吐常在腹痛后发生。

3. 发热　多数患者有中度以上的发热，38℃左右，不伴寒战，一般持续 3～5 天。若持续发热 1 周以上并伴有白细胞升高，应考虑有胰腺脓肿和胆道炎症等继发感染。发热是由于胰腺炎症或坏死产物进入血液循环，作用于中枢神经系统的体温调节中枢所致。

4. 黄疸　黄疸在发病后 1～2 天出现，为肿大的胰头部压迫胆总管所致，多为暂时性阻塞性黄疸。

5. 水、电解质及酸碱平衡紊乱　多有轻重不等的脱水，呕吐频繁者可有代谢性碱中毒，急性出血坏死性者可有显著的脱水和代谢性酸中毒，伴低钾血症、低镁血症、低钙血症。

6. 低血压和休克　急性出血坏死性胰腺炎常发生低血压和休克。患者可出现烦躁不安、皮肤苍白湿冷、脉细弱、血压下降，甚至发生猝死，也可以逐渐出现，或在有并发症时出现。其主要原因为血液和血浆的大量渗出使有效循环血容量不足、胰舒血管素原被激活，血中的缓激肽生成增多，血管通透性增加，血压下降。胰腺坏死释放的心肌抑制因子还可致使心肌收缩不良，并发感染和消化道出血等。

急性胰腺炎除具有上述临床表现外，还可有急性肾衰竭、急性呼吸功能衰竭、循环功能衰竭、代谢异常等表现，有些患者甚至出现胰性脑病。

慢性胰腺炎主要表现为间歇长短不一的急性发作，可有腹痛、消化不良、脂肪性腹泻，并可并发糖尿病，常与胆道系统疾病同时存在。

二、营养治疗原则

通过限制脂肪和蛋白质的摄入量，以减轻胰腺的负担，缓解疼痛，避免继续发作，促进受损胰腺的修复，有利于机体康复。

（一）急性胰腺炎

1. 急性发作期　禁食，可给予肠外营养。目的是抑制胰腺的分泌和防止胃肠胀气，以减轻胰腺的负担和减轻临床症状。

2. 恢复期　当症状平稳、炎症控制后，恢复初期予去脂高碳水化合物的流质饮食，选用米汤、果汁、枣汤等。恢复中期可以逐渐改为半流质，如大米粥、藕粉、鸡蛋清等。恢复后期可以逐步进食低蛋白、低脂饮食，如豆浆、脱脂牛奶、大米粥、汤面等。

在胃肠功能耐受的情况下，应尽早开展经口或肠内营养。对于不能经口进食的急性胰腺炎患者，肠内营养优于肠外营养。

（二）慢性胰腺炎

慢性胰腺炎患者的营养治疗原则为进食低脂肪、高碳水化合物、少渣半流质的饮食或软饭。

1. 蛋白质　适当供应蛋白质，1.0～1.5g/（kg·d），占总能量的15%～20%，选用含脂肪量少、生物价值高的优质蛋白质。

2. 脂肪　应加以限制，占总能量的20%～30%。

3. 碳水化合物　占总能量的50%～60%。

4. 胆固醇　伴有胆道疾病或因胰动脉硬化引起的胰腺炎者，胆固醇每日限制在300mg以内。

5. 维生素　补充B族维生素、维生素C、维生素A、维生素D等，尤其注意补充维生素C，每天应补充300mg以上。

6. 饮食营养清淡　如鱼、瘦肉、蛋白、豆腐等。忌用引起肠胀气的食物及刺激性食物，如萝卜、洋葱、黄豆、蚕豆、豌豆、红薯、辣椒等；忌食高脂肪食物，如猪油、奶油、油条等；忌食冰冷食物，如酸奶、冰激凌、凉拌菜等；忌食腌渍食物，如腐乳、榨菜、咸鱼、火腿等。调味品不宜太酸、太咸、太辣，因为能增加胃液分泌，加重胰腺负担。

7. 禁酒　饮酒是引起慢性胰腺炎急性发作或迁延难愈的重要原因，应严令禁止。

8. 烹调方法　宜采用蒸、煮、烩、炖等少油的烹调方法。

三、参考食谱举例

慢性胰腺炎的参考食谱

【食谱组成】

早餐：鸡蛋羹（鸡蛋50g），馒头（小麦粉50g），凉拌木耳（干木耳10g）。

午餐：大米饭（大米100g），素炒时蔬（时令蔬菜200g），鸡块炖土豆（鸡块50g，土豆50g）。

加餐：香蕉1根（200g）。

晚餐：花卷（小麦粉100g），鱼块炖豆腐（鱼块50g，豆腐50g），拌黄瓜（黄瓜200g，香菜10g）。

全天食用盐5g，烹调用油15g。

总能量1646.5kcal，蛋白质57g（占13.8%），脂肪33g（占18.0%），碳水化合物273.5g（占66.4%）。

第五节　腹　泻

腹泻是消化系统的一种常见症状，指排便次数明显超过平日，每日排便量超过200g，每天超过 3 次，粪便稀薄，含水量增加，或含未消化的食物或脓血、黏液。腹泻分急性和慢性两类。急性腹泻发病急剧，病程在 2 ～ 3 周内。慢性腹泻指病程在两个月以上或间歇期在 2 ～ 4 周内的复发性腹泻。

一、临床表现

正常人的排便习惯多为每日 1 次，或每日 2 ～ 3 次，或每 2 ～ 3 天 1 次，只要粪便的性状正常，均属正常范围。粪便的重量一般为 150 ～ 200g，含水量 60% ～ 80%。腹泻时排便次数多于平日习惯的频率，排粪量增加，每日超过 200g，含水量超过 85%，可伴有轻微腹痛。急性腹泻多由急性肠道感染、食物中毒或结肠过敏所引起，可并发脱水、酸中毒和休克。慢性腹泻可由慢性肠道细菌感染、肠寄生虫病、非细菌性炎症、肠肿瘤、内分泌代谢障碍性疾病、食物及化学中毒、药物等因素引起。长期慢性腹泻可引起严重的营养缺乏及水、电解质紊乱。小肠病变引起的腹泻粪便呈糊状或水样，可含有未完全消化的食物成分，大量水泻易导致脱水和电解质丢失，部分慢性腹泻患者可发生营养不良。大肠病变引起的腹泻，粪便可含脓、血、黏液，病变累及直肠时可出现里急后重。

二、营养治疗原则

（一）急性腹泻

急性腹泻时如果膳食调理不当，则会加重病情，影响治疗效果。因此，合理膳食对急性腹泻患者意义重大。

1. 水泻期应禁食　病情较轻，无须禁食者，病初宜给予清淡易消化、少渣的流质，如果汁、米汤、稀藕粉等，同时应注意避免食用牛奶、蔗糖等易产气的流质。

2. 清淡流质饮食　不需禁食者，病初宜给予清淡易消化的流质，如果汁、米汤、稀藕粉、稀杏仁露、蛋黄米粥、薄面汤等。禁牛奶、蔗糖等易产气的流质。

3. 根据病情调整饮食　排便次数减少，症状缓解后可逐步过渡为低脂流质或低脂少渣、细软易消化的半流质饮食，如鸡蛋汤、大米粥、细挂面等。待腹泻症状基本停止后可供应低脂少渣半流质饮食，如面条、粥、馒头、软米饭、瘦肉泥等，仍应适当限制含粗纤维多的蔬菜和水果，以后逐渐过渡到普食。可适量增加鲜果汁、番茄汁、菜汤等 B 族维生素和维生素 C 食物的摄入，帮助患者及时补充维生素。

4. 膳食要求　为减轻腹泻患者的胃肠负担，应少食多餐，每天 6 ～ 7 餐，同时注意禁酒、忌肥肉、坚硬的食物、高脂肪食物及冷饮等。

5. 肛周皮肤护理　排便频繁时，因粪便的刺激，可使肛周皮肤损伤，引起糜烂及感染。排便后应用温水清洗肛周，保持清洁干燥，涂无菌凡士林或抗生素软膏以保护肛周皮肤，促进损伤处愈合。

（二）慢性腹泻

慢性腹泻病程长，消耗大，需根据病情灵活掌握膳食治疗原则，循序渐进，促进患者康复。

1. 低脂少渣、高热能、高蛋白质饮食　为减少肠胃蠕动，减轻腹泻，提倡患者进食挂面、粥、软饭等少渣食物。高脂饮食不易消化，并加重胃肠负担，刺激肠蠕动，加重腹泻，故每天脂肪量以 40g 左右为宜，可选用低脂肪的食品，如瘦肉、鸡、鱼、豆制品等，也应控制植物油的摄入量。逐步增加高蛋白、高热量饮食，以改善营养状况。每天宜供给蛋白质 100g 左右，可选用瘦肉、脱脂牛奶、蛋清、虾、鱼等。适当补充菜汤、果汁等，以补充每日所需维生素。

2. 禁忌食物 不宜食用粗粮、含粗纤维多的蔬菜和水果，如芹菜、韭菜、榨菜等。禁食坚硬不易消化的肉类和刺激性食物，如火腿、香肠、腌肉、辣椒、烈酒、芥末、胡椒等。肥肉、点心和高脂食物要坚决放弃。

3. 烹调方法 提倡以蒸、煮、余、烩、烧等烹饪方法为主，禁用油煎、炸、爆炒、滑熘等方法。

三、参考食谱举例

急性腹泻的低脂少渣半流质参考食谱

【食谱组成】

早餐：小米粥（小米 50g），鸡蛋羹（鸡蛋 50g）。

加餐：乳清蛋白藕粉（藕粉 25g，乳清蛋白粉 10g）。

午餐：鸡肉龙须面（鸡肉泥 50g，龙须面 100g，去油鸡汤 200mL）。

加餐：乳清蛋白藕粉（藕粉 25g，乳清蛋白粉 10g）。

晚餐：大米粥（大米 25g），发糕（小麦粉 25g），烩鱼丸 100g。

加餐：山药粥（鲜山药 50g，大米 25g）。

全天食用盐 3g，植物油 10g。

总能量 1534kcal，蛋白质 74.6g（占 19.6%），脂肪 34g（占 19.9%），碳水化合物 226g（占 58.9%）。

慢性腹泻的低脂少渣半流质参考食谱

【食谱组成】

早餐：大米粥（大米 25g），馒头（小麦粉 25g），煮鸡蛋（鸡蛋 50g），酱豆腐 10g。

加餐：烤面包片（小麦粉 25g）。

午餐：西红柿鸡蛋面汤（细挂面 100g，鸡蛋 50g，西红柿 150g）。

加餐：烤馒头片（小麦粉 25g）。

晚餐：小花卷（小麦粉 75g），冬瓜余鱼丸（鱼肉 100g，冬瓜 150g）。

加餐：酸奶 125g。

全天食用盐 3g，植物油 10g。

总能量 1599kcal，蛋白质 67.2g（占 16.8%），脂肪 39.8g（占 22.4%），碳水化合物 236.8g（占 59.2%）。

第六节 便 秘

便秘是消化系统的常见症状，指排便频率减少，1 周内排便次数少于 3 次，排便困难，大便干结。正常人的排便习惯差别很大，这与个体差异、生活习惯尤其是饮食习惯有关。一般情

NOTE

况下，正常人每天排便 1 次，或每日 2～3 次，或每 2～3 天 1 次，只要粪便的性状正常，均属正常范围。引起便秘的常见因素有进食量过少或食物缺乏纤维素、水分，不足以刺激肠道的正常蠕动；结肠平滑肌张力降低和蠕动减弱；各种原因的肠梗阻；排便反射减弱或消失，腹肌、膈肌及盆肌张力减弱；结肠痉挛，缺乏驱动性蠕动等。便秘可分为无力性、痉挛性和阻塞性三种。

一、临床表现

便秘的主要症状为排便困难、大便干结，可伴有腹痛、腹胀、排便不畅或里急后重感。长期便秘者由于废物、腐败物等不能及时排出，可产生精神萎靡、两胁隐痛、口苦、全身酸痛、恶心、食欲减退、疲乏无力、头痛、头昏等症状。排便极其困难者可导致肛门疼痛、肛裂，甚至诱发痔疮、轻度贫血、营养不良等。

二、营养治疗原则

（一）无力性便秘

1. 供给粗纤维食物　建议患者增加纤维素的摄入量，每日约 40g。膳食纤维是使肠道功能正常的重要因素。在平衡膳食的基础上，多食用富含纤维的粗粮、带皮水果、韭菜、芹菜、菠菜等以增加膳食纤维。

2. 增加饮水量　患者应增加每日饮水量，每日饮水 6～8 杯。早餐前饮一杯温开水、蜂蜜水、淡盐水、绿茶或花茶等，补充肠道水分，促进肠道新陈代谢，软化大便，可以起到帮助排泄，缓解便秘的作用。

3. 供给足量营养素　为患者补充足量的营养素，包括糖类、脂肪、蛋白质及 B 族维生素，尤其是 B 族维生素，可促进消化液分泌，维持和促进肠蠕动，有利于排便。适当增加摄入高脂肪食物，如花生、芝麻、核桃、花生油、芝麻油、豆油等。植物油能直接润肠且分解产物脂肪酸具有刺激肠蠕动的作用。脂肪总的摄入量每天可达 100g。

4. 多食产气食物　洋葱、萝卜、蒜苗、生蒜、炒黄豆等产气食物能促进肠蠕动。

5. 忌烟酒及辛辣刺激性食物　以免加重病情。

（二）痉挛性便秘

1. 少渣饮食　患者宜采用无渣半流质饮食，以减少胃肠道刺激，而后过渡到少渣半流质、少渣软饭等。禁食粗粮、干豆、坚硬的水果、坚果等含纤维多的食物和粗硬的食物。

2. 适量脂肪　适量摄入脂肪有利于排便，但不宜摄入过多，每天应小于 100g。

3. 多饮水　增加水的摄入量有利于排便，如早晨饮蜂蜜水等。

4. 禁食刺激性食物　少饮酒、浓茶、咖啡，少吃辣椒、咖喱等食物，以避免肠道产生痉挛。

（三）阻塞性便秘

直肠癌、结肠癌等器质性疾病引起的便秘，应先去除病因。若为不完全梗阻，可考虑给予清流质饮食。

三、参考食谱举例

无力性便秘的参考食谱

【食谱组成】

早餐：花卷（小麦粉 50g），小米粥（小米 50g），茶叶蛋（鸡蛋 50g），炝芹菜（芹菜 100g）。

午餐：二米饭（大米 50g，小米 50g），牛肉炒黄豆芽（黄豆芽 150g，瘦牛肉 75g），紫菜白菜汤（紫菜 5g，小白菜 100g）。

晚餐：馅饼（全麦粉 50g，小麦粉 50g，瘦猪肉 50g，汉萝卜 150g）。

全天食用盐 5g，植物油 25g。

总能量 1710.5kcal，蛋白质 60.5g（占 14.2%），脂肪 46g（占 24.2%），碳水化合物 257g（占 60.1%）。

痉挛性便秘的参考食谱

【食谱组成】

早餐：馒头（小麦粉 100g），煎鸡蛋（鸡蛋 50g），豆浆 250mL。

午餐：大米饭（大米 100g），滑熘豆腐（南豆腐 75g），土豆肉片（土豆 100g，瘦猪肉 50g），番茄蛋汤（番茄 100g，鸡蛋 30g）。

晚餐：葱油饼（小麦粉 100g），虾仁冬瓜（冬瓜 200g，虾仁 75g）。

全天食用盐 5g，植物油 40g。

总能量 2079kcal，蛋白质 78.5g（占 15.1%），脂肪 67g（占 29.0%），碳水化合物 276g（占 53.1%）。

第十二章　内分泌系统与代谢性疾病的营养治疗

扫一扫，查阅本章数字资源，含PPT、音视频、图片等

内分泌系统是由内分泌腺及存在于某些脏器中的内分泌组织和细胞所组成的一个体液调节系统。其主要功能是在神经系统的支配下和物质代谢反馈的基础上释放激素，调节人体的生长、发育、生殖、营养物质代谢等，维持人体内环境的相对稳定。如果神经、激素等调节失常，可引发各种代谢性疾病，临床上常见的有糖尿病、肥胖症、痛风等。因这些疾病的发生均与饮食因素密切相关，故饮食营养治疗作为这些疾病综合治疗体系中最基本的一项措施，越来越受到重视。

第一节　糖尿病

糖尿病是由于胰岛素分泌不足或胰岛素抵抗所致的一组代谢性疾病，以慢性高血糖伴有碳水化合物、脂肪和蛋白质代谢紊乱为特征。早期症状常不明显，病程发展后期可造成多个器官的慢性损伤、功能障碍，甚至衰竭，严重影响患者的生存质量。随着人民生活水平的提高、饮食结构的改变、人口老龄化及肥胖发生率的增加，我国糖尿病的患病率呈逐年攀升趋势，糖尿病的防控形势异常严峻。

糖尿病依据发病原因和机制不同可分为4种类型：1型糖尿病、2型糖尿病、妊娠期糖尿病和其他类型糖尿病。其中1型糖尿病是在易感基因和环境因素的共同作用下诱发胰岛β细胞自身免疫引起胰岛β细胞损伤所致，好发于儿童和青少年时期，初期症状明显，需依赖胰岛素维持生存，若控制不良易出现酮症酸中毒以及肾和眼底等的微血管病变。2型糖尿病发病机制的两个基本环节和特征是胰岛素抵抗和胰岛素分泌缺陷，好发于中老年人，初期症状不明显，不依赖胰岛素，但在饮食和口服降糖药治疗效果欠佳时或因并发症和伴发症的存在有时亦需要用胰岛素控制。妊娠时发现葡萄糖耐量减低或明确的糖尿病，均可诊断为妊娠期糖尿病。其他类型糖尿病多继发于其他疾病，也包括β细胞功能遗传性缺陷或胰岛素作用遗传性缺陷所致。

一、临床表现

糖尿病的典型表现为"三多一少"，即多饮、多食、多尿和体重减轻。1型糖尿病患者"三多一少"症状明显。2型糖尿病患者起病缓慢，症状相对较轻，有的仅表现为乏力，有的可表现为视物模糊、牙周炎、皮肤感染等。糖尿病的并发症主要分急性与慢性两大类。急性并发症包括感染、酮症酸中毒、非酮症高渗性昏迷、乳酸性酸中毒等；慢性并发症主要包括大血管病

变（下肢动脉闭塞、心肌梗死、脑梗死等）、微血管病变（糖尿病视网膜病变、糖尿病肾病）和神经病变等。

二、营养治疗原则

营养治疗、健康教育、运动、药物和血糖监测被视为糖尿病综合治疗的"五驾马车"，其中规范化的医学营养治疗是糖尿病预防和治疗的重要基石。医学营养治疗的目标是维持健康体重；供给营养均衡的膳食，满足患者对微量营养素的需求；达到并维持理想的血糖水平；控制血脂异常和高血压以降低心血管病的风险。

1. 合理控制能量摄入 能量平衡是糖尿病营养治疗的核心。能量供给量取决于治疗开始时患者的病情、血糖、营养状况、体重、年龄、性别、体力活动情况及有无并发症等，以维持正常体重为宜。肥胖者应减少能量摄入，同时增加体力活动，降低体重；消瘦者则应适量增加能量供给。

2. 控制碳水化合物摄入 控制碳水化合物是控制血糖的关键。碳水化合物摄入的总量与类型都很重要。建议摄入量占总能量的 45% ～ 60%，但最少不宜低于 130g/d。提倡多吃复合糖类，尤其是糙米、糙面、荞麦、燕麦等粗杂粮。严格控制单、双糖及其制品，如各种糖果、巧克力、糕点、饼干、冰激凌、蜂蜜、含糖饮料等。水果可以在减去部分主食后放在两餐之间少量食用。喜食甜食者可选用无糖食品，即以适量安赛蜜、阿斯巴甜、木糖醇等甜味剂代替蔗糖。建议参考血糖生成指数和血糖负荷这两个指标指导碳水化合物的选择，更有助于血糖控制。

血糖生成指数（glycaemic index，GI）是衡量食物引起餐后血糖反应的一项有效指标，它是含 50g 碳水化合物的食物与相当量的葡萄糖在一定时间内（一般为 2 小时）体内血糖反应水平的百分比值，反映食物与葡萄糖相比升高血糖的速度和能力。通常把葡萄糖的血糖生成指数定为 100。含碳水化合物的食物可根据 GI 值进行分类。一般认为，GI 值小于 55 为低 GI 食物，如大麦、黑麦、荞麦、玉米渣、高纤维面包、饼干、方便面、绿豆、蚕豆及其他杂豆、所有乳类、生薯、苹果、桃、杏干、李子、樱桃、猕猴桃、葡萄、柑、柚子等；GI 值为 55 ～ 70 为中 GI 食物，如粗麦粉、全麦粉面包、甜玉米、玉米面、荞麦粉、二合面窝头、炸马铃薯片、烤马铃薯、甘薯、山药、葡萄干、芒果、菠萝等；GI 值大于 70 为高 GI 食物，如各种精制谷类食物及制品、精白粉面包、饼干及蜂蜜、麦芽糖、马铃薯泥、煮甘薯、南瓜、胡萝卜、西瓜等。糖尿病患者宜选用血糖生成指数偏低的品种。常见食物血糖生成指数表见附录 2。

考虑到单纯以食物血糖指数值的高低来衡量食物血糖效应具有片面性，在糖尿病饮食治疗领域又引入了血糖负荷（glucose load，GL）的概念。血糖负荷是指某种食物的碳水化合物数量与其 GI 的乘积，再除以 100，即 GL=（食物中碳水化合物克数 ×GI）/100。GL 将机体摄入的碳水化合物的数量与质量相结合，能够更全面地评估膳食总的血糖效应。一般认为，GL 值高于 20 为高血糖负荷食物，11 ～ 19 为中等血糖负荷食物，小于 10 为低血糖负荷食物。食物 GL 值越高，食用相同重量的食物对餐后血糖的影响程度越大。所以糖尿病患者宜选用 GL 偏低的食物品种，更有利于血糖的控制。

3. 适量蛋白质 糖尿病患者由于体内糖异生旺盛，蛋白质消耗量大，易发生负氮平衡，故蛋白质的供应量要充足。肾功能正常的糖尿病患者，蛋白质摄入量以占总能量的 15% ～ 20%

为宜。成年患者约为 0.8g/（kg·d），孕妇、乳母为 1.5g/（kg·d），儿童为 2～3g/（kg·d）。优先增加优质蛋白质的食物如鱼、禽、蛋、奶及大豆制品的摄入，优质蛋白质超过总蛋白质的 1/3。特别是糖尿病肾病早期患者，为预防肾功能进一步降低，应选用优质蛋白质饮食以降低尿蛋白和保护肾功能。但应避免矫枉过正，蛋白质过多对糖尿病无益。肝肾功能衰竭者须根据病情限制蛋白质的摄入。

4. 限制脂肪　为防止糖尿病伴发血脂异常及心脑血管疾病，须限制脂肪的摄入，脂肪所供能量以占总能量的 20%～35% 为宜。尤其要减少饱和脂肪酸的摄入，饱和脂肪的摄入量不应超过总摄入能量的 7%，少吃猪油、牛油、羊油、鸡皮、奶油等。适当增加不饱和脂肪酸的摄入，如植物油、鱼类等。单不饱和脂肪酸宜占总摄入能量的 10%～20%，多不饱和脂肪酸不宜超过 10%，适当增加 n-3 脂肪酸的摄入比例。尽量减少反式脂肪酸摄入。每日胆固醇摄入量不超过 300mg。

5. 增加膳食纤维　膳食纤维具有降低血糖、改善糖耐量的作用，还能调节血脂、产生饱腹感、减少能量的摄入，建议糖尿病患者增加摄入。膳食纤维每日推荐摄入量为 10～14g/1000kcal。全谷物、豆类、蔬菜、水果是膳食纤维的良好食物来源，但用量也不宜过多，以免影响蛋白质、无机盐和维生素的吸收。

6. 补充维生素　糖尿病的发生、发展和并发症的出现与 B 族维生素、维生素 C、维生素 A、维生素 D 等关系密切。B 族维生素主要作为各种辅酶或辅基参与各种代谢活动，是糖、脂肪和蛋白质代谢过程中所必不可少的。维生素 B_6 不足可伴发葡萄糖耐量下降，胰岛素和胰高血糖素分泌受损，维生素 B_1、B_{12} 缺乏与糖尿病神经病变发生有关。另外，长期服用二甲双胍者应预防维生素 B_{12} 的缺乏。维生素 C 缺乏与糖尿病合并神经和血管病变有关，维生素 A 缺乏可能导致 1 型糖尿病的发生和胰岛细胞凋亡，维生素 D 缺乏可能导致胰岛素分泌减少，血浆维生素 E 水平降低时，加重糖代谢紊乱，促使或加重糖尿病血管并发症的发生。因此，糖尿病患者应保证每日摄入足量的维生素。B 族维生素主要存在于谷类外皮及胚芽、酵母、豆类等食物中；维生素 C 以绿色蔬菜、新鲜水果，特别是番茄、柑橘、鲜枣中含量较高；维生素 A、维生素 D 含量丰富的食物有动物肝脏、鱼肝油、奶油、蛋黄等；植物油及高油脂坚果是维生素 E 的良好食物来源。糖尿病患者应每日摄入一定量的上述食物，以保证体内维生素的需要量。一般情况下，食物即能保证足量维生素的供给，无须药物补充。没有确切证据表明，不缺乏维生素的糖尿病患者补充这些营养物质会使患者得益。因为缺乏有效性和有关长期安全性的证据，不主张常规服用抗氧化剂维生素 E、维生素 C 和胡萝卜素的增补剂。

7. 补充矿物质　矿物质能影响胰腺的分泌功能或组织对胰岛素的敏感性，从而导致糖尿病的发生；糖尿病患者由于体内代谢障碍，可造成多种矿物质的异常。影响胰岛素活性和糖脂代谢的矿物质主要有镁、铬、锌、铁、硒、铜等，这些矿物质在糖尿病发病、病程演化和并发症的发生过程中起重要作用。人体内镁含量的减少会造成机体对胰岛素的敏感性下降，产生胰岛素抵抗，而补镁可提高 β 细胞的反应能力。铬能改善糖耐量，降低胰岛素抵抗，在糖脂代谢中能增强胰岛素的作用。锌是体内多种酶的组成成分，能影响胰岛素合成、贮存、分泌及胰岛素结构的完整性，减少并发视网膜和周围神经病变的概率。铁能减少自由基，减少糖尿病及其并发的血管病变。硒具有类胰岛素样作用，能降低血糖，抗动脉粥样硬化。铜能降低血糖，缺乏可以使胰岛细胞内超氧化物歧化酶的活性下降，更易受自由基的损伤。糖尿病患者应注意在膳食中补充上述矿物质。镁主要存在于全谷物、豆类、坚果、蘑菇、紫菜等食物中。啤酒酵母、糙米、乳酪、肉类、全谷物中含有丰富的铬。牡蛎、动物肝脏、鱼、蛋、奶、肉是锌的良好来源。动物血液、动物内脏、肉类、鱼类等是补铁的良好来源。动物内脏、海产品、肉类含硒丰富。贝类等海产品及坚果类是铜的良好来源。

8. 限盐　食盐摄入量限制在每天 5g 以内，合并高血压的糖尿病患者更应严格控制。少摄入味精、酱油、调味酱、熟肉制品等含盐量高的食品。

9. 限酒　不建议糖尿病患者饮酒。若饮酒，一天最大摄入的酒精量不超过 15g，每周不超过 2 次。

10. 餐次分配比例　总的原则是少食多餐，定时定量，防止一次进食过多，加重胰岛负担，或一次进食过少，发生低血糖或酮症酸中毒。通常结合饮食习惯、血糖尿糖升高的时间、服用降糖药尤其是注射胰岛素的时间及病情是否稳定来确定其分配比例。若病情稳定，可按每日三餐分配为 1/5、2/5、2/5 或 1/3、1/3、1/3，也可按四餐分为 1/7、2/7、2/7、2/7。

三、饮食计算与计划

1. 能量及产能营养素供给量的计算　确定每日饮食的总能量和宏量营养素的供能比之后，将能量换算为营养素的量。这里以病例说明采用单纯饮食治疗的饮食计算与计划。

病例：赵某，男，66 岁，身高 170cm，体重 80kg，退休，散步，简单的家务（轻体力劳动）。饮食史：每日三餐，主食 150g，爱吃肉，偶尔吃鸡蛋，偶尔喝牛奶，蔬菜 300g，不敢吃水果，喜油炸食品但已减少。患糖尿病 3 年，空腹血糖 6.7mmol/L，糖化血红蛋白 6.5%，胆固醇 5.8mmol/L，三酰甘油 2.1mmol/L，脂肪肝，无其他合并症，采用单纯饮食治疗。

（1）能量供给量　可以按标准体重及体力活动水平进行计算。标准体重（kg）= 身高（cm）— 105，成年糖尿病患者每日每千克标准体重能量供给量标准见表 12-1。

表 12-1　成年糖尿病患者能量供给量标准 [kJ（kcal）/kg]

体型	极轻体力劳动	轻度体力劳动	中度体力劳动	重度体力劳动
消瘦	105～126（25～30）	146（35）	167（40）	188～209（45～50）
正常	84～105（20～25）	126（30）	146（35）	167（40）
肥胖	63～84（15～20）	84～105（20～25）	126（30）	146（35）

标准体重 = 170 — 105 = 65（kg），目前患者体重为 80kg，超过标准体重 23.1%，属于肥胖体型。能量供给量 = 65×（20～25）= 1300～1625（kcal/d）。根据患者年龄，将能量供给量定为 1500kcal。

（2）碳水化合物供给量　碳水化合物按占总能量的 55% 计算，碳水化合物供给量 = 1500×55%÷4 ≈ 206（g/d）。

（3）脂肪供给量　因患者体型肥胖，脂肪摄入量不宜太多，按总能量的 25% 计算，脂肪供给量 = 1500×25%÷9 ≈ 42（g/d）。

（4）蛋白质供给量　蛋白质供给量 = 1500×20%÷4 = 75（g/d）。

（5）餐次　因采用单纯饮食治疗，按一日三餐的供给方法，早餐占 1/5，午餐、晚餐各占 2/5 的饮食分配原则供给。

具体食谱见本节"四、参考食谱举例"。

2. 食谱计算与计划

（1）食物成分表计算法　按食物成分表的营养素含量计算食谱中各类食物的用量。此法所得的数值较准确，但计算较烦琐，糖尿病患者在家不易掌握使用。

（2）主食固定法　根据患者的情况确定主食摄入量。此法简单易行，但如副食不定量亦可能造成能量超标，故建议主食固定的同时确定副食用量，以保证能量摄入的恒定。

（3）食品交换份法　将日常食品按营养成分的特点分成四大类八小类，每一类食品按常用量计算出能量和产能营养素的量，同类的其他食品按等值营养成分算出使用量，详见"附录4"。此法简单易行，是目前常用的糖尿病食谱计算方法。

四、参考食谱举例

成人糖尿病的参考食谱

【食谱组成】

早餐：玉米发糕（小麦粉 30g，玉米面 20g），拌笋丝（竹笋 100g），蒸鸡蛋（鸡蛋 60g），牛奶燕麦粥（牛奶 160g，燕麦 25g）。

加餐：苹果 100g。

午餐：杂粮饭（大米 30g，黑米 20g，红小豆 15g，绿豆 10g），地三鲜（茄子 50g，土豆 50g，柿子椒 50g），清蒸鲳鱼（鲳鱼 75g），青菜菌菇汤（油菜 50g，番茄 50g，蘑菇 50g）。

加餐：柚子 100g。

晚餐：全麦馒头（全麦粉 50g），白菜炖豆腐（大白菜 100g，豆腐 50g，黑木耳 5g），芹菜炒肉丝（芹菜 100g，瘦肉 50g），小米南瓜粥（小米 20g，南瓜 50g）。

全天食用盐 5g，植物油 18g。

总能量 1527kcal，蛋白质 76.2g（占 20.0%），脂肪 45.1g（占 26.6%），碳水化合物 210.4g（占 55.1%）。

第二节　血脂异常

血脂异常指血清中脂质的量和质异常，通常指血清中胆固醇（CH）、甘油三酯（TG）、低密度脂蛋白胆固醇（LDL-C）水平升高，高密度脂蛋白胆固醇（HDL-C）水平降低，其中一项或多项异常。血脂异常可导致冠状动脉粥样硬化性心血管疾病（ASCVD），同时增加肿瘤的风险。

《中国血脂管理指南（2023 年）》显示，中国成人血脂异常总患病率高达 35.6%。血脂异常可见于不同年龄、性别的人群，患病率可随年龄而增高，高胆固醇血症患病高峰在 50～69 岁，70 岁以后略有降低，50 岁以前男性高于女性，50 岁以后女性明显增高，甚至高于男性。城市居民血脂代谢异常的检出率高于农村居民，北方高于南方。有些家族性血脂异常可发生于婴幼儿。血脂异常的防治对降低心血管疾病患病率、提高生活质量具有重要意义。

血脂异常病因涉及：①遗传因素。②不良行为生活方式，包括暴饮暴食、嗜酒、偏食、饮食不规律等不良饮食习惯及缺乏体力活动、精神紧张、生活不规律等。③长期服用某种药物，如噻嗪类利尿剂、β受体阻滞剂、肾上腺皮质激素、口服避孕药等。④疾病继发引起，如糖尿病、甲状腺功能减退、肾病综合征、肾移植、胆道阻塞等。

一、临床表现

血脂异常多数无明显症状，只是在常规血液检查时发现。

1. 黄色瘤　由于脂质沉积可引起黄色瘤，多见于眼睑周围扁平黄色瘤。严重的高三酰甘油血症可引起眼底改变。早发性角膜环常见于40岁以下伴有血脂异常者。

2. 动脉粥样硬化　脂质在血管内皮下沉积引起动脉粥样硬化，进而引发心脑血管和周围血管病变。某些家族性血脂异常可于青春期前发生冠心病，甚至心肌梗死。严重的高胆固醇血症有时可出现游走性关节炎。严重的高三酰甘油血症可引起急性胰腺炎。

二、营养治疗原则

血脂异常的营养治疗总原则是限制总能量的摄入，增加有氧运动，控制体重；限制脂肪和胆固醇的摄入，脂肪占能比以20%～25%为宜，不高于30%，胆固醇限制在300mg以下；增加膳食纤维；适量碳水化合物；蛋白质、维生素及矿物质的供给满足人体的需求。治疗原发病。并要注意体育锻炼，尤其是餐后运动。

无论何种类型的血脂异常，合理营养、控制饮食是营养防治的重要措施。每日食物组成应多样，注意粗细搭配。多吃粗粮、蔬菜和水果，以增加膳食纤维和维生素C，如芹菜、香蕉、全谷类、玉米、燕麦等。宜选蛋白质食物，如瘦肉、去皮的禽类、鱼类，特别是海鱼。建议多用大豆及其制品代替部分动物蛋白，对降低血胆固醇含量有利。食用有降脂作用的食物，如香菇、木耳、海带、紫菜、山楂、淡茶、魔芋等。少吃甜食和精制糖及其制品，如蔗糖、巧克力、蛋糕等。少吃或者不吃动物内脏、动物脂肪以及含胆固醇高的食物，如猪油、牛油、肥肉、动物脑、蛋黄等。饮食宜清淡少盐，多喝淡茶，限制或者禁高度酒。

1. 单纯高胆固醇血症　可采用低饱和脂肪酸、低胆固醇、高不饱和脂肪酸的膳食进行治疗。碳水化合物供能比例为50%～55%，蛋白质供能比例为15%～20%，脂肪供能比例为20%～25%。若肥胖或超重者，应同时限制总热能，尽量保持理想体重。胆固醇摄入量适当控制，应增加多糖类或含膳食纤维高的食物。

2. 单纯高甘油三酯血症　主要是限制能量摄取。外源性甘油三酯摄取过多，可采用低脂肪的饮食，将膳食中脂肪的供能比例降至25%以下；内源性甘油三酯增高，可采取限制能量、碳水化合物的摄取，降低体重，增加多不饱和脂肪酸供给。碳水化合物的摄入注意种类的选择，多吃复合的碳水化合物，少吃蔗糖及甜味制品。同时补充蛋白，尤其是植物蛋白，如大豆蛋白。对食物中的胆固醇不必严格限制。新鲜蔬菜可增加食物纤维及饱腹感，又可供给丰富的维生素和矿物质。

3. 混合型高脂血症　重点是控制总热能，使体重尽可能维持在标准体重范围之内。低能量、低胆固醇的饮食进行治疗。禁食含高胆固醇的食物，如鱼子、蟹黄、沙丁鱼、肝、肾、松花蛋等。禁食蔗糖、冰糖、蜂蜜、巧克力、冰激凌、各种水果糖、甜点心等。适当增加蛋白质的摄入，以占总热能的15%～20%为宜，尤其是大豆蛋白。多吃新鲜蔬菜及瓜果，增加食物纤维、多种维生素和矿物质，戒烟，限制饮酒。

三、参考食谱举例

血脂异常者的参考食谱

【食谱组成】

早餐：五谷浆（大米 5g，荞麦米 5g，黄豆 25g，红豆 10g，绿豆 5g），馒头（标准粉 50g），拌三丝（豆腐丝 25g，黄瓜 75g，胡萝卜 25g），煮鸡蛋（鸡蛋 60g）。

加餐：苹果 200g。

午餐：米饭（大米 100g），肉丝炒芹菜（猪瘦肉 50g，芹菜 150g，胡萝卜 50g），番茄鸡蛋汤（鸡蛋 30g，西红柿 100g）。

加餐：香蕉 100g。

晚餐：花卷（全麦粉 100g），炒时蔬（小油菜 150g），煎带鱼（带鱼 75g），冬瓜汤（冬瓜 100g）。

全天食用盐 5g，花生油 20g，橄榄油 5g。

总能量 1990kcal，蛋白质 78.5g（占 15.8%），脂肪 55g（占 24.9%），碳水化合物 287g（占 57.7%）。

第三节　痛　风

痛风是人体内嘌呤代谢障碍，导致血尿酸增高伴组织损伤的一组代谢性疾病。血液中尿酸长期增高是痛风发生的关键原因。血尿酸浓度过高时，尿酸以尿酸盐的形式沉积在关节、皮下组织及肾脏等部位，引起关节炎、痛风石、肾脏结石或痛风性肾病等一系列临床表现。

痛风是一种世界流行的代谢病，可发生于不同国家及不同种族人群，其发病与遗传、性别、年龄、生活方式、饮食习惯、治疗药物、其他疾病等诸多因素有关。近年来，由于我国人民生活水平的提高，特别是饮食结构及生活方式的变化，高尿酸血症及痛风的患病率不断增加。痛风好发于高蛋白膳食、营养过剩、酗酒、体型肥胖的中老年男性和绝经期以后的女性，常被称为"富贵病"。

一、临床表现

1. 急性痛风性关节炎　为痛风最常见的首发症状，60% ～ 70% 首发于第一跖趾关节，反复发作逐渐影响踝、跟、膝、腕、指、肘等多个关节。通常出现在夜间或清晨，起病急骤，常在几小时内达到顶峰，受累关节红肿热痛、功能障碍。痛风发作通常会持续数天，可自行缓解。缓解期可数月、数年乃至终生。但多数在一年内再次发作，诱因常为受寒、劳累、剧烈运动、酗酒、高蛋白饮食、感染、创伤、降压药、利尿剂、阿司匹林、胰岛素等药物。痛风性关节炎的急性关节炎期，绝大部分患者的血尿酸是升高的，但也有一些患者的血尿酸可以不升高。

2. 慢性痛风性关节炎　多由急性痛风性关节炎反复发作迁延而来，表现为多关节受累，发作频繁，间歇期缩短，疼痛加重，甚至发作过后疼痛也不能完全缓解。痛风石是本期最常见的特征性损害，是由尿酸沉积于软骨、滑膜、肌腱和软组织等结缔组织处形成，常见于耳轮、指间、掌指、足趾、肘、膝等处，呈黄白色大小不一的隆起，小如芝麻，大如鸡蛋。初起质软，随着纤维增生渐硬如石，导致关节僵直、畸形、活动受限。

3. 痛风性肾病　20% ～ 40% 痛风患者会出现尿酸盐性肾脏病变，是尿酸盐在肾间质沉积所致。患者可有间歇性蛋白尿、高血压、血尿素氮升高，晚期可发展为肾功能不全。

4. 泌尿系尿酸盐结石　结石在高尿酸血症期即可出现，其发生率与血尿酸水平及尿酸排出量呈正相关，绝大多数为纯尿酸结石。泥沙样结石常无症状，结石较大者可有肾绞痛、血尿等表现。

5. 伴发症　痛风患者常伴发肥胖、高脂血症、糖尿病、高血压病、冠心病、脑梗死、脂肪肝等。

二、营养治疗原则

痛风营养治疗的目的是减少外源性尿酸的形成和促进体内尿酸的排泄。

1. 控制能量的摄入　痛风患者多伴有肥胖、糖尿病、高血压、高脂血症等，故肥胖者应限制膳食能量以减低体重，以维持理想体重为目标。减重应循序渐进，以免引起体脂分解产生大量酮体，抑制尿酸排泄从而诱发痛风急性发作。总能量根据患者理想体重按休息状态计算，能量供给一般不超过 25 ～ 30kcal/（kg·d）。

2. 适量限制蛋白质　因食物中的核酸多与蛋白质合成核蛋白存在于细胞内，故适量限制蛋白质供给可减少嘌呤的产生。供给量以 0.8 ～ 1.0g/（kg·d）或 50 ～ 70g/d 为宜。优质蛋白质可选用不含或少含核蛋白的食物，如鸡蛋、牛奶；但急性期不宜饮酸奶，因其含乳酸较多，会阻滞尿酸排泄；不宜选用肉、禽、鱼类的内脏，建议肉、禽、鱼类经煮沸弃汤后食用。若发生痛风性肾病，则应根据尿蛋白丢失和血浆蛋白质水平适量补充蛋白质；但在肾功能不全的尿毒症期，应严格限制蛋白质的摄入量。

3. 适量限制脂肪　脂肪有阻碍肾脏排泄尿酸的作用，应适当限制，占总能量的 25% 或控制在 50g 左右，以植物性油脂为主。

4. 限制单双糖　为控制总能量，碳水化合物不宜摄入过多，尤其要限制单双糖。如蔗糖、蜂蜜、果汁等，因其含果糖较高，而果糖会增加血尿酸水平。

5. 供给充足的维生素和矿物质　宜多食富含 B 族维生素和维生素 C 及富含矿物质的碱性食物，有利于尿酸的溶解与排出，如新鲜的水果和蔬菜中嘌呤含量较低的品种。由于痛风患者易患高血压、高脂血症和肾病，应限制钠盐的摄入，通常用量 2 ～ 5g/d。

6. 多饮水　宜多饮白开水和矿泉水，液量应保持 2000 ～ 3000mL/d，以维持一定的尿量，碱化尿液，促进尿酸排泄，防止结石生成。为防止夜尿浓缩，可在睡前或半夜饮水。

7. 避免高嘌呤食物　尿酸是嘌呤代谢后的产物，多食嘌呤含量高的食物会导致血尿酸升高，诱发痛风发作，故痛风患者应长期控制高嘌呤食物的摄入。一般把食物嘌呤含量分为 3 个等级，嘌呤含量超过 150mg/100g 的食物不论是急性期还是慢性期均不能选用，如猪肝、牛肝、鸡肝、鸭肝、猪大肠、带鱼、鲳鱼、沙丁鱼、鲢鱼、鲭鱼、鱿鱼、牡蛎、蛤蜊、干贝、香菇、肉汤等；嘌呤含量在 50 ～ 150mg/100g 的食物，如猪肉、牛肉、羊肉、鸡肉、鸭肉、兔肉、草鱼、鲤鱼、虾、黄豆、黑豆、杂豆、豆腐、豆干、花生、腰果、白芝麻、黑芝麻、银耳等，急性期仍不宜选用，慢性期可适当放宽；允许患者每日摄入低于 100g 的肉类食物，且宜煮沸（熟）弃汤后食用。嘌呤含量低于 50mg/100g 的食物，如鸡蛋、鸭蛋、牛奶、海参、大多数谷类、蔬菜、水果等，急性期亦可选用。常见食物嘌呤含量表（每 100g 食物嘌呤含量）见附录 3。

8. 避免刺激性食物　酒精可使体内乳酸增多，抑制尿酸排出，并促进嘌呤分解使尿酸增高，诱发痛风发作，啤酒本身含一定量的嘌呤成分，故应禁用各种酒类。辣椒、咖喱、胡椒、花椒、芥末、生姜等调料均能兴奋自主神经，诱使痛风发作，应尽量少吃。

三、参考食谱举例

痛风的参考食谱

【食谱组成】

早餐：青菜龙须面（龙须面 75g，青菜 50g，鸡蛋 50g），低脂牛奶 160g。

午餐：烙饼（小麦粉 100g），丝瓜炒鸡蛋（丝瓜 250g，鸡蛋 50g，黑木耳 5g）。

加餐：西瓜 250g。

晚餐：二米饭（大米 50g，小米 50g），番茄菜花（番茄 100g，菜花 100g），冬瓜汤（冬瓜 100g，鸡蛋清 25g）。

全天食用盐 5g，植物油 20g。

总能量 1620kcal，蛋白质 67.0g（占 16.5.0%），脂肪 37.0g（占 20.6%），碳水化合物 253.5g（占 62.6%）。

第四节　骨质疏松

骨质疏松（osteoporosis），是以骨量降低、骨微结构破坏、骨脆性增加、易发生骨折为特征的代谢性骨病。根据世界卫生组织的标准，骨密度检测时，T 值在 +1 至 –1 之间为骨密度正常，–1 至 –2.5 可以诊断为骨量减少，低于 –2.5 就是骨质疏松。随着年龄增长和其他因素的作用，骨骼中的钙质逐渐流失，人体骨质疏松的风险逐渐增加。

骨质疏松严重到一定程度，就会导致骨质疏松症。骨质疏松症根据病因不同可分为原发性骨质疏松症（primary osteoporosis）和继发性骨质疏松症（secondary osteoporosis）。原发性骨质疏松症又可分为绝经后骨质疏松症、老年性骨质疏松症、特发性骨质疏松症。其中，绝经后骨质疏松症的病因主要是雌激素缺乏导致的骨转换加速。老年性骨质疏松症的病因主要是维生素 D 功能不全和甲状旁腺功能亢进。特发性骨质疏松症多发生在有遗传病史的青少年中，主要表现为骨量转换低下，致病因素尚不明确。继发性骨质疏松症是继发于其他疾病或者不良刺激的骨质疏松，致病因素包括糖尿病、甲状腺功能亢进、系统性红斑狼疮、类风湿关节炎、慢性肾病、胃肠疾病、血液系统疾病等。

骨质疏松早期无特异性症状，诊治率较低，患者一般至骨质疏松症形成导致全身疼痛甚至骨折后才会就诊，有较高的致残率和致死率。随着中国进入老龄化社会，骨质疏松的防治工作尤为迫切。

一、临床表现

在骨质疏松早期，多数患者的临床表现为无明显症状或症状极轻，随着患者骨钙的不断流失，骨质疏松严重程度的逐步提升，患者主要表现出三大症状：

1.疼痛　疼痛是骨质疏松症最常见的临床表现，患者表现为多发性和全身性疼痛，特别见于腰、背、肩、颈、腕、踝等处，严重时患者活动受限，翻身、起坐及行走困难。

2.骨骼变形　骨质疏松症可出现脊柱畸形，伴有身高缩短和驼背。严重者会导致椎体压缩，胸廓变形，从而使腹部受压，影响患者心肺功能等。

3.骨质疏松性骨折　非外伤或轻微外伤导致的骨折为脆性骨折，常见部位为胸、腰椎、髋部、桡骨与尺骨远端和肱骨近端。骨质疏松症出现骨密度下降，骨骼微结构破坏，极大增加脆性骨骼的发生概率，严重者可能致残甚至致死。

二、营养治疗原则

骨质疏松营养治疗的目的在于补充钙质和促进钙质的吸收，同时减少钙质的流失。

1.增加钙质摄入　根据我国营养学会制定的标准，成人每日钙的推荐摄入量为800mg，绝经后妇女和老年人每日钙的推荐摄入量为1000mg。据统计，我国现阶段成人每日从饮食中获得的钙元素仅约400mg，需要增加钙的补充。含钙丰富的食物包括奶制品、豆制品、水产品（海带、虾皮）等。

2.补充维生素D　维生素D的主要生理功能是调节体内钙磷代谢，促进钙在小肠中的吸收。摄入充足的维生素D，可以降低骨质疏松风险。根据我国营养学会制定的标准，成年人每日维生素D推荐摄入量为5μg，老年人每日推荐摄入量为10～20μg。阳光中的紫外线也可使人体中的7-脱氢胆固醇转化成维生素D，这是人体获取维生素D的主要途径。另外，动物肝脏、鱼类、蛋类、香菇等可作为补充维生素D的食物来源。

3.低糖、低盐饮食　有观点指出，过高的糖摄入会在人体内产生过量的糖代谢中间产物如丙酮酸、乳酸等，导致酸性环境，可能阻碍机体对钙的吸收。同时，人体摄入过量的钠经过代谢排出体外时，会导致钙元素的流失。因此，骨质疏松患者以低糖、低盐饮食为宜。

4.保证优质蛋白质的摄入　蛋白质是骨骼中主要的有机成分，是骨骼成长发育过程中不可缺少的营养物质。蛋白质缺乏会严重阻碍骨的合成，导致骨质疏松。同时，蛋白质缺乏，还会影响肠道的吸收功能，限制钙的摄入。此外，蛋白质的缺乏会影响激素水平，影响骨的合成代谢。优质蛋白质的食物来源包括鱼虾、瘦肉、奶类、蛋类、豆制品等。

5.避免吸烟、饮酒，慎食影响骨代谢的食品和药物　吸烟会影响骨峰的形成；饮酒会阻碍骨骼的新陈代谢；喝浓咖啡能增加尿钙排泄，影响身体对钙的吸收；一些酸性饮食如碳酸饮料会阻碍钙元素的吸收，同时加速钙元素的流失。骨质疏松患者应尽量避免这些食物的摄入。

三、参考食谱举例

骨质疏松患者的参考食谱

【食谱组成】

早餐：虾饼（小麦粉100g，虾皮10g，鸡蛋50g），脱脂牛奶250g。

午餐：米饭（大米 100g），黄豆炖猪蹄（猪蹄 50g，黄豆 25g），蒸鲫鱼（鲫鱼 100g），凉拌菠菜（菠菜 200g）。

加餐：香蕉 100g，核桃仁 15g。

晚餐：二米饭（大米 50g，小米 25g），海带猪骨汤（海带 200g，猪排骨 50g），芹菜拌腐竹（芹菜 100g，干腐竹 10g）。

全天食用盐 5g，植物油 15g。

总能量 2060kcal，蛋白质 98.5g（占 19.1%），脂肪 65.5g（占 28.6%），碳水化合物 278.0g（占 54.0%）。

第五节　肥胖症

肥胖症是一种由多因素引起的慢性代谢性疾病，其特点为体内脂肪细胞的体积和数目增加，占体重的百分比过高，并在某些局部过多沉积。如果脂肪主要在腹壁和腹腔内蓄积过多，称为"中心性"或"向心性"肥胖，是多种慢性病的重要危险因素之一。目前普遍认为，肥胖的发生受遗传、社会环境、个人行为及心理因素的综合影响。近年来，由于经济收入和生活水平的提高，居民膳食结构的变化和体力活动的减少，我国超重和肥胖人群明显增加，慢性病的发病率和死亡率迅速上升。预防超重和肥胖，已成为关系中华民族健康的重大公共卫生问题。

肥胖可分为单纯性肥胖和继发性肥胖。其中无明显病因可寻者称为单纯性肥胖，此型占肥胖症总人数的 95% 以上。继发性肥胖则是以某种疾病为原发病的症状性肥胖，临床上较少见。

肥胖症一般以标准体重或体重指数为测量指标。如体重超过标准体重的 20% 或体重指数（BMI）≥ 28.0，排除水肿或瘦体重增加，即可诊断为肥胖症。中心性肥胖多以腰围为评测指标，如果男性腰围 ≥ 85cm，女性腰围 ≥ 80cm，则被认为腹部脂肪堆积。

一、临床表现

除继发性肥胖症患者的原发病症状外，肥胖症患者最常见的临床表现就是体重增加，活动能力下降，活动时气促，睡眠时打鼾，重度肥胖症患者常常会出现乏力、气短、关节疼痛、全身或局部水肿及活动困难等症状。肥胖症患者罹患糖尿病、高血压、冠心病、高脂血症、静脉曲张、痛风、关节炎及某些癌症的风险明显高于正常人，病死率也随之增加。另外，肥胖不仅会影响身体健康，还会对人的心理产生潜在的危害，患者常出现自卑、退缩、依赖、抑郁、焦虑等心理障碍。

二、营养治疗原则

肥胖症是能量的摄入超过消耗，以致体内脂肪过多蓄积的结果。因此，减少由膳食摄入的能量，加强体力活动以增加能量消耗是肥胖症治疗的最基本措施。减重膳食构成的基本原则为低能量、低脂肪、适量优质蛋白质、适量复合糖类、增加新鲜蔬菜和水果在膳食中的比重。

1. 限制能量摄入　合理的减重膳食应在平衡膳食的基础上减少每日摄入的总能量，既要满足人体对营养素的需要，又要使能量摄入低于能量消耗，让身体中的一部分脂肪氧化以供机体能量消耗所需。低能量减重膳食一般设计为女性 1000 ～ 1200kcal/d，男性 1200 ～ 1600kcal/d，或比原来习惯摄入的能量低 300 ～ 500kcal/d。避免用极低能量膳食（即能量总摄入低于 800kcal/d 的膳食），如有需要，应在医护人员的严密观察下进行。体重以每周降低 0.5kg 为宜。

2. 限制脂肪摄入　减少能量摄入应以减少脂肪摄入为主。脂肪摄入的总量要控制，以占总能量的 20% ～ 30% 为宜。严格限制饱和脂肪酸、反式脂肪酸和胆固醇的摄入。肥肉、动物内脏、蛋黄、奶油等均需严格控制。减少每餐的烹调用油，少吃油煎炸食品。

3. 适当复合碳水化合物摄入　适当减少碳水化合物摄入的总量，碳水化合物供能以占总能量的 40% ～ 55% 为宜。严格控制简单糖类，各种糕点、蜜饯类食品、含糖软饮料、冰淇淋、巧克力等应少吃或不吃。提倡进食复合碳水化合物，粮谷类、薯类和杂豆类可以适量摄入。

4. 适量优质蛋白质摄入　在能量负平衡时，摄入足够蛋白质可以减少人体肌肉等组织中的蛋白质被动员作为能量被消耗。蛋白质提供的能量应占总能量的 15% ～ 20%。为维持正常的氮平衡，应优先保证膳食中有足够的优质蛋白质，如鱼类、瘦肉、脱脂奶、豆制品等。

5. 增加膳食纤维摄入　膳食纤维体积大，能量低，易产生饱腹感，还能正向调节血糖和血脂，有利于控制体重，防治慢性病。建议肥胖者增加含膳食纤维丰富的食物的摄入，如粗杂粮、蔬菜、水果等，达到 25 ～ 30g/d。

6. 补充维生素和矿物质　肥胖与某些微量营养素的代谢异常相关，尤其是钙、铁、锌、维生素 A、维生素 D 及叶酸的缺乏。肥胖和膳食减重也可引起骨量丢失。应注意增加新鲜蔬菜和水果、豆类及脱脂牛奶的摄入以补充维生素和矿物质，或者在医师指导下适量服用含维生素 A、维生素 B_2、维生素 B_6、维生素 C、维生素 D 和锌、铁、钙等的微量营养素增补剂。

7. 限制酒精摄入　1g 酒精在体内能产生 7kcal 能量，不利于肥胖者减重。另外，长期饮酒会影响糖脂代谢，诱发脂肪肝、痛风及心脑血管疾病。故肥胖者最好不饮酒，如饮酒应限量。

8. 纠正不良饮食习惯　肥胖者常见的不良饮食习惯有不吃早餐、晚餐过饱、常吃快餐、爱吃夜宵、喜欢零食、甜食、进餐速度过快等。肥胖者应做到规律进餐，不暴饮暴食，不要一餐过饱，也不要漏餐。

9. 加强体力活动和锻炼　体力活动能增加能量消耗，是减重最有效的措施之一。应循序渐进，持之以恒。运动的种类、强度和时间因人而异，提倡采用中等强度或低强度的有氧运动如走路、骑车、爬山、打球、慢跑、游泳、划船、滑冰、滑雪及舞蹈等，每天坚持 30 ～ 60 分钟。

三、参考食谱举例

肥胖症的参考食谱

【食谱组成】

早餐：脱脂奶冲燕麦（脱脂牛奶 160g，燕麦片 50g），煮鸡蛋（鸡蛋 50g），生菜 100g。

加餐：柚子 100g。

午餐：杂豆饭（红小豆 25g，小米 25g，大米 25g），白菜豆腐炖肉（白菜 200g，豆腐 25g，里脊肉 50g）。

加餐：橙子 100g。

晚餐：玉米饼（玉米 50g，小麦粉 25g），焖带鱼（带鱼 50g），拌什锦（芹菜 100g，金针菇 25g，胡萝卜 25g，绿豆芽 50g）。

全天食用盐 5g，植物油 15g。

总能量 1331kcal，蛋白质 61.8g（占 19%），脂肪 40.9g（占 28%），碳水化合物 189.1g（占 53%）。

第十三章 泌尿系统疾病的营养治疗

第一节 肾小球肾炎

肾小球肾炎是由多种原因引起的原发于肾小球的一组免疫性炎性疾病，包括急性肾小球肾炎、急进性肾小球肾炎和慢性肾小球肾炎三种。急性肾小球肾炎是以急性肾炎综合征为主要临床表现的一组疾病，多见于链球菌感染，免疫反应产生的抗原抗体复合物沉积在肾小球，造成肾小球损伤，其他细菌、病毒及寄生虫感染亦可引起本病。急进性肾小球肾炎是以急性肾炎综合征基础上的肾功能急剧恶化为临床特征，病理类型为新月体性肾小球肾炎的一组疾病。慢性肾小球肾炎病因多样，是由原发性肾小球疾病迁延不愈而致，多数起病隐匿，仅少数由急性肾炎发展所致，病变进展缓慢，可出现不同程度的肾功能减退，最终发展为慢性肾衰竭。

一、临床表现

急性肾小球肾炎多见于儿童，男性多于女性，通常于前驱感染后 1 ～ 3 周（平均 10 天）起病，起病较急，临床表现为血尿、蛋白尿、水肿和高血压，并可伴有一过性氮质血症。患者大多预后良好，常可在数月内临床自愈，仅有少数可能转为慢性肾小球肾炎。

急进性肾小球肾炎可有前驱呼吸道感染，起病多较急，病情可急剧进展，临床表现为蛋白尿、血尿、水肿和高血压，多在早期出现少尿或无尿，肾功能进行性恶化，并发展为肾衰竭。

慢性肾小球肾炎以青中年男性多见。临床表现因病理类型不同可多种多样，典型症状为血尿、蛋白尿、管型尿、水肿、高血压等。早期可出现体倦乏力、腰膝酸痛、纳差等，起病方式不同，病情时轻时重，病程迁延，可有不同程度的肾功能减退。慢性肾小球肾炎可因治疗不当或反复急性发作，短期内进入肾衰竭期。有些患者则病情相对稳定或呈缓慢发展状态，经历数年到数十年后才发展成肾衰竭。

二、营养治疗原则

肾小球肾炎的营养治疗应根据病情而制定，并密切结合病情的变化，及时修订饮食方案，以利于病情稳定和恢复。其目的在于保护肾脏，减轻肾脏负担，纠正异常代谢，减轻或消除症状，促进急性肾小球肾炎康复、延长慢性肾小球肾炎发展成慢性肾衰竭的时间。

1.适当限制蛋白质 蛋白质的供给量应视病情而定。急性肾小球肾炎蛋白质供给量不超过 0.5 ～ 0.8g/（kg·d）。血尿素氮、肌酐水平升高者，蛋白质供给控制在 0.5g/（kg·d），当患者病情好转，肾功能接近正常，尿量增多至每日 1000mL 以上时，可逐渐增加饮食中蛋白质的量，但一般不超过 0.8g/（kg·d），以利于肾功能恢复。慢性肾小球肾炎根据肾功能损害程度确定膳食蛋白质摄入量。肾功能损害不严重者适当限制蛋白质的供给，供给量在 0.8～1.0g/（kg·d）为宜，以免造成营养不良。当病情恶化或急性发作时，蛋白质供给量不超过 0.5～0.8g/（kg·d）。出现氮质血症时，蛋白质供给量应小于 0.5g/（kg·d），有利于保留残存肾功能。全天蛋白质总量应平均分配到各餐中供给，其中优质蛋白质应占 50% 以上，应多选用牛奶、鸡蛋、瘦肉等动物蛋白。

2. 适量的能量　急性肾小球肾炎每日给予能量不必过高，可按 25～30kcal/（kg·d）供给。慢性肾小球肾炎的能量供给量应视劳动强度而定，以满足活动需要。成年休息者 25～30kcal/（kg·d）、轻体力或脑力劳动者 30～35kcal/（kg·d）、中度体力劳动者 35～40kcal/（kg·d）、重体力劳动者 40kcal/（kg·d）。能量来源应以碳水化合物为主，可给予蜂蜜、白糖、甜点、粉皮、凉皮等食物，脂肪供给热量占总热量的 20%～25%，并以植物脂肪为主，少给动物脂肪和油煎炸食物。

3. 控制液体的摄入量　患者无水肿时，可不控制液体总入量。如有水肿时，应限制液体总入量，每日液体的总入量为前一天排出量（尿量、粪便、呕吐等）再加 500mL，总入量包括食物水量和静脉输液量。

4. 控制钠、钾离子的摄入　根据尿量及水肿情况，决定采用何种限钠饮食，包括低盐饮食、无盐饮食或低钠饮食。轻症者采用低盐饮食，每日烹调用盐限制在 2～4g；水肿严重者，可采取无盐饮食，全日供钠 1000mg 左右；必要时可短期采取限钠饮食，全日供钠不超过 500mg，除烹调不加盐外应禁食含钠高的食物，如油菜、芹菜、豆腐干等，以控制钠的摄入量。若患者出现少尿或无尿时，应严格限制含钾食物的摄入，避免食用含钾较高的食物，如蘑菇、贝类、香蕉等。此外，烹调时可先焯水，以去除一部分钾。

5. 充足的维生素　维生素 A、B 族维生素、维生素 C 等有益于肾脏功能的修复，可食用富含维生素的食物，如新鲜的蔬菜和水果。

6. 铁　铁可预防贫血的发生，恢复期可食用滋养补益作用的食物，如红枣、龙眼肉、山药、莲子、银耳等。

7. 限制刺激性食物　以清淡易消化为主，忌用辛辣、刺激性食物，如辣椒、茴香、芥末、胡椒等。忌酒、咖啡、香烟等。

三、参考食谱举例

急性肾小球肾炎患者参考食谱

【食谱组成】

早餐：小米粥（小米 50g），玉米鸡蛋饼（麦淀粉 50g，玉米粒 50g，鸡蛋 60g，植物油 5g）。

加餐：苹果 100g。

午餐：米饭（大米 100g），肉末白菜（白菜 250g，肉末 25g，植物油 10g）。

加餐：梨 100g。

晚餐：糖包（麦淀粉 100g，白糖 10g），番茄冬瓜鱼丸（番茄 150g，冬瓜 100g，鱼肉 50g，植物油 10g）。

全天食用盐 3g，植物油 25g。

总能量 1806kcal，蛋白质 45.5g（占 10.1%），脂肪 40.6g（占 20.2%），碳水化合物 279g（占 61.8%）。

第二节　肾病综合征

肾病综合征是由各种原因引起的一组临床综合征，主要表现为大量蛋白尿、低蛋白血症、水肿和高脂血症，俗称"三高一低"。肾病综合征分为原发性和继发性。原发于肾脏本身的肾小球疾病，如急性肾小球肾炎、急进性肾小球肾炎、慢性肾小球肾炎等疾病均可在发展过程中发生肾病综合征。原发性肾病综合征主要的病理类型有微小病变型肾病、系膜增生性肾小球肾炎、局灶节段性肾小球硬化、系膜毛细血管性肾小球肾炎、膜性肾病。继发性肾病综合征多见于过敏性紫癜肾炎、乙型肝炎病毒相关性肾炎、系统性红斑狼疮肾炎、糖尿病肾病、骨髓瘤性肾病等。二者共同的损害是肾小球基底膜通透性增高。儿童肾病综合征绝大部分是原发性肾病综合征，病理类型以微小病变型多见；成人肾病综合征约半数为原发性肾病综合征，病理类型以系膜增生性、局灶硬化性或膜性等类型多见。

一、临床表现

肾病综合征发病年龄、起病缓急与病理类型密切相关。肾病综合征典型的临床表现如下：

1. 大量蛋白尿　在生理情况下，肾小球滤过膜具有分子屏障及电荷屏障的作用，这些屏障作用受损导致肾小球通透性增加，使蛋白质滤出增加，当增多量明显超过近端肾小管重吸收量时，造成大量蛋白从尿液排出，形成大量蛋白尿。在此基础上，凡是能增加肾小球内压力及导致高灌注、高滤过的因素（如高血压、高蛋白质饮食、大量输注血浆蛋白）均可增加尿蛋白的排出量。典型表现为成人 24 小时尿蛋白定量测定常超过 3.5g，甚至高达 20g 及以上；小儿 24 小时尿蛋白 > 50 ～ 100mg/kg。

2. 低蛋白血症　肾病综合征时血浆白蛋白往往低于 30g/L。大量白蛋白从尿中丢失，促进肝脏代偿性合成白蛋白增加，同时由于近端肾小管摄取滤过白蛋白增多，也使肾小管分解白蛋白增加（正常人肝脏合成的白蛋白有 10% 在肾小管内代谢，肾病综合征时可增至16% ～ 30%）。当肝脏合成白蛋白的增加量不足以克服分解和丢失时，则出现低蛋白血症。此外，肾病综合征患者因胃肠道黏膜水肿致食欲减退、蛋白质摄入不足、吸收不良或丢失，可进一步加重低蛋白血症。除血浆白蛋白减少外，血浆的其他蛋白也可减少，如某些免疫球蛋白和补体成分、内分泌结合蛋白、抗凝及纤溶因子等。因此，患者常合并感染、高凝、微量元素缺乏、内分泌紊乱、免疫功能低下、营养不良等。长期大量的蛋白丢失还会导致儿童生长发育迟缓。

3. 水肿　水肿是肾病综合征最早出现的症状和最突出的体征。低蛋白血症引起胶体渗透压降低，水分潴留组织间隙，这是造成肾病综合征水肿的基本原因。同时，水分进入组织间隙可引起患者有效循环血容量减少，通过容量感受器及压力感受器，刺激肾素 - 血管紧张素 - 醛固酮系统，抗利尿激素分泌增多，肾小管对钠的重吸收增加，引起水钠潴留，进一步加重水肿。

4. 高脂血症　肾病综合征时，肝脏代偿性增加白蛋白合成的同时，肝脏脂蛋白的合成也增加，而脂蛋白的分解减少，从而引起高脂血症。表现为高胆固醇血症和（或）高甘油三酯血症，并可伴有低密度脂蛋白和极低密度脂蛋白的升高，高密度脂蛋白正常或降低。

二、营养治疗原则

肾病综合征患者的营养治疗以足够的能量、适量蛋白质、适量脂肪、限钠饮食为基本治疗原则。同时，应注意食物种类多样化，色、香、味俱全，以增进食欲。

1. 适量蛋白质　根据病情调节蛋白质摄入量。肾病综合征患者通常表现为负氮平衡。摄入高蛋白饮食，虽可以纠正负氮平衡，但血浆白蛋白水平增加不明显或略有增加，同时也导致尿蛋白增加，加重肾小球损害；摄入限制蛋白质饮食，尽管在纠正负氮平衡方面作用不尽如人意，但尿蛋白会减少，血浆白蛋白水平变化不明显，有益于改善肾功能。一般主张，患者肾功能尚好时可供给高蛋白质膳食，以弥补尿蛋白的丢失。建议每日蛋白质摄入量＝（0.8～1.0g/kg）+24 小时尿蛋白丢失量（g），其中优质蛋白质摄入量占总蛋白质的 2/3 以上。要补充足够能量，氮热比应保持在 1：200 以上。一旦患者肾功能不全，应立即限制膳食蛋白质的摄入量，蛋白质摄入量应控制在 0.5～0.6g/kg，优质蛋白质占总蛋白质的 2/3。小儿肾病综合征患者，膳食中蛋白质的供给量应在 2g/（kg·d）的基础上再增加 50%，以满足生长发育的需要。

2. 充足能量　充足的热量有助于机体对蛋白质等营养素的吸收和利用。患者需卧床休息，成人能量供给量在 30～35kcal/（kg·d）为宜，碳水化合物应占每日总能量的 65%～70%。患者常伴随食欲不振，故应保证食物种类多样化，色、香、味、形俱好，可口美观，以增进食欲。

3. 限制脂肪　采用低脂、低胆固醇饮食，胆固醇摄入量应低于 300mg/d，脂肪供热应占总热量的 30% 以内，宜多选含多不饱和脂肪酸丰富的植物油作为脂肪来源。

4. 充足维生素和钙质　选择富含铁、维生素 A、B 族维生素、维生素 C 和维生素 D 的食物。由于长期大量蛋白尿，可使机体钙丢失增加，易导致骨质疏松或发生低钙血症，故应注意钙的补充，建议每天摄入钙大于 800mg。

5. 限制钠盐　纠正水、钠潴留应当限制钠的摄入。可根据患者水肿和高血压的不同程度，给予合适的限钠饮食，包括低盐、无盐或低钠饮食。

6. 限制水分　建议每日液体的总入量为前一天的排出量（尿量、粪便、呕吐等）再加 500mL。并根据水肿的情况控制液体的摄入量。严重水肿者，应严格记录出入液量；若水肿消退，可适当放宽水分的摄入量。

三、参考食谱举例

肾病综合征患者的参考食谱

【食谱组成】

早餐：牛奶 240g，麦淀粉鸡蛋饼（麦淀粉 100g，鸡蛋 60g，植物油 3g）。

午餐：米饭（大米 100g），西红柿炖牛肉（牛肉 100g，西红柿 100g，植物油 10g），冬瓜粉丝汤（冬瓜 200g，粉丝 10g，植物油 2g）。

加餐：梨 200g。

晚餐：麦淀粉青椒鸡片面条（麦淀粉 100g，鸡片 50g，青椒 200g，植物油 10g）。

全天食用盐 2g，植物油 25g。

总能量 1921kcal，蛋白质 57g（占 12%），脂肪 49g（占 23%），碳水化合物 313g（占 65%）。

第三节 肾衰竭

肾衰竭是指受到各种因素的影响，造成肾脏功能减退，直至衰竭而引起的一系列临床综合征。根据发病的急缓和病程长短分为急性肾衰竭（又称急性肾损伤）和慢性肾衰竭。

急性肾衰竭是由各种病因引起肾功能在短时间内急剧地进行性下降而出现的临床综合征，表现为肾小球滤过率下降，伴有氮质产物如肌酐、尿素氮等潴留，水、电解质和酸碱平衡紊乱，重者出现多系统并发症。急性肾衰竭是临床上常见的急危重症，全球每年约有 1330 万患者发病，可造成每年约 170 万人死亡。急性肾衰竭的病因分为肾前性、肾实质性、肾后性。肾前性主要包括有效血容量不足、心排血量降低、全身血管阻力下降和肾动脉收缩。肾实质性包括肾血管病变、肾小球疾病、急性间质性肾炎和急性肾小管坏死。肾后性主要见于急性尿路梗阻，梗阻可发生在从肾盂到尿道的尿路中任何部位。

慢性肾衰竭是各种慢性肾脏病持续进展至后期的共同结局，以不可逆的肾小球滤过率下降为特征，致使肾脏不能维持其基本功能，出现代谢产物蓄积，水、电解质和酸碱平衡失调，肾脏内分泌功能障碍及各系统受累的临床综合征。我国成年人群中慢性肾脏病的患病率为 10.8%，慢性肾衰竭的发病率约为 100/ 百万人口。在发达国家，糖尿病肾病、高血压肾小动脉硬化是慢性肾衰竭的主要病因；在中国等发展中国家，慢性肾衰竭最常见的病因仍是原发性肾小球肾炎，其次是糖尿病肾病。

一、临床表现

急性肾衰竭的临床表现分为起始期、维持期和恢复期。起始期患者通常并无明显的肾实质损伤，在此阶段如能及时采取有效措施，常可逆转疾病进程。维持期一般持续 7～14 天，肾小球滤过率进行性下降并维持在低水平。部分患者可出现少尿（＜400mL/d）或无尿（＜100mL/d），但也有些患者尿量在 400～500mL/d 或以上，后者一般被认为是病情较轻的表现。随着肾功能减退，临床上出现消化、呼吸、循环、神经、血液等系统障碍，以及水、电解质、酸碱平衡紊乱相关的症状。恢复期肾小球滤过率逐渐升高，并恢复正常或接近正常。少尿型患者可出现尿量增多，可达 3000～5000mL/d，再逐渐恢复正常。

各种慢性肾脏病逐渐加重，肾小球滤过率下降至失代偿时，即可发生慢性肾衰竭。在肾功能代偿期，肾小球滤过率＞60mL/min，患者可无任何症状，或仅有轻微乏力、腰酸和夜尿增多等，少数患者有食欲减退、轻度贫血等。若肾小球滤过率进一步下降，上述症状更趋明显。当肾小球滤过率降至 15mL/min 以下，可出现急性左心衰竭、严重高钾血症、消化道出血、中枢神经系统障碍等，甚至有生命危险。

1. 蛋白质代谢紊乱和营养不良　肾衰竭患者大多存在不同程度的蛋白质分解增多和（或）合成减少，急性肾衰竭的患者每日可能从尿液中丢失 150 ～ 200g 蛋白质。随着肾小球滤过率下降，肾功能的丢失，蛋白质的代谢产物在体内蓄积（氮质血症），急、慢性肾衰竭的患者出现食欲减退、腹泻等消化系统症状，蛋白质及热量摄入不足，可引起营养不良。对氨基酸的分析发现，多种代谢异常导致慢性肾衰竭患者中必需氨基酸 / 非必需氨基酸比例下降，主要特征为支链氨基酸不足。血液透析过程中，蛋白质分解代谢加快且营养底物如氨基酸以每日 5 ～ 15g 的总量流失。另外，多数患者由于肾组织分泌促红细胞生成素减少会出现轻至中度贫血。研究表明，每丢失 100mL 血液即损失 16.5g 蛋白质。

2. 脂肪、糖类和维生素代谢改变　急、慢性肾衰竭的患者存在胰高血糖素升高和外周胰岛素抵抗，可引起糖代谢紊乱，出现糖耐量减低或高糖血症。由于脂肪分解相关的酶活性降低，脂类分解作用受损，肾衰竭患者可出现高脂血症，表现为血浆甘油三酯、脂蛋白 α 和低密度脂蛋白的浓度升高，高密度脂蛋白的浓度降低。维生素代谢紊乱在肾衰竭中也很常见，其中尤以 B 族维生素、维生素 C 等水溶性维生素缺乏最为突出，慢性肾衰竭中可见血清维生素 A 水平升高。关于肾衰竭患者中微量元素的研究不多，目前可知的有如血浆中的铁、硒、锌的水平偏低，铜的水平偏高。

3. 水、电解质和酸碱平衡失调　肾衰竭时常出现各种电解质代谢紊乱和酸碱平衡失调，其中以代谢性酸中毒和水、钠平衡紊乱最为常见。肾小管分泌氢离子障碍或重吸收 HCO_3^- 能力下降，以及因肾脏排泄障碍而潴留的磷酸、硫酸等酸性代谢产物，都可引发代谢性酸中毒。患者由于尿中蛋白的丢失及激素的应用容易出现水钠潴留，导致稀释性低钠血症，可表现为不同程度的皮下水肿和（或）体腔积液，常伴有高血压和心力衰竭。当肾小球滤过率降至 20 ～ 25mL/min 或更低时，肾脏排钾能力下降，易出现高钾血症。但急性肾衰竭在进入恢复期后，少尿型患者可有多尿表现，部分患者可出现血压下降及明显失液而造成的高钠血症及低钾血症。

4. 钙、磷代谢紊乱　慢性肾衰竭早期，肾小球滤过率降低，使尿磷的排出量减少，通过甲状旁腺素的调节作用，肾小管对磷的重吸收减少，血钙、血磷仍能维持在正常范围。随着病情的进展，磷的排出量减少，血磷升高。急性肾衰竭患者常处于高分解代谢状态，机体蛋白质分解代谢增强，加剧血磷、血钾和氮代谢的升高。低钙血症常与钙的摄入不足、活性维生素 D 缺乏、高磷血症、代谢性酸中毒等因素有关。血磷的浓度由肠道对磷的吸收和肾脏的排泄来调节。当肾小球滤过率下降、尿磷排出减少时，血磷浓度升高，血磷与血钙结合成磷酸钙沉积于软组织，同时抑制肠道钙的吸收和近曲小管 1,25-（OH）$_2$D$_3$ 的合成，使血钙降低，出现低钙血症和继发性甲状旁腺功能亢进。

5. 出现各系统症状　急性肾衰竭患者可在少尿期即出现各系统症状，包括消化系统症状如厌食、恶心、呕吐等，严重者可发生消化道出血；呼吸系统主要表现为急性肺水肿和肺部感染；还可出现高血压、心衰和心律失常等心血管系统症状；以及意识障碍、抽搐、昏迷等神经系统症状等；累及血液系统可有出血倾向和贫血，甚至出现多器官功能衰竭。慢性肾衰竭患者随着肾衰竭的进一步发展，也可出现高血压、心衰、肺水肿、消化道症状、贫血、矿物质 – 骨代谢异常、中枢神经系统障碍等全身症状。

二、营养治疗原则

营养治疗是肾衰竭治疗的重要措施之一。合理的营养治疗可维持肾衰竭患者的生命代谢，增强机体抵抗力，保持良好的营养状态，减少含氮废物的堆积和代谢紊乱，保护肾脏功能，延缓肾单位的破坏速度。由于肾衰竭在病程各期症状不同，营养治疗需密切结合病情变化和是否接受透析治疗而定，以利于病情稳定和促进康复。必要时可采用鼻饲和肠外营养疗法。

1. 充足能量　患者的能量消耗是由潜在疾病及其并发症决定的，最佳方法是根据间接测热法确定，无法测量时急性肾衰竭可从 $20 \sim 25$kcal/（kg·d）推荐量开始，慢性肾衰竭患者要保证充足能量供应，能量摄入需维持在 35kcal/（kg·d）（年龄 ≤ 60 岁）或 $30 \sim 35$kcal/（kg·d）（年龄 > 60 岁），合并糖尿病患者应适当控制能量。

2. 低蛋白质饮食　低蛋白质饮食可减少含氮代谢产物生成，减轻症状及相关并发症，甚至可能延缓病情进展。因此，急、慢性肾衰竭患者均需采用低蛋白质饮食，蛋白质供给量根据症状和肾功能损害程度，严重肾衰竭者蛋白质限制低于 0.5g/（kg·d）。对于高分解代谢、营养不良及需接受透析治疗的患者，蛋白质摄入量应增加至 $1.0 \sim 1.2$g/（kg·d）。应少食花生及其制品、黄豆等富含植物蛋白的食物，超过 50% 的蛋白质应为蛋、瘦肉、鱼、牛奶等优质蛋白质，可同时补充必需氨基酸或复方 α– 酮酸制剂 $0.075 \sim 0.12$g/（kg·d）增加氮再利用。

3. 优质的碳水化合物　鼓励患者摄入富含碳水化合物的食物而不是简单糖类，这对于减少甘油三酯合成及改善糖耐量均有益处。可选用麦淀粉、玉米淀粉等为主食，加餐可选甜薯、芋头、马铃薯、马蹄粉、怀山药粉和莲藕粉等。

4. 控制脂肪　控制饮食中脂质摄入是纠正肾衰竭患者脂代谢异常的关键。主要是降低饱和脂肪酸和胆固醇摄入量，控制总能量和增加体力活动。脂肪占总能量的 $25\% \sim 35\%$，其中饱和脂肪酸供能 < 7%，反式脂肪酸不超过 1%，可适当提高 ω–3 脂肪酸和单不饱和脂肪酸摄入量。

5. 限制水分的摄入　在急性肾衰竭少尿期，应严格限制液体的摄入量，摄入量为前一日的排出量（尿量、粪便、呕吐等）再加 500mL。急性肾衰竭多尿期和慢性肾衰竭有多尿倾向者，如无水肿，尿量每天在 1500mL 以上者，液体摄入量可不加严格控制，饮水应少量多次饮用。

6. 调整矿物质的摄入　急性肾衰竭少尿期患者应采用低钠、低钾饮食，严格控制钠、钾的摄入量。钠的摄入量应根据病情和血钠水平而定，一般限制在 500mg/d 以内；高血钾时，应严格限制高钾食物（如绿叶类蔬菜、土豆、菌类、香蕉等）的食用。在急性肾衰竭恢复期尿量增多时，容易出现低钾血症，应注意补钾。急性肾衰竭患者还常出现高磷血症和低钙血症，因此，应当将每日磷摄入量控制在 $450 \sim 700$mg，增加钙的摄入。对于慢性肾衰竭的患者，钠摄入量应低于 2000mg/d，钾摄入量应低于 2700mg/d，磷摄入量应低于 800mg/d，钙摄入量不应超过 2000mg/d。对磷摄入的限制有助于避免残余肾功能的下降，高磷血症患者宜多选择白菜、萝卜、梨、桃、西瓜等。当出现贫血时，应补充含铁量高的食物。其他微量元素以维持血液中正常范围为宜，避免发生血液电解质异常。

7. 补充维生素和膳食纤维　肾衰竭患者宜食用富含维生素的食物，除补充维生素 A、B 族维生素、维生素 C、维生素 E，还需适量补充维生素 D，以改善矿物质和骨代谢异常。但应避免大剂量维生素 C 摄入，因其可增加血草酸浓度，导致草酸盐在软组织内沉积，加重肾功能损害。根据每日摄入能量，推荐膳食纤维摄入量 14g/1000kcal。

三、参考食谱举例

急性肾衰竭患者的参考食谱

【食谱组成】

早餐：牛奶 240g，麦淀粉糖糕（麦淀粉 100g，白糖 5g），水煮鸡蛋 60g。

中餐：麦淀粉烙饼（麦淀粉 100g，植物油 5g），瘦肉片炒青菜（瘦肉片 25g，青菜 300g，植物油 10g）。

加餐：苹果 200g。

晚餐：麦淀粉饺子（麦淀粉 100g，瘦猪肉 25g，胡萝卜 100g，芹菜 100g，鸡蛋 60g，植物油 10g）。

全天食用盐 3g，植物油 25g。

总能量 1865kcal，蛋白质 38g（占 8%），脂肪 49g（占 24%），碳水化合物 318g（占 68%）。

第十四章　神经精神疾病的营养治疗

神经系统是人体最精细，结构和功能最复杂的系统。其在人体调节生理活动中起主导作用，通过调整机体的功能活动，使得机体能够适应外界环境的不断变化，从而保持机体与外界环境的平衡。一旦神经系统出现损伤和病变，可出现意识、认知、运动、感觉、平衡障碍等多种表现。严重的神经精神疾病也会累及机体的其他器官，导致机体的病变。在神经精神疾病的治疗中，除了运用药物干预和功能锻炼，营养支持也起到了非常重要的作用。

扫一扫，查阅本章数字资源，含PPT、音视频、图片等

第一节　脑卒中

脑卒中俗称"中风"，是脑血管疾病的主要临床类型，是由于脑部血管突然破裂或因血管阻塞导致血液不能流入大脑而引起脑组织损伤并出现局限性或弥散性脑功能缺损为共同临床特征的一组疾病，包括缺血性脑卒中和出血性脑卒中。卒中是严重危害中国国民健康的重大慢性非传染性疾病，是我国成人致死、致残的首位病因，具有高发病率、高致残率、高死亡率、高复发率、高经济负担五大特点。随着社会经济的发展，国民生活方式发生了显著变化，尤其是人口老龄化及城镇化进程的加速，脑血管病危险因素流行趋势明显，导致脑血管病的发病人数持续增加。卒中危险因素分为不可干预性和可干预性两类，不可干预性危险因素包括年龄、种族、遗传因素等。可干预性危险因素是卒中预防主要干预的危险因素，包括高血压、糖尿病、血脂异常、心脏病、吸烟、酒精摄入、饮食、超重或肥胖、体力活动不足、心理因素等。

一、临床表现

脑卒中可以分为脑梗死和脑出血两个类型。其常见的临床表现包括语言障碍、行为迟缓、感觉失调等。

1.脑梗死　脑梗死是缺血性脑血管病中最常见的类型，是由多种原因引起的脑组织血供不足或没有供血，从而导致脑组织的缺血缺氧发生坏死。本病多发于老年人，常在其安静睡眠中急性发作，其前驱症状相对明显，会出现头痛、眩晕、言语不利等；严重者还会出现半身不遂、口眼㖞斜、言语障碍。

2.脑出血　脑出血是指非外力损伤脑实质引起血管内破裂出血，有时应用抗凝或溶栓药等也可引起脑出血。脑出血的患者多是由于情绪紧张激动、突然用力时发病，该病早期死亡率很高，在幸存者中大多数也留有不同程度的后遗症，如运动障碍、言语吞咽障碍、认知障碍等。

二、营养治疗原则

饮食营养治疗的目的是通过营养全身，保护大脑功能，保护神经细胞的功能。临床上根据患者的病情轻重，有无并发症，能否进行正常进食等来制订营养治疗方案。

1. 重症患者的营养治疗　可帮助患者度过危险期，使患者逐渐恢复各项生理功能。如果昏迷患者在发病的 3 天内仍有呕吐、消化道出血的症状时应禁食，采取肠外营养，随着病情稳定，肠外、肠内营养联合使用，逐渐过渡到肠内营养。

（1）肠外营养　根据患者生命体征、化验指标、液体量等调整配方，使用全合一的方式，由中心静脉匀速输注。

（2）肠内营养　危重患者应在发病 3 天后给予肠内营养。为适应消化道的吸收，最初几天内应以米汤为主，由少量开始，逐渐增加至每次 200 ～ 250mL，4 ～ 5 次 / 天。在消化道可耐受情况下，给予整蛋白型营养制剂、匀浆膳或食物匀浆。因该病多发于中老年人，对于昏迷时间较长，同时伴有并发症者，应供给充足的能量，每天摄入量为 25 ～ 30kcal/kg，体重超重者适当减少，以维持理想体重为宜。蛋白质占总能量的 15% 左右，其中应包括至少 1/3 的优质蛋白质，脂肪供给一般占总能量的 20% ～ 25%，不宜超过 30%，碳水化合物供给应占总能量的 50% ～ 60%，给予充足的维生素、矿物质。总液体量为 2500mL，每次 300 ～ 400mL，每天 6 ～ 7 次。鼻饲速度不宜过快，防止反流到气管内。

2. 一般患者的营养治疗　一般患者是指轻型脑血管疾病恢复期的患者。每天摄入的能量可按 0.13 ～ 0.17MJ/kg（30 ～ 40kcal/kg）供给，超重或肥胖者应适当减少。蛋白质每天需按 1.5 ～ 2.0g/kg 供给，供给优质蛋白质应占 1/3 以上。摄入脂肪占总能量的 20% ～ 30%，少吃含饱和脂肪酸高的动物油脂、肥肉及内脏等，超重或肥胖者脂肪产能占总能量的 20% 以下。摄入碳水化合物应以谷类为主，在产能方面不得低于总能量的 55%，注意粗细搭配、食物多样化。限制食盐的摄入，每天不应超过 5g。应保证每日维生素的摄入，每日应摄入新鲜蔬菜 400g 以上。进食应定时定量，少食多餐，4 ～ 5 次 / 天。

三、参考食谱举例

脑卒中轻型（或恢复期）患者的参考食谱

【食谱组成】

早餐：白菜包子（小麦粉 100g，鸡蛋 60g，白菜 100g），豆浆 200mL，紫薯 50g。

加餐：橙子 200g。

午餐：大米饭（大米 100g），冬瓜炖排骨（冬瓜 200g，排骨 100g）。

加餐：酸奶 200g。

晚餐：面条（小麦粉 100g，黄瓜 200g，猪肉肥瘦相间 25g）。

全天食用盐 5g，菜籽油 20g。

总能量 1866.4kcal，蛋白质 67.2g（占 14.1%），脂肪 58.7g（占 27.7%），碳水化合物 277g（占 58.2%）。

第二节　癫　痫

癫痫是一种以脑部神经元高度同步化异常放电所致的临床综合征，具有发作性、重复性、刻板性和短暂性的特点，并常伴有共患病，严重影响患者的生活质量。其发作形式多样，表现为运动、感觉、意识、精神活动、自主神经功能障碍，或可兼而有之。癫痫是一种常见的神经系统疾病，全球约有 7000 万癫痫患者，我国癫痫患者近千万，发病人数仅次于脑血管疾病。在中国，每年的癫痫发病率为每 10 万人中有 28.8 ～ 35.0 例。癫痫的病因复杂多样，往往是由诱发因素、发育障碍和外部影响等共同作用的结果。

一、临床表现

1. 部分性发作　指源于大脑半球局部神经元的异常放电，分为单纯部分性、复杂部分性、部分性发作继发全面性发作，前者为局限性发作，无意识障碍，后两者放电从局部扩展到双侧脑部，出现意识障碍。

（1）单纯部分性发作　发作持续时间短，一般不超过 1 分钟，发作起始与结束均较突然，无意识障碍。

（2）复杂部分性发作　有的表现为意识模糊，意识丧失较少见。有的可表现为患者保留意识，以上腹部异常感觉最常见，也可出现感觉性（嗅幻觉）、情感（恐惧）、认知（似曾相识）症状，随后出现意识障碍和动作停止等。发作通常持续 1 ～ 3 分钟。还有的可表现为开始即出现意识障碍和各种运动症状。

（3）部分性发作继发全面性发作　单纯部分性发作可进展为复杂部分性发作，单纯或复杂部分性发作均可进展为全面性强直阵挛发作。

2. 全面性发作　多在发作初期就有意识丧失。

（1）全面强直阵挛发作　主要表现为意识丧失、双侧强直后出现阵挛。

（2）强直性发作　主要表现为全身骨骼肌强直性收缩，常伴有明显的自主神经症状，如果发作时处于站立位可突然摔倒。可持续数秒至数十秒。

（3）阵挛性发作　几乎都发生在婴幼儿期，表现为重复阵挛性抽动伴意识丧失，之前无强直期，可持续 1 分钟至数分钟。

（4）失神发作　表现为脑电图背景活动及发作期改变。

（5）肌阵挛发作　表现为快速、短暂、触电样肌肉收缩，经常成簇发生，声、光等刺激可诱发。

（6）失张力发作　由姿势性张力丧失所致。表现为张口、垂颈（点头）或躯干失张力跌倒或猝倒发作，持续数秒至 1 分钟。

二、营养治疗原则

癫痫的病因复杂难明，某些营养障碍如低血糖、低血钙、急性酒精中毒、水中毒、维生素 B_6 缺乏等营养障碍都可能成为其发作的原因。癫痫的反复发作会使营养素被大量消耗，同时营养素的摄入也难以维系，两者之间平衡被打破。通过调节和补充机体所需营养，达到饮食营养治疗、预防疾病发作的目的。

1. 增加脂肪摄入量 摄入能量和蛋白质与正常人相同，降低碳水化合物的摄入，增加一定的脂肪供给量。

2. 限制饮水量 每天不超过 1000mL。

3. 充足的维生素和矿物质摄入 尤其是锌、钙、铁、镁等。

4. 禁食含糖量高或辛辣刺激的食物 如烟酒、浓咖啡、浓茶、高糖饮料等。

5. 避免吃得过饱，注意清淡饮食 养成良好的饮食习惯和生活规律，保持心情舒畅。

三、参考食谱举例

癫痫患者的参考食谱

【食谱组成】

早餐：牛奶 200g，臊子蒸蛋（鸡蛋 60g，猪肉肥瘦相间 25g），面包（小麦粉 50g）。

加餐：苹果 200g。

午餐：黑米饭（黑米 75g），西葫芦炒肉（猪肉肥瘦相间 100g，西葫芦 200g）。

加餐：葡萄 100g。

晚餐：烙饼（小麦粉 50g），洋葱炒羊肉（羊肉 75g，洋葱 100g，青椒 200g）。

全天食用盐 5g，植物油 25g。

总能量 1897.6kcal，蛋白质 68.7g（占 14.3%），脂肪 100.8g（占 47.2%），碳水化合物 186.5g（占 38.5%）。

第三节　帕金森病

帕金森病是一种常见的神经系统变性疾病，中老年人多见，平均发病年龄为 60 岁左右，40 岁以下起病的青年帕金森病较少见。帕金森病最主要的病理改变为黑质多巴胺能神经元的变性死亡和路易小体形成，由此而引起纹状体 DA 含量显著性减少而致病。流行病学调查数据显示，欧美国家 60 岁以上帕金森病患病率为 1%，80 岁以上患病率超过 4%，我国 65 岁以上人群帕金森病患病率达 1.7%。导致这一病理改变的确切病因仍不清楚，遗传因素、环境因素、年龄老化、氧化应激等均可能参与 PD 多巴胺能神经元的变性死亡过程。

一、临床表现

帕金森病临床症状包括运动症状和非运动症状两类，其中以运动症状最为典型，主要表现为静止性震颤、运动迟缓、肌强直和姿势步态异常。

1. 静止性震颤 约 70% 的患者以震颤为首发症状，多始于一侧上肢远端，静止时出现或明显，随意运动时减轻或停止，精神紧张时加剧，入睡后消失。手部静止性震颤在行走时加重。典型的表现是频率为 4 ~ 6 次 / 秒的"搓丸样"动作。

2. 肌肉强直 检查者活动患者的肢体、颈部或躯干时可觉察到有明显的肌张力增大，增大的肌张力呈现各方向均匀一致的特点，类似弯曲软铅管的感觉，故称为"铅管样强直"。患者肌张力增大的同时合并有震颤时，可在这种均匀增大的肌张力中出现断续停顿，如转动齿轮，故称"齿轮样强直"。

3. 运动迟缓　运动迟缓指动作变慢、始动困难、主动运动丧失。患者的运动幅度会减少，尤其是重复运动时。根据受累部位的不同运动迟缓可表现在多个方面。面部表情动作减少，瞬目减少称为面具脸。说话声音单调低沉、吐字欠清。写字可变慢变小，称为"小写征"。洗漱、穿衣和其他精细动作可变得笨拙、不灵活。行走的速度变慢，常曳行，手臂摆动幅度会逐渐减少甚至消失，步距变小。因不能主动吞咽至唾液不能咽下而出现流涎。夜间可出现翻身困难。

4. 姿势步态异常　姿势反射消失往往在疾病的中晚期出现，患者不易维持身体的平衡，稍不平整的路面即有可能跌倒。帕金森病患者行走时常常会越走越快，不易止步，称为慌张步态。晚期帕金森病患者可出现冻结现象，表现为行走时突然出现短暂的不能迈步，双足似乎粘在地上，须停顿数秒钟后才能再继续前行或无法再次启动。

5. 非运动症状　除了运动症状外，帕金森病患者还可出现情绪低落、焦虑、睡眠障碍、认知障碍等非运动症状。疲劳感也是帕金森病常见的非运动症状。

二、营养治疗原则

1. 合理搭配膳食　帕金森病患者能量的主要来源为碳水化合物，通常碳水化合物与蛋白质比例应维持在（4～5）：1，与正常人比例基本相当。此外，适量的胆固醇、维生素和钙类等也必不可少。

2. 适量蛋白质　由于高蛋白饮食不利于抗帕金森病药物的吸收，所以应适当控制总蛋白质摄入量，但若患者存在发热、压疮、低蛋白血症等情况，应适当增加膳食中蛋白质的摄入。膳食中的蛋白质要以优质蛋白为主。高蛋白饮食可安排在晚餐进食，避免与左旋多巴胺类药物同服。

3. 充足的水果和蔬菜　丰富的果蔬能提供充足的膳食纤维和维生素。膳食纤维能促进胃肠道蠕动，有助于改善帕金森病患者普遍存在的便秘问题。推荐帕金森病患者每日膳食纤维摄入量为 30～35g。大量的研究表明果蔬中的天然抗氧化物质，如维生素 C、维生素 E、β- 胡萝卜素等，可以提高帕金森病的治疗效果。

4. 足量饮水　足量的饮水可以预防和改善患者便秘的情况。

5. 合理控制食物黏稠度　在给予帕金森病患者半流质或流质饮食时，应根据患者情况选择黏稠度不同的食物并限制每口进食量，以预防呛咳和误吸。

6. 其他　重症帕金森病患者应首选肠内营养进行营养支持，若肠内营养不适用可以考虑使用肠外营养。

三、参考食谱举例

帕金森病患者的参考食谱

【食谱组成】

早餐：牛奶 250g，煮鸡蛋（鸡蛋 60g），发糕（小麦粉 50g），拌二丝（胡萝卜丝 50g，白萝卜丝 50g）。

加餐：香蕉 100g。

午餐：米饭（大米 100g），青椒炒肉丝（瘦猪肉 50g，青椒 200g，彩椒 50g），蒜蓉油麦菜（油麦菜 150g）。

加餐：苹果或橘子 200g。

晚餐：小米粥（小米 50g），馒头（小麦粉 50g），牛肉炒西蓝花（瘦牛肉 50g，西蓝花 200g）。

全天食用盐 5g，植物油 20g。

总能量 1833.4kcal，蛋白质 71.2g（占 15.2%），脂肪 58.5g（占 27.2%），碳水化合物 269.7g（占 57.6%）。

第十五章　呼吸系统疾病的营养治疗

　　呼吸系统疾病主要分为气流受限性肺疾病、限制性通气功能障碍性肺疾病、肺血管疾病等三大类。呼吸系统疾病的发生、发展及预后都与营养密切相关，营养不良可严重损害呼吸系统的防御和免疫功能，进一步加重疾病进展。呼吸系统疾病患者的合理饮食与营养治疗非常必要。

第一节　慢性阻塞性肺疾病

　　慢性阻塞性肺疾病（chronic obstructive pulmonary disease，COPD）是一种可预防和治疗的慢性疾病，其特征为持续存在的呼吸系统症状和气道气流受限、呈进行性发展且不完全可逆，与气道和（或）肺泡对有害颗粒或有害气体引起的异常炎症反应有关。COPD可分为支气管炎型和肺气肿型，但大多数患者兼有两种类型的临床表现和肺功能改变。

　　COPD为呼吸系统的常见病和多发病，致死率在全球疾病中排名靠前，患病率和死亡率均居高不下。COPD好发于中老年人，2018年我国流行病学调查结果显示，20岁以上成人COPD患病率达到8.6%，40岁以上人群患病率为13.7%。因长期的慢性呼吸困难、反复发生的肺部感染及营养不良而影响患者的生活质量。营养不良可导致呼吸肌结构和功能不全，以及肺免疫防御功能减弱，并影响肺组织损伤的修复和肺表面活性物质合成。合理的营养治疗，能有效预防患者体重减轻，提升呼吸肌力量并改善预后。

一、临床表现

　　起病缓慢，病程较长，早期可以没有自觉症状。慢性咳嗽、咳痰是COPD最早的临床表现，常晨间咳嗽明显，夜间阵咳或排痰，痰一般为白色黏液或浆液性泡沫痰，于秋、冬寒冷季节加重。COPD的主要症状是气短、进行性加重的呼吸困难，最初仅在劳动、上楼或爬坡时有气促，休息后缓解。随着病变发展，在平地活动时也可出现气促。

　　急性期支气管分泌物增多，胸闷、气促加重，严重时患者可出现发绀、头痛、嗜睡等呼吸衰竭的表现。晚期患者常出现体重进行性下降、食欲减退、营养不良等。

二、营养治疗原则

　　COPD患者由于呼吸肌负荷增加而导致机体能量消耗增加；因心肺功能不全致使患者进食活动受限，造成营养物质摄取、消化、吸收和利用障碍；因感染、细菌毒素、缺氧等因素而加重机体的高分解代谢状态；全身营养状况和体重呈阶梯性下降，导致营养不良成为COPD患者病情不易恢复和反复发作的重要因素之一。通过合理营养治疗，维持患者理想体重，增强呼吸肌肌力，维持有效呼吸通气功能，增强机体免疫力，预防和减少急性并发症，以改善患者预后。

1. 改善能量负平衡　患者每日总能量的需求应考虑基础能量消耗、活动和疾病等因素。可按下列公式计算：每日能量供给量 =REE× 活动系数 × 校正系数 C×1.1。其中，静息能量消耗（resting energy expenditure，REE）可用间接测热法（indirect calorimetry，IC）测定，如无 IC，可应用 Harris-Benedict 公式或 Mifflin-St Jeor 公式估算 REE，计算公式为：

（1）Harris-Benedict 公式计算

男：66.473+13.7516× 体重（kg）+5.0033× 身高（cm）-6.755× 年龄

女：655.095+9.5634× 体重（kg）+1.8496× 身高（cm）-4.6756× 年龄

（2）Mifflin-St Jeor 公式计算

男：9.99× 体重（kg）+6.25× 身高（cm）-4.92× 年龄 +5

女：9.99× 体重（kg）+6.25× 身高（cm）-4.92× 年龄 -161

活动系数：根据患者状态，卧床活动系数为 1.2，轻度活动为 1.3，中度活动为 1.5，剧烈活动为 1.75。存在呼吸衰竭的患者因为能量消耗增加，应乘以校正系数 C（男性 1.16，女性 1.19），用于校正较高的基础能量消耗。此外，为纠正患者低体重，在此基础上每日增加 10% 的能量供给。为避免一次性大量供给引发的食欲下降及高能量负荷导致的通气增加，能量供给应分配到全天各餐次中，多次给予。

2. 充足的蛋白质　COPD 患者蛋白质的分解代谢亢进，为促进合成代谢，应供给充足的蛋白质，每日供给量应为 1.0 ～ 1.5g/kg，占全日总能量的 15% ～ 20%。尤其注意增加支链氨基酸的供给，因为支链氨基酸可改善呼吸肌的收缩力。蛋白质的氧热价最低，过量供给蛋白质，会加重低氧血症和高碳酸血症，增加每分钟通气量及氧耗量，故应避免过度摄入蛋白质。当患者继发感染，出现呼吸衰竭等应激状态时，能量需求增加，蛋白质的供能比例可适当提高至 30%。

3. 适量的脂肪　COPD 患者存在通气功能障碍，CO_2 不能有效排出。三大产能营养物质中脂肪的呼吸商最低，可以减轻患者的呼吸负荷，缓解高碳酸血症。故高脂饮食可减少 CO_2 的生成，而且充足的脂肪可减少蛋白质分解，降低蛋白质的氧化利用，具有节氮作用。但脂肪过高会加重消化道负担引发消化不良，故 COPD 稳定期患者，脂肪占全日总能量的 20% ～ 30%。应激状态下可相应增加脂肪供能比例至 40% ～ 50%。适当添加中链甘油三酯，以提高脂肪的代谢率及利用率。或通过中链甘油三酯替代部分长链脂肪酸，不仅有利于消化吸收而且有利于正氮平衡的恢复，但需注意供给的速率，不宜过快，以避免腹胀、恶心、腹泻等不良反应发生。

4. 适量调整碳水化合物　碳水化合物的呼吸商最高，若摄入过多的碳水化合物，在体内代谢会产生较多 CO_2，导致或加重潴留，使呼吸困难症状加重，进而加剧呼吸衰竭。COPD 稳定期患者，建议碳水化合物供给占全日总能量的 50% ～ 60%。在急性加重期等应激状态下，供给量可酌情下调至 40%。

5. 关注矿物质消耗　微量元素铜、铁、硒具有抗氧化作用，可抑制肺部炎症反应，应注意监测及补充。COPD 急性加重期，患者常合并代谢紊乱，血钙、镁、磷水平下降，需注意补充消耗，及时纠正。

6. 合理补充维生素　一些证据显示，COPD 患者体内维生素 C、维生素 E、维生素 D 及 β - 胡萝卜素含量处于较低水平，急性加重期时下降明显，需定期监测并针对性补充。维生素

C、维生素 E 参与机体抗氧化防御系统，降低全身氧化应激水平，饮食中应保证充足供给，改善呼吸功能，延缓病情恶化。必要时可给予营养补充剂，以应对机体高代谢状态。

7. 保证充足水分摄取　体内缺水易出现痰液黏稠而不易咳出，COPD 患者因呼吸困难、气促而引起机体水分丢失过多，故鼓励患者多饮水，每日饮水量 1500mL，促使痰液稀释，利于咳出、以改善咳嗽、咳痰症状。不能经口足量饮水者，可通过管饲或静脉补足。对于合并肺源性心脏病、肺动脉高压、心力衰竭及急性期伴感染存在体液潴留的患者，应注意限制液体摄入量以免加重液体潴留和水肿，防止进一步加重心肺负荷。

8. 营养方案个体化　稳定期患者，每日 5 ～ 6 餐，不宜过饱，以免腹胀及呼吸短促。细嚼慢咽，小口进食，有益于肺部的通气和代谢。选择易于消化和吞咽的食物，且选择丁、块、泥、碎等制备形式，避免食物体积过大。当 COPD 患者摄食量减少、不能获取足够营养时，可进行口服营养补充，提高患者依从性，改善生活质量。对急性发作期患者，胃肠功能差，单纯膳食或肠内营养已不能满足需求，可采用短期肠外营养或肠外营养联合肠内营养的形式，给予个体化营养治疗。在营养治疗过程中，注意监测结果和相关并发症的发生情况。

三、参考食谱举例

慢性阻塞性肺疾病患者半流质参考食谱

【食谱组成】

早餐：蛋花粥（小米 50g，芹菜碎 100g，鸡蛋 60g），牛奶 150g，切片面包（全麦粉 25g）。

加餐：整蛋白型特殊医学配方食品（45g，温水 200mL 冲调）。

午餐：家常面条（小麦粉 100g，瘦猪肉 50g，油菜碎 25g，香菇 25g，豆腐 25g）。

加餐：酸奶 150g。

晚餐：西红柿面片汤（全麦粉 75g，牛肉 50g，西红柿丁 50g，胡萝卜丁 25g，海鲜菇 25g）。

加餐：整蛋白型特殊医学配方食品（45g，温水 200mL 冲调）。

全天食用盐 5g，植物油 20g。

总能量 1844.0kcal，蛋白质 85.2g（18.5%），脂肪 56.4g（27.5%），碳水化合物 250.5g（54.3%），钠 3391.9mg。

慢性阻塞性肺疾病患者软食参考食谱

【食谱组成】

早餐：千层饼（全麦粉 50g，鸡蛋 30g），蒸蛋羹配菜（西蓝花碎 100g，鸡蛋 30g），豆浆 200mL。

加餐：香蕉 100g。

午餐：米饭（大米 100g），鸡胸肉片炒茭瓜（鸡胸肉片 100g，茭瓜 150g），萝卜菌菇汤（白萝卜 75g，鲜菇类 50g）。

加餐：酸奶 150g。

晚餐：南瓜发糕（全麦粉 75g，南瓜 50g），冬瓜氽丸子（猪肉 50g，冬瓜片 100g），西红柿炖豆腐（内酯豆腐 50g，西红柿 50g）。

全天食用盐 5g，植物油 20g。

总能量 1710.0kcal，蛋白质 74.0g（17.3%），脂肪 53.5g（28.2%），碳水化合物 226.0g（52.9%），钠 2333.5mg。

第二节　肺结核的营养治疗

结核病是一种由结核分枝杆菌引起的传染病，几乎人体所有组织、器官均可发生，以肺结核最为常见，占各器官结核病总数的 80%～90%。肺结核是指发生在肺组织、气管、支气管和胸膜的结核，包括肺实质的结核、气管、支气管结核和结核性胸膜炎。

世界卫生组织（WHO）报告显示：全球约有三分之一的人曾受到结核菌的感染，而结核病的流行状况与经济水平大致相关，WHO 把印度、印度尼西亚、中国、俄罗斯、南非、秘鲁等 30 个国家列为结核病高负担国家。2021 年 WHO《全球结核报告》显示，我国在 30 个结核病高负担国家中结核病发病数排第 2 位。2021 年我国肺结核发病人数为 63.95 万例，发病率为 45.37/10 万，占法定传染病总发病人数的 10.26%；肺结核死亡人数 1763 人，占法定传染病总死亡人数的 7.94%，死亡率为 0.13/10 万。因此，肺结核仍然是威胁我国公民生命健康的主要公共卫生问题之一。

肺结核主要传染源是开放性肺结核患者的痰液，传染性大小取决于痰内结核菌数量的多少。飞沫传播是肺结核最重要的传播途径，经消化道和皮肤等其他传播途径较罕见。婴幼儿、老年人、艾滋病感染者、免疫抑制剂使用者、糖尿病等慢性疾病患者是肺结核的易感人群，居住环境拥挤、生活贫困、营养不良、过度劳累、长期接触粉尘等因素使肺结核发病风险增加。

一、临床表现

本病的临床表现多种多样。大多起病缓慢，病情较轻者，常无自觉症状，仅在 X 线检查时才被发现，尤其是老年人、慢性病患者常被其他疾病所掩盖。肺结核要与慢性阻塞性肺疾病、支气管扩张、肺炎、肺癌、肺脓肿、纵隔和肺门疾病，以及其他发热性疾病进行鉴别。

（一）呼吸系统症状

1. 咳嗽、咳痰　咳嗽、咳痰两周以上或咯血是肺结核常见症状。咳嗽以干咳为主且症状较轻，或伴有少许黏液痰。半数患者可出现咳血，大多数为少量咳血，但小血管受损或空洞的血管瘤破裂可致大量咳血，引起休克甚至窒息。

2. 胸痛　当病灶波及壁层胸膜时可引起相应部位的刺痛，并且会随呼吸运动和咳嗽加重。

3. 呼吸困难　肺结核患者由于病变累及多个肺叶、段以上支气管或气管，有中到大量胸腔积液，导致呼吸困难，甚至发绀。

（二）全身症状

发热是最常见症状，多为午后潮热，以中低热为主，少数会出现高热，可伴有乏力、盗汗、食欲减退、体重减轻、面颊潮红，育龄期妇女会出现月经不调。

（三）体征

患肺结核时，肺部体征常不明显且多寡不一，主要取决于病变性质及范围。早期病灶小，可无任何体征。干酪样坏死可有肺实变体征，如语颤增强、叩诊浊音、听诊闻及支气管呼吸音和细湿啰音。较大的空洞性病变可闻及支气管呼吸音。巨大空洞可听到带金属调空瓮音。当病变广泛纤维化或胸膜增厚粘连时，可致气管向患侧移位、患侧胸廓塌陷、叩诊浊音。结核性胸膜炎多数有胸腔积液体征，气管支气管结核可有局限性干啰音。

二、营养治疗原则

肺结核是一种与营养不良密切相关的慢性消耗性疾病。肺结核患者消耗增多，分解代谢增强；在结核病活动期，全身毒血症使患者食欲减退；由于服用抗结核药物引起的恶心、呕吐、腹痛等胃肠道不良反应，多重作用易导致营养不良。营养的缺乏通过抑制重要的免疫功能加重疾病或延缓康复。所以，对于肺结核病患者在强调早期、规律、全程、适量、联合接受药物（如异烟肼、利福平、吡嗪酰胺、乙胺丁醇、链霉素等）治疗的同时，应强化营养干预，通过平衡膳食，摄入充足的能量、蛋白质及微量营养素，改善机体免疫力，达到对受损和病变组织进行修复的目的，促进康复，同时提高抗结核药物治疗的效果。

（一）食物多样化

参照中国营养学会制订的《中国居民膳食指南（2022）》建议，做到合理营养、平衡膳食。主食粗细搭配，菜肴品种多样，餐餐有荤，顿顿有绿，平衡膳食勤调配。每天的膳食应该包括谷类、薯类、畜禽肉类、鱼类、豆类及其制品、奶类及其制品、蛋类、蔬菜类、水果类、坚果类纯能量食物、其他或按照中国居民平衡膳食宝塔推荐的食物种类进行搭配，建议平均每天摄入 12 种以上食物，每周 25 种以上。可经常多吃些清肺补肺食物，如白木耳、百合、鲜藕、猪肺、海蜇、枇杷、荸荠、无花果等。

（二）增加能量的摄入

肺结核患者在抗结核治疗期间，能量需求会增加，即使饮食充足也会出现体重快速下降的情况。适宜的能量摄入有利于体重的稳定和病情恢复，能量补充不足则机体不能有足够的能源来维持和修复组织器官的结构和功能，但是补充能量过剩也会给脏器增加代谢负担，反而不利于病情恢复。能量的确定需综合考虑患者的年龄、性别、身高、体重和病情等。患者一天所需要的总能量推荐 2500～3000kcal/d 或按照 40～50kcal/（kg·d）标准计算总能量。但对于合并糖尿病患者、超重及肥胖者（BMI ≥ 24.0）应控制总能量的摄入，每日控制在 2000kcal 左右即可。

（三）保证优质蛋白质的摄取

蛋白质作为机体生命活动的物质基础，是首先被消耗的营养物质。肺结核患者蛋白质消耗会增加而合成受限，易出现蛋白质和能量供应不足，以及蛋白质和氨基酸代谢异常，导致血清白蛋白水平下降，所以肺结核患者蛋白质供应要高于正常人。充足的蛋白质有利于维持患者机体的免疫功能，促进疾病的恢复，提高治愈率、降低病死率。推荐蛋白质摄入量按照 1.5～2.0g/（kg·d）标准计算或每天总摄入量为 80～100g。每日应有禽肉、畜肉、鱼类、蛋类、奶类、大豆类等食物的摄入，保证优质蛋白质占蛋白质总摄入量的 50% 以上为宜。

（四）增加膳食纤维摄入

肺结核病患者体内存在结核菌毒素产生的毒性，且由于长期服用抗结核药物，机体内会蓄积大量药物代谢后的毒物，需要通过尿液、粪便等途径增加排泄。膳食纤维能够增加食物在口腔咀嚼的时间，可促进肠道消化酶分泌，同时加速肠道内废弃物的排泄，加快药物代谢物排出体外。膳食纤维的主要来源为植物性食物，如谷类（小麦、大米、燕麦、小黑麦、小米或高粱等）、豆类、水果、蔬菜和坚果类食物。肺结核病患者以每日摄入 30g 左右的膳食纤维为宜。

（五）适量补充营养素

结核病由于病程迁延，机体长期处于消耗状态，而且抗结核药物会引起一系列胃肠道反应，从而导致食欲下降、营养吸收不良，尤其是微量营养素吸收不良。建议在合理膳食的基础上，针对性地增加营养补充剂，强化维生素、矿物质和氨基酸等，以增补天然食物缺少的营养素。维生素 A 保护支气管与肺组织的正常生长与分化；B 族维生素可加快机体内物质代谢且有改善食欲的作用；维生素 C 能提高人体免疫力，有利于病灶修复和血红蛋白合成；钙促进病灶钙化，有利于病灶的愈合；铁可预防咯血患者缺铁性贫血的发生；硒能维持免疫功能，保护细胞免受氧化损伤。但购买保健品要理性，保健食品不是药品，不要相信"疗效""速效"的宣传，更不能将保健食品代替药品来使用。

（六）戒烟限酒，清淡饮食

吸烟会增强肝脏酶的活性，加速药物在肝脏中代谢，使抗结核药物浓度下降，影响疗效，而且会诱发刺激性咳嗽，使肺功能进一步下降；饮酒会扩张血管，加重患者的咳嗽、咯血等症状，所以肺结核患者要做到戒烟限酒。同时饮食要清淡，应禁食或少食葱、洋葱、辣椒、胡椒、姜等辛辣食物。因为辛辣食物有生痰助火的作用，会刺激患者出现剧烈咳嗽，不利于康复。饮用足量的水，推荐每日饮水 1500 ～ 1700mL，以白开水为主。

（七）保证充足的睡眠和适度的运动

结核病患者应保持充足的睡眠和适度的运动，提高心肺功能、代谢系统功能和免疫防御功能，以增强机体对病原的抵抗力，有利于病情的稳定和疾病的康复。肺结核患者运动应该量力而行、循序渐进且采取必要的保护措施，并自我监测活动中的不适症状。重症患者症状减轻后可适当起床活动；恢复期患者以户外有氧运动为主，如散步、打太极、做保健操等，每周安排 5 ～ 7 天的有氧运动，每天至少 30 分钟，每周累计至少 150 分钟。户外运动可利用太阳紫外线合成充足的维生素 D，有利于钙的吸收，促进病灶钙化愈合。另外，肺结核患者应避免熬夜，每天保证 7 ～ 8 小时睡眠。

三、参考食谱举例

肺结核患者的参考食谱

【食谱组成】

早餐：面包（小麦粉 100g），卤鸡蛋 60g，牛奶 250g。

加餐：苹果 100g。

午餐：米饭（大米 100g，小米 50g），香干芹菜（芹菜茎 200g，香干 25g），清蒸鱼（鲈鱼 150g）。

加餐：柑橘 100g，腰果 15g。

晚餐：稀饭（大米 25g），馒头（小麦粉 100g），大拌菜（生菜、黄瓜、水萝卜 150g），肉丝青椒（青椒 150g，瘦猪肉 50g）。

全天食用盐 5g，花生油 25g。

总能量 2275kcal，蛋白质 97.5g（占 15.8%），脂肪 72g（占 26.2%），碳水化合物 354g（占 57.2%）。

第十六章　恶性肿瘤的营养治疗

第一节　恶性肿瘤

扫一扫，查阅本章数字资源，含PPT、音视频、图片等

肿瘤是指机体在各种致瘤因子作用下，局部组织细胞增生形成的新生物。根据病理学特征及临床危害，肿瘤可被分为良性肿瘤与恶性肿瘤。与良性肿瘤相比，恶性肿瘤具有生长迅速、侵袭性强、与周围组织粘连、边界不清、易转移、易复发等特征，包括上皮组织来源的癌、间叶组织来源的肉瘤及癌肉瘤三类。膳食指导、经口营养补充及肠内与肠外营养支持等营养支持与治疗可改善恶性肿瘤患者营养状况，提高其对抗肿瘤治疗的耐受性，提升生存质量，延长生存期。

一、营养治疗通则

恶性肿瘤患者营养治疗主要以满足患者的能量及蛋白质营养需求、防治营养不良为手段，达到改善患者生活质量、减少治疗带来的毒副作用、增强抗肿瘤治疗的耐受性等目的，并据此实现调节机体代谢、控制肿瘤生长及延长患者生存期等目标。

（一）营养素供给量

1.能量供给及供能营养素构成　首先确定总能量消耗（TEE）。TEE由静息能量消耗（REE）、活动消耗量和食物热效应的总和构成。恶性肿瘤患者REE与健康人相比有显著差异，不同肿瘤部位、肿瘤分期及不同治疗阶段均会影响REE值。体重下降较多的患者通常处于高代谢状态。间接能量测量法是测量患者REE的常用方法，如不能直接测量REE，仍以卧床患者20～25kcal/（kg·d），活动患者25～30kcal/（kg·d）作为目标推荐量。患者的一般活动水平较健康人低，活动消耗约占TEE值的20%。鉴于患者REE增加及活动消耗量减少，TEE的一般推荐量与普通健康人相近。

在非荷瘤状态下三大营养素的供能比与健康人基本相同，即蛋白质15%～20%、脂肪25%～30%、碳水化合物50%～55%。荷瘤患者可适当提高蛋白质和脂肪的供能比，适当减少碳水化合物的供能比。若患者不存在严重肝肾功能不全或脂代谢异常等情况，其蛋白质供能比可增加至20%，脂肪供能比可增加至非蛋白供能的50%。

2.蛋白质　适量提高蛋白质供给有利于肌肉蛋白合成及白细胞修复。一般患者蛋白质的建议摄入量为至少1～1.2g/（kg·d）；围术期、恶病质及老年患者的蛋白质摄入量为1.2～1.5g/（kg·d）；严重营养不良患者的蛋白质摄入量推荐值为1.5～2g/（kg·d）。

3.维生素及矿物质　能够维持正常均衡膳食患者的维生素及矿物质供给量可参照一般人群

的膳食营养素摄入量；但膳食摄入不足的患者除首选食物补充外，可服用平衡型维生素或矿物质营养补充剂，以满足微量营养素需求；或根据个体微量营养素缺乏情况调整相关营养素补充量。若评估表明患者已经发生微量营养素重度缺乏，则应在营养专业人员指导下补充足够剂量的微量营养素制剂进行治疗，同时应注意避免超量摄入引发的毒副作用。

（二）营养治疗途径

1. 膳食指导　肿瘤患者可因食欲欠佳、围手术期胃肠功能障碍、放化疗不良反应、不良饮食习惯等因素导致营养不良。合理膳食指导有利于改善患者的营养摄入，减少体重丢失，进而提高患者生活质量，甚至延长患者生存期。膳食指导属于个体化的营养干预，营养专业人员首先通过开放式问题了解患者的营养问题及影响饮食营养的深层因素，如不适症状、饮食误区、心理社会因素等；然后向患者传达合理营养的意义及营养干预的必要性，并根据影响饮食的原因制订个体化干预方案，包括设立营养干预目标，激励患者通过记录饮食和体重进行自我营养管理，最终达到改善营养状况的目的。

2. 经口营养补充　经口营养补充是肿瘤患者首选的营养治疗途径。若患者不能通过正常膳食获得合理的营养供给，则需要考虑经口营养补充。通常经口营养补充可改善大部分患者的营养不良状况及临床结局指标，如增加体重、改善生活质量等。口服营养补充一般采用 3+3 模式，即在三餐中间增加三次肠内营养制剂或特殊医学用途配方食品，全天补充 400 ～ 600kcal 能量。

3. 肠内与肠外营养支持　当患者由于食欲下降、肠梗阻、抗癌治疗等原因导致不能正常进食时，可通过肠内营养管饲或肠外输注途径补充所需的营养。肠内与肠外营养支持的适应证及禁忌证等参见本书第九章。通常根据中国抗癌协会制定的"五阶梯营养治疗原则"选择合适的营养支持途径。

（三）营养制剂

1. 高脂肪供能比及高营养密度制剂　高脂肪供能比及高营养密度制剂适用于肿瘤伴胰岛素抵抗患者，该部分患者葡萄糖代谢功能受损，但利用脂肪的能力正常，应提高膳食中脂肪与碳水化合物的比例，以降低血糖负荷。高脂、高能量密度制剂有利于增加合并厌食 – 恶病质综合征患者的营养摄入，改善其营养状况。但对于高三酰甘油血症、肝功能不全、腹泻等脂肪代谢障碍患者，不宜采用高脂制剂。

2. 免疫营养制剂　恶性肿瘤患者通常伴有机体免疫力下降、代谢紊乱及炎症状态，免疫营养素制剂可改善肿瘤恶病质患者食欲，提高机体免疫力，减少化疗不良反应及术后并发症等。

3. 高支链氨基酸及短肽制剂　支链氨基酸可促进患者蛋白质合成、减缓肌肉组织减少、维护肝脏功能、改善厌食及早饱症状。尽管整蛋白型制剂适用于绝大多数患者，但对于消化、吸收功能受损患者，如术后早期、放化疗、老年、严重营养不良患者，短肽型肠内营养制剂有利于提高肠道耐受及营养素吸收率，是改善患者营养状况的更优制剂。

4. 中链脂肪酸及 n–3 多不饱和脂肪酸乳剂　中链脂肪酸在体内代谢利用速度更快，对肝脏功能影响较小，富含中链脂肪酸乳剂较适合肝脏功能障碍患者。n–3 多不饱和脂肪酸具有抗炎等功效且对改善免疫及肝脏功能有正向作用，因此富含 n–3 多不饱和脂肪酸乳剂可作为肿瘤恶病质及合并肝功能不全患者的营养制剂。

二、不同类型患者的营养治疗

（一）放疗患者的营养治疗

放疗患者营养治疗的目标是满足患者能量和蛋白质需求。放疗患者应在放疗前进行营养风险筛查，若发现存在营养风险，则由营养医生进行营养评估，如果营养不良已经存在，则应尽早启动营养治疗。放疗的大部分副作用一般在放疗开始第 1 ～ 2 周后出现，在第 4 周结束时最严重。放疗结束后多数不良反应可能持续至放疗结束后 3 ～ 4 周，部分不良反应可能持续 6 个月甚至更长。通常头颈部及上消化道肿瘤放疗导致的局部副作用，如口腔溃疡、疼痛、吞咽困难、味觉变化、口干、无食欲等，对饮食的影响较大。营养不良不仅增加放疗不良反应，也会影响放疗精确度，降低放疗敏感性和近期及远期疗效。营养治疗可改善放疗患者的营养摄入，稳定体重，提高生活质量，降低患者由于放疗不良反应而影响放疗计划的发生率。

1. 膳食治疗　放疗患者的膳食治疗应遵循平衡膳食原则，在此基础上适量增加优质蛋白质摄入，如肉、蛋、奶、大豆制品等，增加富含具有抗氧化功能维生素食物的摄取，如菠菜、胡萝卜、西蓝花、芦笋、西红柿、猕猴桃、橙子等，并通过调整食物的色、香、味及通过少量多餐等方式增加食物摄入量；在治疗前 1 个小时进食一些清淡易消化的食物可能利于治疗的耐受；少食多餐要好于只进三顿正餐，可常备一些营养加餐小食品，如酸奶、水果、面包、饼干、藕粉、果汁、芝麻酱等；增加饮水量，每天 1600 ～ 2000mL 饮水量有利于体内代谢废物的排出，最好在两餐间喝，进餐时少喝；如果患者合并厌食、口腔溃疡、吞咽困难等症状，可将食物制成流食状膳食，同时加餐口服补充肠内营养制剂或特殊医学用途配方食品。

2. 肠内营养治疗　放疗患者的营养素目标供给量和一般肿瘤患者相同。营养支持途径首选口服营养补充，治疗前存在严重营养不良的患者可提前给予预防性管饲。

放疗患者营养制剂首选整蛋白全营养配方，合并低蛋白血症需要补充乳清蛋白。对于头颈部癌、食管癌等放疗患者，营养不良的原因主要是吞咽及咀嚼功能障碍，而消化吸收功能一般没有受损，因此可在营养医生的指导下，使用量化的食物匀浆加肠内营养制剂或者特殊医学用途配方食品进行营养治疗。量化的食物匀浆优点是食物多样化且经济实惠，可以补充抗氧化植物化学物，可降低放化疗引发的毒副作用。

3. 肠外营养治疗　放疗时患者出现胃肠道功能障碍无法口服或者肠内营养管饲，营养吸收不良，对于肠内营养无法满足其摄入量 60% 的患者推荐使用肠外营养。补充性肠外营养能改善患者多项功能恢复指标、避免体重减少、改善患者临床预后。补充性肠外营养应采用个体化的"全合一"配方输注方式进行输注。

（二）化疗患者营养治疗

化疗在杀伤癌细胞的同时可导致一些增殖快的细胞（如骨髓细胞和胃肠道上皮等细胞）损伤，引起白细胞减少、脱发、厌食、恶心呕吐和溃疡等一系列不良反应，其不良反应可引起或加重患者的营养不良状况。多种化疗药物可诱发消化道不良反应，如恶心、呕吐、味觉改变、腹泻、口腔溃疡、胃肠道黏膜损伤、食欲减退及厌食等，并导致某些食物不耐受的比例增高。化疗药物的副作用取决于化疗药物种类及个体基因差异。化疗反应一般可持续 3 ～ 5 天或更长，严重影响摄食。合理的营养治疗有助于提高化疗患者营养摄入、稳定体重和改善生活质量，可减轻化疗引起的不良反应，提高患者对治疗的耐受度。

1. 膳食治疗 化疗可导致患者膳食摄入量减少、能量消耗增加、免疫力下降等。建议化疗期间患者采用高蛋白质、高维生素的膳食营养原则，即在平衡膳食的基础上摄取足量富含优质蛋白质的食物，如鸡蛋、鱼禽畜瘦肉、大豆制品、酸奶等，以利于身体组织修复及白细胞再生。同时补充富含抗氧化维生素的蔬菜水果，有助于平衡体内的自由基，减轻化疗反应。化疗药可能导致消化道黏膜损伤，应注意选择清淡、细软、易消化的食物，如鸡蛋羹、清蒸鱼、汆丸子、炖肉、豆腐、酸奶、软饭、龙须面、馒头、细软的蔬菜等。避免油腻、粗硬、味道太浓或辛辣刺激的食物，以减轻消化道的负担。贫血患者建议补充富含铁的食物，如动物肝脏、动物血及红肉等。食欲不好及恶心呕吐的患者建议少量多餐。注意水分补充，如白开水、鲜榨果蔬汁等，建议每日饮水 1600～2000mL，以利于体内代谢废物排出，饮水不足者可通过静脉补液维持水电解质平衡。

由于化疗药物可改变营养素的代谢，导致机体对部分营养素的需求量增加，需及时补充。此外，应避免食物与化疗药物间相互作用导致的副作用，如口服环磷酰胺及厄洛替尼等化疗药或靶向药 3 天内应避免进食葡萄柚及其果汁，否则可造成疗效降低或毒性反应增加；卡培他滨必须在饭后 30 分钟服用；特罗凯不能与食物同服，否则可导致皮疹和腹泻；奥沙利铂治疗 5 天内不应摄入寒凉食物，否则可引发短暂性手脚和喉咙感觉异常。

2. 肠内营养治疗 化疗患者启用营养治疗的指征同其他肿瘤患者相同。化疗前及化疗期间体重丢失大于 5% 可增加不良结局的发生风险，包括剂量限制性毒性发生风险增加，生活质量下降、生存期缩短等。营养不良患者的营养治疗应提前至化疗开始前，并定期由营养医生进行营养评估，实现早期发现及早期治疗，避免营养状况恶化影响化疗效果。厌食和味觉改变在肿瘤化疗患者中较常见，通过规范的个体化膳食指导及口服补充肠内营养制剂或特殊医学用途配方食品，可增加化疗患者营养摄入，减少体重丢失。

3. 肠外营养治疗 当患者发生重度黏膜炎、难治性呕吐、肠梗阻、严重吸收不良、延迟性腹泻、不愿或不能耐受肠内营养治疗者，可给予补充性肠外营养治疗。当化疗患者发生严重感染等重度应激状况时，免疫调节制剂的使用应参照危重病相关指南。

（三）恶病质患者营养治疗

肿瘤恶病质是一种恶性肿瘤患者常见的综合征，是指以持续性骨骼肌丢失为特征，不能被常规营养支持完全缓解，导致多器官功能逐步损伤的多因素综合征。肿瘤恶病质可分为恶病质前期、恶病质期和恶病质难治期三个阶段。临床表现为食欲减退、厌食、早饱、体重下降、肌肉萎缩、乏力、贫血、水肿和低蛋白血症等。恶病质严重影响患者的生活质量，降低机体对治疗的敏感性与耐受性。其发病率较高，占肿瘤患者的 40%～80%，可发生在肿瘤发展的任意过程中，约 20% 的恶性肿瘤患者死于肿瘤恶病质。营养治疗结合运动干预可提高肿瘤恶病质患者的身体功能，改善代谢，保持肌肉含量。

1. 膳食治疗 恶病质患者的膳食原则同一般肿瘤患者相同，不同的是应更重视优质蛋白质的补充及运动对肌肉合成等的改善作用。对于肿瘤恶病质患者来讲，蛋白质摄入量应增加至 1.2～1.5g/（kg·d），根据患者耐受程度选择容易消化的奶、蛋、肉、鱼、虾等蛋白质含量丰富的食物。运动应该在有氧运动的基础上联合抗阻运动，以抵抗疾病引起的肌肉消耗。运动可以增加肿瘤恶病质患者胰岛素敏感性，提高蛋白合成效率，使机体抗氧化酶活性增强，并降低机体炎症水平，提升免疫力。癌症患者无论是否患有恶病质，运动计划都能够改善其生活质量。中等强度运动对不同阶段的肿瘤患者均是安全的，可改善患者的有氧运动能力、肌肉力量、生活质量及心理健康状况。建议肿瘤患者根据自身特点，在医务人员及运动专家的指导下制订个体化运动方案。

2. 肠内营养治疗 肿瘤恶病质患者的营养治疗原则同普通肿瘤患者相同，但普通营养治疗较难完全逆转恶病质期患者营养不良状况，尤其对于肌肉力量的维持及改善效果欠佳。目前，通过药理剂量的鱼油、非甾体抗炎药等改善机体炎症状态，并给予激素及促进胃动力的药物等增进食欲，结合抗阻运动对抗肌肉消耗等综合措施已应用于肿瘤恶病质的临床治疗。一些营养干预措施被认为具有改善肿瘤恶病质作用，如口服富含 n-3 多不饱和脂肪酸和蛋白质的口服营养制剂可增加肿瘤恶病质患者的体重和去脂组织；支链氨基酸补充可改善患者食欲，对蛋白质合成有促进作用，能够抑制蛋白质的分解代谢；L- 左旋肉碱可以改善肿瘤患者食欲，缓解乏力症状，增加去脂组织。

3. 肠外营养治疗 当恶病质患者发生重度黏膜炎、难治性呕吐、肠梗阻、严重吸收不良、延迟性腹泻、不愿或不能耐受肠内营养治疗者，可给予补充性肠外营养治疗。当恶病质患者发生严重感染等重度应激状况时，免疫调节制剂的使用应参照危重病相关指南。

肿瘤放疗、化疗、恶病质的患者在营养治疗前均应包括早期筛查及评估、全程营养管理及多学科、多手段联合干预。研究表明，密切的营养随访、膳食指导和对患者的营养教育是预防及治疗恶病质的重要措施，能使患者摄入更多的能量及营养素，从而改善患者营养状况。由于恶病质的影响因素较多，恶病质前期尚可能通过营养治疗维持或改善营养状况，一旦进入恶病质期，疾病进程很难被逆转。因此，唯有早期发现，尽早通过多学科协作进行多种模式联合干预，包括症状控制、膳食指导、营养治疗、抗炎治疗、运动干预、心理干预以及个体化药物治疗，才有望达到减少肌肉丢失、提高生活质量、延长生存期等目的。

三、不同阶段患者的营养治疗

（一）围手术期患者营养治疗

肿瘤围手术期患者发生营养不良比例较高，其中胰腺癌、食管癌、胃肠癌等消化系统肿瘤患者营养不良的发生率更高且营养不良情况较严重。消化系统肿瘤切除术后，患者可能面临特殊营养问题，如胃大部或全部切除术后易出现倾倒综合征及贫血问题，食管贲门肿瘤切除术后易发生反酸、胃灼热等症状，胰腺肿瘤切除术后易出现消化不良及继发性高血糖等问题。

1. 术前营养风险筛查与评估 术前营养风险筛查可发现患者是否存在营养风险，通过营养治疗使患者获益。围手术期营养筛查是针对围手术期患者制定的营养风险筛查方法，主要包括 4 项指标：① 65 岁以下成年人 BMI < 18.5，65 岁以上人群 BMI < 20。②近 6 个月内体重下降超过 10%。③近 1 周内膳食摄入量下降超过 50%。④术前血清白蛋白水平低于 30g/L。上述 4 项指标中任意一项出现异常即表明患者存在营养风险，需进行详细营养评估以明确是否需要进行营养治疗及采用何种营养治疗方案。

2. 术前营养治疗 机体处于手术等应激状态时对蛋白质的需求量显著提高，用于肝脏合成急性期蛋白质。参与免疫功能及伤口愈合等。推荐低营养风险的围手术期患者术前摄入富含优质蛋白质的食物和含碳水化合物的饮食。推荐有营养风险且不能通过膳食获取充足营养的患者口服补充高蛋白的肠内营养制剂或特殊医学用途配方食品改善营养状态。针对大手术的营养不良患者，除常规的营养治疗外，推荐使用富含免疫营养素的肠内营养制剂或特殊医学用途配方食品。开腹大手术患者，应在术前使用免疫型肠内营养支持 5 ～ 7 天，并持续到术后 7 天或患者经口摄食大于 60% 需要量时为止，以减少患者术后感染性并发症的发生率。免疫增强型肠内营养应同时包含 n–3 多不饱和脂肪酸、精氨酸和核苷酸三类底物。当患者不能通过经口补充方式满足营养需求时，应采用肠内营养途径进行补充。当经口及肠内营养途径无法满足能量及蛋白质需求的 50% 时，需补充肠外营养以改善患者营养状况。

3. 术后营养治疗　患者术后营养治疗时，当其口服营养能够满足 50% 以上营养需要量时，首选经口营养补充途径；当经口摄入量小于 50% 营养需要量时，需通过肠内管饲进行营养治疗；当经口及肠内营养途径均无法满足 50% 营养需要量超过 7 天时，应及时采用肠外营养途径。蛋白质摄入不足可引起去脂组织丢失，损害机体功能恢复，术后应保障充足蛋白质摄入量。提倡可经口进食患者术后早期进食、进水，无须等到肠道通气再开始。术后早期进食可促进患者消化道功能恢复，有助于改善免疫功能，降低术后感染性并发症发生率，缩短住院时间，加速康复进程。

（二）晚期患者营养治疗

1. 非终末期晚期　非终末期晚期一般指肿瘤进展、肿瘤复发或转移，预期寿命从数月到数年不等，通常超过 2 ～ 3 个月。该阶段患者通常伴随较严重的营养不良，影响患者的生活质量及其对抗肿瘤治疗的耐受性甚至生存期。该阶段患者的恶病质发生率较高，因此营养治疗原则可参见本节中恶病质患者的营养治疗。营养治疗目标是保证充足的能量和蛋白质摄入，减少代谢紊乱，维持适当的体能状态和主观生活质量，延长生存时间。

2. 终末期晚期　终末期晚期通常指处于疾病快速进展期，预计生存期不足 2 ～ 3 个月，同时存在系统性炎症的患者。该阶段人工营养的风险可能大于益处，应采取无创干预措施。尤其在生命的最后几周或几天，除尝试少量口服营养补充或少量水外，肠内和肠外营养治疗不会改善患者功能或舒适度，无须给予。当患者接近生命终点时，仅需要提供少量水和食物，以减少饥饿感和提升患者舒适感为目的，不需给予其他形式的营养治疗。终末期晚期患者的营养治疗是一个复杂的、涉及伦理、情感的问题，应组建由营养学、心理学、肿瘤学和姑息治疗等方面专家组成的多学科团队，对患者进行全面评估，并向患者家属解释清楚姑息支持的目标及营养治疗的利弊，以制订个体化的镇痛、营养、心理、临终关怀等支持方案。

（三）康复期患者营养治疗

康复期患者指非接受放疗、化疗或手术治疗阶段且未处于住院状态下的人群，包括恶性肿瘤完全缓解、部分缓解、无变化或无肿块的患者。康复期患者经过各种抗肿瘤治疗后，虽然肿瘤得到控制，但营养不良问题仍可能存在，甚至较为严重，是营养不良的高危人群。此时发生营养不良不仅影响疾病康复，也影响其生活质量，甚至生存期。因此，充分认识肿瘤患者康复期的营养问题，采取相应的对策，对于改善康复期患者的营养不良、提高患者的生存质量具有积极的作用。

恶性肿瘤康复期患者需进行定期营养筛查，判断是否存在营养风险和营养不良。对可能存在营养风险者应进行详细营养评估。如果营养评估发现存在营养素不足，或经生化检查或临床表现证实存在某类营养素缺乏或不足时，可在专业营养从业人员指导下使用营养素补充剂，必要时口服补充特殊医学用途配方食品。如通过膳食调整未改善营养状况，或未满足 60% 目标能量需求超过 1 周，可依次选择肠内或肠外营养支持。恶性肿瘤康复期患者应接受专业营养从业人员的膳食指导，避免或减轻营养素缺乏或不足，逐渐达到并维持合理体重，保持机体适宜瘦组织及肌肉量，最大程度提高生活质量。

恶性肿瘤康复期患者的能量推荐可根据患者本身的体力活动状况参考健康人群标准，予以 25 ~ 30kcal/（kg·d）能量，再根据患者体重监测情况进行调整。如果肝肾功能无明显异常，应摄入充足蛋白质，达到 1.0 ~ 1.5g/（kg·d）。优质蛋白质应占总蛋白质摄入量的 50% 以上；如不伴有胰岛素抵抗状况，膳食碳水化合物比例应为 50% ~ 65%，脂肪供能应占全日总能量的 20% ~ 35%；如存在胰岛素抵抗，碳水化合物供能比应低于 40%，同时限制饱和脂肪摄入，增加 n-3 多不饱和脂肪酸和单不饱和脂肪酸摄入。此外，在胃肠功能允许的条件下，应适当增加全谷物食物及蔬菜摄入。

第二节　常见恶性肿瘤合并症

恶性肿瘤合并症是临床上肿瘤患者面对的常见问题，主要包括癌性疼痛、厌食、恶心、呕吐、乏力、腹泻和便秘等症状。研究表明，50% 以上恶性肿瘤患者会发生一种或多种合并症，这些症状通过影响患者的饮食而引起营养状况下降，严重者会发生营养不良，进而导致生活质量下降。除针对合并症进行临床治疗外，也可以通过营养治疗和饮食调理改善患者的营养状况，从而降低合并症的发生风险。

一、癌性疼痛

癌性疼痛是由癌症引起的组织损伤或与潜在组织损伤相关的一种不愉快的躯体感觉和情感体验。有数据统计，50% ~ 80% 的癌症患者会伴有不同程度的疼痛。癌性疼痛大部分是由肿瘤本身和（或）肿瘤转移直接侵及周围敏感组织所导致的。一些抗肿瘤治疗包括手术、化疗、放疗及免疫治疗均可引起疼痛。肿瘤进展和抗肿瘤治疗导致的器官和机体功能衰竭、恶病质等也会加重疼痛，并可引发新的疼痛。随着肿瘤患者的生存期延长，肿瘤转移增多，导致疼痛的病因亦增多。除此之外，患者的心理因素如恐惧、忧郁、焦虑等，以及社会因素如缺乏家属和朋友的关心等，同样会引起疼痛或加重疼痛。

癌性疼痛多属于慢性疼痛，可伴随癌症患者的大部分甚至全部病程，影响患者的精神、心理、生活质量、躯体功能和社会活动，严重者会加速疾病进展、恶化生理功能，甚至中断抗肿瘤治疗。长期的慢性癌痛会引起食欲下降、厌食、失眠等，从多方面影响患者的进食状况，最终导致发生营养不良的风险增加。

过去临床对癌性疼痛的治疗以药物为主，其中阿片类止痛药物治疗效果明显，但由于过度使用造成了药物泛滥现象，产生许多的不良反应，由药物过量导致的死亡人数持续增加。目前，癌性疼痛治疗手段从单纯的药物治疗转变为多学科综合治疗，提倡非药物治疗，而且除医疗方法之外，心理、社会、家庭等方面的支持对缓解疼痛具有协同作用。研究显示，营养治疗可改善机体的营养状态，对疼痛的缓解发挥积极作用，其中膳食干预在缓解慢性疼痛中也发挥着重要作用，而且具有安全易实施、不易产生并发症和不良反应等优点。因此，可通过营养治

NOTE

疗（肠外营养、肠内营养和膳食营养）和膳食干预对癌性疼痛进行治疗和控制。

（一）临床治疗

1. "三阶梯"治疗方案　临床针对癌性疼痛以药物治疗为主，遵循"三阶梯"治疗方案（图 16-1）。该方案对疼痛剧烈或疼痛进行性加重的患者逐步上升阶梯用药，长期使用阿片类药物容易产生不良反应和副作用，但几乎都是无器质性损害的功能性改变，短期内可耐受。

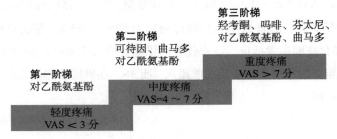

第三阶梯
羟考酮、吗啡、芬太尼、
对乙酰氨基酚、曲马多

第二阶梯
可待因、曲马多
对乙酰氨基酚

第一阶梯
对乙酰氨基酚

重度疼痛
VAS > 7 分

中度疼痛
VAS=4 ～ 7 分

轻度疼痛
VAS < 3 分

图 16-1　癌性疼痛"三阶梯"治疗方案

2. 神经阻滞与介入治疗　神经阻滞法可贯穿三阶梯治疗，也是治疗癌痛的有效方法，其适应证比较广泛，尤其适用于癌痛部位局限、神经支配明确的疼痛患者。神经介入疗法是将神经阻滞疗法和影像学方法结合，更准确地进行深部躯体神经和自主神经的阻滞或毁损，一般认为，神经介入治疗是在其他所有镇痛治疗无效时才考虑应用。

3. 其他治疗　除药物和神经治疗以外，一些中医和物理治疗同样具有疗效，治疗手段包括中药外敷、针刺、艾灸、推拿、电刺激、激光、低温、超声波等。有研究证明，中药外敷治疗癌痛有明显止痛之效且未发现急性、长期毒性。针刺疗法有明显的镇痛作用且安全、简便、无毒副作用及成瘾性，已得到广泛认可。研究表明，艾灸的止痛机制可能与促进局部循环、增加组织代谢、促进炎症消散和抑制神经系统兴奋性等有关。

除此之外，心理治疗也是治疗癌性疼痛的重要手段，通过观察和分析患者疼痛的病因、经历、行为、治疗和预后等，提醒关注患者的主观感受，排除心理障碍，能有效缓解癌性疼痛。

（二）营养治疗

1. 轻度疼痛的营养治疗　针对轻度癌性疼痛的患者，若能经口进食且消化吸收功能正常，首先进行健康教育和膳食指导，建议进食高热量、高蛋白、丰富维生素的食物，可少食多餐增加摄入量，若经口摄入量未能达到推荐量，则采用口服营养补充肠内营养制剂的方式进行强化营养治疗。

2. 重度疼痛的营养治疗　因剧烈疼痛影响患者进食时，考虑短期肠内营养加补充性肠外营养治疗，当完全不能进行肠内营养，则采取全肠外营养治疗，肠外营养液应包含的营养物质齐全，热量应满足患者的需求，实时监测患者的生命体征、化验指标及出入量。

3. 缓解疼痛的营养物质

（1）缓解疼痛的营养素

1）B 族维生素　B 族维生素的镇痛作用与轴突传导有关，研究显示，维生素 B_1、B_2、B_{12} 不仅对轴突运输、神经元兴奋性的维持和神经递质的合成具有重要作用，而且能抑制脊髓背角神经元对伤害性刺激的反应。维生素 B_6 和维生素 B_{12} 可以保护神经元免受特定的伤害，从而阻止疼痛的发生、发展。维生素 B_{17} 又称苦杏仁苷，广泛存在于玫瑰科植物的种子中，它具有抗肿瘤、抗纤维化、抗炎、镇痛等作用。

2）n-3多不饱和脂肪酸 n-3多不饱和脂肪酸系列的EPA和DHA是类花生酸和其他脂质衍生物的前体，这些物质通过限制中性粒细胞浸润到受损组织及反向调节细胞因子的产生来发挥抗炎、减轻疼痛等作用。研究发现，n-3脂肪酸产生的脂质调节剂RvE1，能作用于脊柱以预防由于神经元活动所导致的慢性癌痛。

3）维生素D 有研究指出，补充维生素D对癌性疼痛有较好的治疗作用。维生素D可以通过减少促炎细胞因子的释放和抑制T细胞反应，在体内起到抗炎作用。维生素D也可抑制前列腺素E2及一氧化氮的合成，减少炎症反应从而缓解疼痛。

4）姜黄素 姜黄素是从姜科、天南星科植物的根茎中提取出来的一种植物化学物，它具有抗炎、抗氧化、抗肿瘤的作用。研究表明，降低炎症反应对于缓解疼痛是至关重要的。有研究证明，姜黄素通过抑制Ca^{2+}/钙调蛋白依赖性蛋白激酶Ⅱα的活动，减轻阿片类药物诱导的痛觉过敏。除此之外，姜黄素对肿瘤细胞的增殖、侵袭、转移具有显著的抑制作用，所以姜黄素在治疗慢性癌痛中发挥着重要作用和价值。

（2）缓解疼痛的食物 对于长期存在癌性疼痛的患者，可增加摄入富含缓解疼痛或者放松心情物质的食物，如大豆、咖啡因、鱼油、莓类、辣椒、适量甜食等，协助缓解疼痛。研究表明，大豆通过抑制蛋白激酶C、调节细胞因子和免疫反应来发挥抗疼痛作用。咖啡因存在于茶、可可、可乐等饮料中，其通过阻断细胞接受疼痛信号分子的生物学机制来起到减轻疼痛的作用。鱼油富有n-3脂肪酸，从而帮助缓解疼痛。研究发现，樱桃类及莓类水果（包括樱桃、草莓、黑莓）有一定的抗炎效果，作用与阿司匹林等止痛药类似。除此之外，辣椒中的辣椒碱可阻止疼痛信号传到中枢神经系统，减轻疼痛感。

二、厌食

厌食是指进食欲望减退或者消失，它是肿瘤患者最常见的并发症之一。厌食常见于各种癌症或手术、放化疗和其他药物治疗的患者，尤其是以消化道部位肿瘤最为常见。据统计，50%的新发肿瘤及70%的进展期肿瘤患者有厌食症状，几乎所有接受放、化疗的肿瘤患者都有厌食发生。

厌食的发生可能与大脑进食调节中枢功能障碍有关。动物实验表明，首先，肿瘤生长增加血浆色氨酸浓度，大脑中色氨酸浓度增加可导致下丘脑5-羟色胺合成增加，而大脑中5-羟色胺浓度增加与厌食明显相关。其次，肿瘤本身局部作用也是导致进食减少的另一因素，尤其是消化道部位肿瘤，如口腔、咽、食管肿瘤患者由于吞咽困难、进食障碍导致进食减少，或者由于进食产生的疼痛及其他不愉快感觉而害怕进食，从而产生厌食。除此之外，放化疗后产生的恶心、呕吐和味嗅觉改变，心理因素如焦虑、抑郁等，肿瘤引起的慢性疼痛，维生素和微量元素的缺乏等均会引起厌食的发生。

厌食会增加癌症患者的心理负担，降低癌症患者的生活质量，导致癌症患者对放化疗耐受能力下降，不能接受或完成规范抗癌治疗，延长住院时间，增加抗癌失败风险。持续厌食导致病情发展严重和（或）肿瘤本身对消化道的压迫而影响消化吸收，最终导致严重的营养不良和组织的极度消耗，引起恶病质成为进行性的蛋白质能量营养不良。西医学对癌症厌食的药物治疗优劣性显著，使用时应控制其产生的不良反应。

（一）临床治疗

1. 药物治疗　目前治疗厌食的药物主要是食欲刺激剂，包括皮质类固醇、孕激素类似物和5- 羟色胺拮抗剂。有研究提出，皮质类固醇通过刺激下丘脑达到促进食欲的作用。有研究证实，醋酸甲地孕酮和醋酸甲羟孕酮等孕激素类似物能有效改善肿瘤患者的食欲，其中醋酸甲地孕酮具有蛋白同化作用，增加正氮平衡，副作用较小，被认为是治疗癌症厌食 - 恶病质综合征的首选药物，但长期使用孕激素类似物会增加血栓栓塞的风险。赛庚啶是一种 5- 羟色胺拮抗剂，有观察性研究发现其可刺激食欲，但也有一些不良反应。

2. 其他治疗　研究表明，针灸、推拿、电针、耳穴贴压、穴位贴敷等治疗方法均能改善肿瘤患者的食欲。而且，部分中药方剂被证实在增进食欲、缓解消化道症状等方面具有良好的疗效及安全性，如健脾和胃汤、芪参消食方、运脾和胃方等。

（二）营养治疗

1. 轻度厌食的营养治疗　胃肠道功能正常伴有轻度厌食的肿瘤患者，应少食多餐，做到食物多样、营养均衡，提高食物的色、香、味，以促进患者的食欲。若经口摄入量未达到推荐摄入量时，应口服营养补充高热量、高蛋白的特殊医学用途配方食品，以强化营养治疗。针对消化道部位肿瘤伴有轻度厌食的患者，会存在进食困难、胃肠功能紊乱或不能经肠道给予等情况，可根据患者的具体情况采用鼻饲、造瘘肠内营养支持，短期可经鼻胃管，长期可经胃造瘘或空肠造瘘。

2. 重度厌食的营养治疗　针对重度厌食的肿瘤患者，应以肠外营养为主，短期可采用周围静脉，长期采用中心静脉途径。肠外营养液应采用"全合一"营养液，包括氨基酸、葡萄糖、脂肪乳、电解质、微量元素、脂溶性维生素、水溶性维生素等，实时监测患者的生命体征、化验指标及出入量。

三、恶心、呕吐

恶心、呕吐是肿瘤患者最常见的症状，是一种较为复杂的反射活动。恶心是内脏有不适感，可伴或不伴呕吐，患者有将胃内容物吐出来的感觉，时伴有头晕、心动过速、流涎增多等迷走神经兴奋症状，是呕吐的前驱感觉。呕吐是指通过膈肌、肋间肌、腹肌收缩，并在胃的强烈收缩下，将胃内容物或部分小肠内容物不自主地经口排出的过程。

根据肿瘤发生部位和治疗方案的不同，恶心、呕吐的发生率不等，基本为 16% ～ 70%，一般最常见于肿瘤化疗患者，据统计，在服用止吐药的情况下，仍有 60% 的肿瘤化疗患者有呕吐的经历，恶心症状高达 79% ～ 90%。

肿瘤患者出现恶心呕吐，最常见的原因是化疗，根据其发生时间可分为预期性、即时性及延迟性恶心，预期性恶心是指化疗前发生的恶心、呕吐，是对化疗的习得性反应，发生率大概占四期化疗的 1/3，即时性恶心发生在化疗治疗后 24 小时内，延迟性恶心通常发生在化疗后24 小时过后或更长时间，一般持续 3 ～ 5 天。当肿瘤发生在某些器官或组织时，该部位有病理改变或受到刺激时，经神经反射而引起恶心、呕吐，比如咽部、食管、胃部、十二指肠等的肿瘤患者，基本都会存在恶心、呕吐的症状。脑肿瘤患者会由于颅内病变直接压迫或者药物等刺激延髓内的呕吐中枢，增加其兴奋性引起恶心、呕吐。

（一）临床治疗

1. 病因治疗　由消化道部位肿瘤造成的狭窄或梗阻而引起恶心、呕吐，可行扩张、置入支架或手术治疗。脑肿瘤伴有恶心呕吐的患者，可采用降低颅内高压、使用减轻脑细胞水肿的药物治疗，改善呕吐症状并保护和恢复脑细胞功能。某些恶性肿瘤放化疗治疗后引起的恶心呕吐，可应用镇吐药物治疗。

2. 药物治疗　临床针对恶心呕吐的治疗药物主要分为七类，包括促胃肠动力类（甲氧氯普胺、多潘立酮、莫沙必利）、5-HT$_3$ 受体拮抗剂类、苯二氮䓬类（地西泮、劳拉西泮）、糖皮质激素类（地塞米松、甲波尼龙、氢化可的松）、神经激肽受体 –1 拮抗剂（P 物质、NK）和抗精神病类（奥氮平）、吩噻嗪类（氯丙嗪、异丙嗪、奋乃静），可以根据患者的具体情况用药。

3. 非药物治疗　研究表明，中医穴位贴敷、针刺治疗均有止吐的作用。除此之外，身体放松训练可以帮助转移患者的注意力，降低恶心、呕吐的发生。有研究证实系统脱敏可改善化疗患者的不良反应，预期性恶心、呕吐发生率明显降低。

（二）营养治疗

1. 轻度恶心、呕吐的营养治疗　对症状较轻的恶性肿瘤患者，建议经口进食高热量、低脂肪、丰富维生素、易消化的食物，如烤馒头片、烤面包、苏打饼干、新鲜蔬菜、果汁等。采用少食多餐的方式。固体、液体食物分开进食，尽量减少流质食物的摄入，宜在两餐之间补充水分。尽量避免引起或加重恶心、呕吐的因素，比如油烟味、鱼腥味、过于油腻等。可选择一些酸味食物，如青苹果、杨梅、酸枣、橘子、酸奶、柠檬水等，烹调食物时适当添加醋。除此之外，某些中医茶饮也可减轻恶心、呕吐的症状，如生姜橘皮红糖水、生姜甘蔗汁、青果茶。有研究表明，适当补充维生素 B$_1$、维生素 B$_6$、叶酸，均可缓解恶心、呕吐的症状。当经口摄入能量不足时，可采用口服营养补充的方式对患者进行强化营养治疗，选择营养素种类齐全、比例适宜、口感易接受的肠内营养制剂或特殊医学用途配方食品。

2. 重度恶心、呕吐的营养治疗　针对重度恶心呕吐、不能经口进食的肿瘤患者，应采用肠外营养治疗。短期可采用周围静脉，长期补充营养建议选择中心静脉。肠外营养液除常规补充氨基酸、葡萄糖、脂肪乳三大供能营养物质以外，还应包括电解质、微量元素、脂溶性维生素、水溶性维生素等，监测患者体重、生命体征、液体出入量、血电解质、血常规、肝功能、肾功能等指标，随时调整肠外营养液体量。若患者出现脱水，应酌情增加水分和电解质的补充。经肠外营养治疗后，若患者恶心、呕吐症状逐步减轻，试进食少量流质饮食，逐渐增加进食量，适时可口服补充营养制剂，待胃肠耐受较好后，过渡至普通饮食。

第十七章　营养管理与指导

扫一扫,查阅本章数字资源,含PPT、音视频、图片等

第一节　体重管理

拥有健康体重是每个人的理想追求,是身体健康的重要体现,国民健康与民族昌盛和国家富强息息相关。党和国家高度重视全民健康问题,习近平总书记曾多次强调:"没有全民健康,就没有全面小康。"我国的公众体重控制工作已经取得了一些成绩,尤其是我国一直坚持"预防为主"的卫生与健康工作方针,当前大力推动的"健康中国"建设,这些都为体重的控制,特别是肥胖的预防提供了良好的支持。

保持正常体重的关键是维持能量摄入与消耗之间的动态平衡。当身体所摄取的热量超过本身所需时,多余的热量就会转变成脂肪组织储存起来,一旦身体有了过多的脂肪堆积就会造成肥胖;反之则导致体重过轻或消瘦。超重肥胖会大幅加重人体内各种器官的工作负担,心血管疾病、糖尿病、痛风、退行性关节炎等疾病的患病风险大大增加,而且症状的严重程度与肥胖程度成正比。因此,肥胖已经被世界卫生组织列为导致疾病危害的十大危险因素之一,成为威胁人类健康的全球性问题,甚至成为普遍关注的社会问题。当然,如果体重过轻,很容易有抵抗力差、易感染疾病的问题。可见不仅体重过重的人需要进行体重管理,体重过轻的人也一样需要,但肥胖的人比体瘦的人更应积极地进行体重管理。目前,体重管理已经升级成为社会性的话题,若一个人将体重控制在"理想范围"内,其医疗问题和健康风险得到长期减轻,生活质量得到提高。体重控制备受关注,健康中国行动推进委员会在 2019 年 7 月 9 日《健康中国行动（2019—2030 年）》文件中就提到行动目标"到 2022 年和 2030 年,成人肥胖增长率持续减缓"。控制体重就是在保护健康、延长生命长度、提高生命品质。卫生部 2009 年发布的《保持健康体重知识要点》指出:超重、肥胖和体重不足,都是健康的"元凶";不健康生活方式、肥胖与多种慢性病发生的关系密切;解决超重、肥胖问题的关键在预防,合理膳食,适量运动最为重要;控制膳食总能量,坚持吃动两平衡;减少静坐时间,保持健康体重,特别是正常腰围,儿童肥胖危及终生,预防应从早期开始;维持健康体重需坚持,健康生活方式是根本。

一、体重管理的概念

体重管理包括体重增长与体脂减轻两个方向,是指通过健康管理干预的各种方式,根据不同个体的体质特征给出综合营养、运动、生活方式等要素的个性化方案,并实时监测记录当天食物、水分及运动量等参数,帮助患者降低脂肪或者提高身体肌肉组织等组成成分,以改善患者身体肌肉、脂肪等构成比和功能,从而提高患者生活质量的全过程。体重管理是源于欧美的

一种整合"科学饮食、合理运动、良好的生活方式和持续的实时监测"的健康理念，是当前最科学最有效的健康体重管理方法。

二、体重管理的目的

不同于传统的药物、按摩、甚至仪器等方式，体重管理的目的在于通过合理营养与适当运动调控身体能量及脂肪代谢平衡，进而形成良好行为和生活方式，最终达到并保持理想体重以促进全民健康和谐发展。《中国居民膳食指南（2022）》里面明确推荐"吃动平衡，健康体重"，各年龄段人群都应该每天运动保持健康体重，食不过量保持能量平衡。从长远的眼光看，要想成功持久地控制体重，最佳的方法就是饮食控制与体育运动相结合，养成良好的生活习惯。

三、体重管理的方法

（一）建立合理营养结构

体重管理的核心在于控制总能量的摄入，可采取调整膳食结构、增加体力活动、矫正引起过度进食或活动不足的行为和习惯等综合管理措施。对于体重超重者，适当控制膳食总能量与增加体力活动相结合，促进能量负平衡，是其进行体重管理不可缺少的重要措施，可以克服因单纯减少能量摄入所产生的不利作用，是世界公认的减重良方。体重管理应长期坚持，减重或增重的速度不宜过快，不可急于求成。按照健康管理的标准要求，对体重管理主要从以下几个方面进行。

1. 控制总能量 体重的管理依赖于能量平衡，受能量摄入与能量消耗的影响。保持体重恒定需遵守"热能平衡"的原则，在实践中应按照"量入为出"和"量出为入"来安排饮食量（能量摄入量）和体力活动量（能量消耗量）。能量的计算可通过代谢车、人体成分分析仪、H-B格式、拇指法则等方法。通过控制饮食来减轻体重其结果是身体的代谢率下降以及能量贮存的增加，这时体重如果变轻往往不是脂肪的代谢减少，而是水分和肌肉的减少。因此，利用膳食降低体重时，需注意要使每天摄取的热量低于消耗的热量，但热能的减少必须缓慢而持久，逐步诱导体内实现新的热能平衡，才能逐步促进体内脂肪消耗。节食也要适可而止，以免妨碍蛋白质、维生素、钙和铁等微量元素摄入，降低新陈代谢。减少体重则需能量消耗大于能量摄入，减少能源物质摄入（控制饮食），增加能量消耗（运动减肥）。增体重应使瘦体重增加，不仅要增加摄食量，也要增加运动量，使机体热量摄入大于运动能量支出，使人体蛋白质代谢处于正氮平衡。

2. 平衡膳食 合理饮食要选择多样化、丰富多彩的食物，使所含营养素齐全，比例适当，以满足人体需要。无论增重、减重还是维持体重，都要保持根据其合适热能摄入量来决定适当的营养素分配比例和供给，纠正不良的饮食习惯，建立合理的营养结构，保持膳食平衡。注意供给充足的蛋白质、无机盐和维生素。减重者需在保证体内蛋白质不亏损的情况下，降低所进食物的热量，即食物要高蛋白、低糖、脂肪量、富含维生素和微量元素，减少主食和含油脂多的副食，增加蔬菜、水果及含蛋白质丰富的副食（如鱼、鸡、蛋、牛奶、豆制品等），不吃零食，必要时可适当补充维生素和无机盐制剂；不限制饮水。增重者食物选择以易消化、高蛋白、相对高热量为原则，用循序渐进的方式逐步增加各种营养物质摄入量，控制油脂类食品的摄取，减少冠心病等疾病的风险，同时应补充适量的维生素和微量元素。

（二）维持适当体育运动

1. 维持体重　结合个人喜好，选择适宜的运动方式，有氧运动与无氧运动相结合，建立规律的运动习惯，保持每周 3 ～ 4 次的运动频率。

2. 减少体重　超重肥胖者在通过饮食控制减少能量摄入的同时，其他的能量亏空需要通过增加运动量来进行，因为单纯节食减肥虽然能有效减少体重，但主要减少的是瘦体重，不利于健康，也不利于后期对体重反弹的控制。运动减肥不仅在运动过程中增加能量消耗，而且在运动结束后的数小时内机体代谢活动依然处于较高水平，这样又额外消耗一些能量，有利于减重。有氧运动通过增加能量消耗、脂肪供能比来减少体内脂肪的蓄积，如耐力跑（慢）、健美操、游泳、自行车等。抗阻运动可通过增加瘦体重的比例提高代谢率或增加肌肉力量来增加身体活动量。建议以有氧运动结合抗阻训练作为减重的运动方式。高强度间歇运动（HIIT）是以短时间、高强度运动与休息或低强度运动交替进行为特点的运动方式。与中等强度连续运动（MICT）相比，HIIT 高强度间歇运动可作为减重、减脂和提高心肺功能的有效运动方式，并且具有时效优势。选择运动控制体重的方法时，要注意选择适合自己的运动强度、运动间隔、运动方式和运动次数等。消耗运动量循序渐进，避免过度疲劳。

3. 增加体重　对于刚参加运动的人群，运动强度和运动量要循序渐进，瘦弱者先用慢跑、乒乓球、游泳、俯卧撑等锻炼项目，随着身体运动状态的调整和适应，及时增加肌肉力量练习，特别是促进体型恢复的、大运动量的、健美器械的运动锻炼，坚持系统的肌肉力量练习，能够促进骨骼肌蛋白质的合成，使肌肉重量增多，体积增大，体重增加。

（三）养成良好生活方式

不良的行为习惯是引起超重或肥胖的重要因素。健康的生活方式是指有益于健康的习惯化的行为方式，主要包括合理膳食、科学的锻炼、戒烟限酒、心理平衡、作息规律等方面。合理营养，培养自己健康的饮食习惯，积极参与体育活动。除此之外，还应避免久坐，坚持健康的作息习惯，每天早睡早起，保持充足睡眠，规律作息，控制进食速度，足量饮水，避免暴饮暴食，减少在外就餐，减少高糖、高脂肪、高盐食物；积极寻求家庭成员及社交圈的鼓励和支持，建议每日记录体重、饮食及运动情况；必要时接受专业减重教育和指导。另外，心理健康是生活适应良好的状态，是健康的核心，心理健康与生理健康相互影响、相互促进、互为因果。做好情绪管理，保持良好的心态。体重管理从思想、饮食、运动方面全方位的调整，获得一种健康的生活方式。本质上，体重管理的过程是健康生活方式重新塑造的过程。

（四）保持实时监测记录

通过对自己的每日膳食、体重、运动情况进行记录和监控分析（表 17-1），有助于提升自我认知，增加约束力，提高有效性。

表 17-1　体重管理自我监测逐日记录表

1. 日期：_____

2. 体重记录：

体重（早）：_____kg

体重（晚）：_____kg

3.膳食记录：

当日三餐食物种类和份量记录	早餐	午餐	晚餐
（1）白饭、粥、面、面包（碳水化合物）（1份=半碗饭/麦皮/面；或1片厚切面包或2片薄切面包）	___g（___份）	___g（___份）	___g（___份）
（2）肉类、家禽、鱼类及蛋类（蛋白质）（1份=60～90g或如手掌般大瘦肉/鸡肉/鱼肉；或2只鸡蛋）	___g（___份）	___g（___份）	___g（___份）
（3）奶类（奶酪或芝士）（1份=1杯奶/乳酪；1片/42g/1.5～2安士的芝士）	___g/杯（___份）	___g/杯（___份）	___g/杯（___份）
（4）水果（1份=1个水果；或3/4杯果汁；或1/4杯干果脯；或1/2杯罐头水果）	___g/杯（___份）	___g/杯（___份）	___g/杯（___份）
（5）蔬菜（1份=半碗已熟的蔬菜；或1碗有叶的生吃蔬菜；或3/4杯蔬菜汁）	___g（___份）	___g（___份）	___g（___份）
（6）油	___g	___g	___g
（7）盐	___g	___g	___g

4.运动情况记录：

运动类型	持续时间	自我感受

（五）其他治疗

对于重度肥胖患者（BMI > 40kg/m^2）或BMI介于35～40kg/m^{2}且伴发多种肥胖并发症（如糖尿病、肥胖相关心肌病变、严重睡眠呼吸暂停综合征等）的患者，单一学科治疗（如单纯饮食控制、饮食结合运动治疗等）往往被证明效果不佳。这时可选择做微创腹腔镜减肥手术治疗，如胃束带、胃减容、胃肠短路手术等，术后需要短期营养治疗和长期饮食指导。因此，多学科联合能互相补充，互相完善，最大程度地发挥各学科在肥胖管理中的优势。

第二节 膳食营养指导与随访

膳食营养指导是为达到科学合理膳食、防治疾病的目的，我们有必要对门诊及住院患者、社区等人群、集体供餐单位进行膳食营养指导，针对患者、家属及人群开展配膳教育，了解其在膳食营养治疗过程中存在的问题，并对营养治疗效果进行定期随访，从而帮助其改善饮食结构，使其养成良好的饮食习惯。这项工作内容包括疾病相关营养知识宣教，科学选择食物，做好膳食设计，进行科学烹调，解答疑问，纠正饮食误区，搞好膳食治疗效果评价，并提出改进措施等。

一、膳食营养指导的概念

膳食营养指导是通过对目标人群或者个体的膳食指导和对集体供餐单位的膳食管理，帮助其改善饮食结构，养成良好的饮食习惯，从而达到合理营养、促进健康、预防疾病的目的，其内容包括指导正确的选择食物、制定合理的计划膳食、评价膳食的营养价值和提出改进膳食质量的措施等。

二、膳食营养指导的作用

1. 传递"平衡膳食"的理念 "平衡膳食，合理营养，促进健康"是《中国居民膳食指南》的核心思想。膳食营养指导和管理的重要手段就是宣传《中国居民膳食指南》，推广"平衡膳食"的理念，使人们了解和应用这一科学理念，获取合理营养，促进身体健康。在对集体供餐单位的膳食营养管理工作中，不仅要用"平衡膳食"的原则来指导工作，同时要向管理者、服务人员和进餐人员宣传这一理念，使其成为人们自觉实践的准则。

2. 帮助养成良好的饮食习惯 没有不好的食物，只有不合理的膳食。良好的饮食习惯并非自然形成的，如果没有科学知识的宣传和指导，大多数人都会根据自身口味爱好选择食物，因此有可能会摄入含有过多的动物性食物、多油脂和多糖的食物，造成饮食不均衡。如在饮食中有很多的人是无辣不欢，而有的人是极爱甜食，有的人喜欢吃各种味酸的食物。中医认为酸苦甘辛咸源自天地之气，五脏对五味，即酸入肝、苦入心、甘入脾、辛入肺、咸入肾，在五味饮食的过程中如果长期的偏重其中的一种就会导致五脏之间的不平衡，五脏产生的连锁反应会对机体带来一定的伤害。

培养良好的饮食习惯需要在科学的膳食营养指导下，树立正确的观念，获得健康营养知识，再经过长时间的实践逐步形成。饮食习惯是生活的组成部分，好的习惯一旦形成，不仅是自身受益，对家人特别是后代具有重要影响，尤其在幼儿园、中小学阶段，这种影响的意义十分深远。因此，膳食营养指导的一项重要作用是帮助居民养成良好的饮食习惯。

3. 降低患相关疾病的风险 平衡膳食、合理营养既可以预防营养缺乏病，又可以降低一些慢性病的风险。针对不同人群的问题或特点进行适当的膳食营养指导和管理能够有效地改善个体或群体的营养状况，减少患相关病的危险，有助于某些缺乏病或慢性病患者的康复。

三、膳食营养指导的主要内容

1. 疾病相关营养知识宣教 营养宣教是实施营养治疗、提高患者依从性的主要措施。由于多数患者对疾病本身及饮食与疾病的关系缺乏了解，因此需要我们向患者宣传疾病病理生理及相关营养知识，提高患者对科学膳食重要性的认识。我们可运用多种宣传方式，通过各种媒介，如病房展板、网络宣传、视频、印发营养宣教资料等，向患者宣传饮食与疾病、饮食与治疗的关系，解释各类疾病对饮食的选择与禁忌等，提高患者对营养治疗重要性的认识。我们要让患者认识到，合理膳食对疾病恢复及改善预后具有积极作用，进而可以按照营养师的膳食治疗要求主动配合住院期间的营养治疗，自觉食用治疗膳食。我们只有教会患者吃什么、怎么吃、吃多少，才能使饮食治疗方案真正落到实处，才能让患者出院后更改以往错误的饮食习惯。对老年患者尤其需要反复强化，使其积极配合治疗，为早日康复创造条件。

2. 食物选择 安排饮食的第一步是选择适合患者病情的食物。然而食物种类繁多，不同食物具有不同的口味和营养特点，因此选择食物要包含中国居民平衡膳食宝塔所列举的五大类食物，建议增加食物品种，每天进食 12 种以上食物，每周进食 25 种以上，食物或营养素来源（包括产地）愈杂愈好。另外，食物在生产、加工、运输和保藏的过程中会发生许多变化，包括食物的污染、变质和营养素的损失等，所以要尽可能选择新鲜、优质的食物。

3. 做好膳食安排　膳食安排，也就是食谱编制，它是指一段时间内的膳食中主、副、零食等调配及烹调方案。我们要根据患者病情合理安排膳食，调整营养素，以满足疾病本身及治疗手段对营养素的特殊需求，进而治疗疾病和促进健康。为了能够调动患者的食欲，使膳食治疗真正落在实处，我们的食谱设计要合理，在达到营养治疗目的的同时，尽可能满足患者的个性化需求。食谱编制应注意以下几点。

（1）首先保证机体营养需要。根据患者的病情和营养需要量，使所供给的膳食能满足其能量和各营养素的需求，符合营养治疗原则。

（2）编制食谱要尽量采用多种多样的食物。在保证患者能量和营养素摄入量基本不变的前提下，我们可以设计多套食谱，以供患者进行选择，从而避免患者摄入食物太单调，进一步提高膳食治疗的依从性，增加其生活乐趣。

（3）照顾患者饮食习惯。人们的饮食习惯会受到不同地区、民族、宗教信仰、文化背景等因素的影响，食谱设计应在充分满足患者营养需求的情况下，做好食物多样化的同时，充分考虑就餐者个性化的习惯要求，尽量满足患者的喜好特点。另外，按照其体质给予药食同源的食物，从而更好地满足患者多方面的要求。

（4）考虑季节和市场供应情况，兼顾患者经济条件。我们在编制食谱过程中，应充分了解可供选择的食物原料，以及不同季节食物的生产、销售、市场供应等状况，从而确保食谱中的食物能够得到落实。另外，还应兼顾食物的价格因素，使患者满足营养需求的同时，在经济上也具有相应的承受能力，使食谱具有实际意义，并可持续实施。

（5）所配食谱应具有吸引力。所用食品除要考虑其色、香、味、形和多样性外，还应注意刀法及烹制方法的多样性，而不应过于单调。

（6）既要考虑每餐食物的搭配能使患者有饱腹感，又要考虑患者胃肠道的耐受能力。油腻厚味或刺激性食品应尽量少用，若用也要与清淡食品相配合，不宜集中于一餐。对胃纳小、食欲差的患者，可考虑采用加餐的方法以增加其营养摄入量。

（7）教会患者及家属计算主副食含水量及生熟比例。一般情况下，患者关注的是食谱中的食物搭配，对各种食物的量却不太重视。许多慢性疾病如糖尿病、肾病、肥胖症等，它们的治疗需要称重膳食来配合。为了达到食物称重的精确性，需要熟悉常用食材的含水量和生熟比例具体数据，以保证菜品质量的一致性。

（8）合理安排患者的进餐时间，注意食物的保温，避开药物对进食的影响。我们要多给予患者以关爱，帮助他们消除疾病带来的不良心理影响，为患者创造舒适的就餐环境。

4. 纠正饮食误区　引导合理营养，是促进患者顺利康复的有效措施。受宗教信仰、文化背景及社会环境的影响，相当多的患者存在饮食误区，如有的患者对饮食偏方、食物相克情有独钟；有的患者迷信素食、迷恋保健品，对所谓"健康食物"偏爱有加；有的患者对各种疾病的忌口问题存在疑惑，抱着"宁可信其有，不可信其无"的态度，过分控制自己的饮食，导致饮食过分单一化，其后果只能是营养不良，影响疾病治疗方案的顺利实施，并导致生活质量下降。营养师应对其积极引导，倡导平衡膳食理念，回答患者、家属及照护者的问题，为他们答疑解惑，澄清认识误区，传播科学营养知识，提出合理饮食及营养建议。

5. 膳食评估　膳食评估包括膳食执行效果评价和膳食治疗效果评价两方面内容。

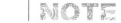

（1）膳食执行效果评价　通过询问患者每天摄取的各种主、副、零食的品种和数量及烹调方式等，可了解患者膳食治疗执行情况。根据食物成分表计算出该患者每日摄入的能量和各种营养素的量，然后与中国营养学会推荐的膳食营养素参考摄入量进行比较，做出恰当的评价。评价内容包括：①食物是否种类多样，主副食搭配、荤素搭配、粗细搭配是否合理。②能量及各营养素是否数量充足、比例恰当，能否满足患者需要。③主要营养素的来源分布是否满足疾病及治疗需要。④餐次和进餐时间是否合理。⑤烹调加工方式是否符合患者病情需要等。我们应针对膳食治疗执行过程中存在的问题提出改进措施。

（2）膳食治疗效果评价　通过对患者进行体格测量、实验室检查、仪器检查及临床体征的检查，可初步判断膳食治疗的效果，也为制订下一步的膳食干预方案提供重要依据。值得注意的是，检查结果不是一成不变的，会随着病情的变化而改变。因此我们对检查结果的判断不能是孤立、静止地分析某一项结果，要多方位和动态分析，异常结果可能是真实的异常，也可能是操作错误，还可能是时机不当。

四、营养随访

（一）营养随访的意义

随访是指对有健康问题的个人或群体的定期观察，以便对预防工作、临床诊断和疗效进行评价，即时发现新的相关问题。对于膳食营养指导而言，其成功与否的关键是进行定期的营养随访。因为营养指导不仅仅是传授饮食、营养知识，更加重要的是学习如何改善营养，改变不正确的饮食行为，养成良好的饮食、营养习惯，从而改善营养与健康。因此，膳食营养指导是一个长期的过程，是一个养成的过程，营养随访十分重要。

营养随访是了解营养治疗有效性和饮食摄入是否充足的重要方法，同时还承担着一部分教育和干预的内容。初次实施营养指导时，要为每一个指导对象建立随访档案，制定营养随访计划，预约随访时间。定期评定其营养状态，评价营养支持的效果，酌情调整营养支持方案；对于疾病康复期间病情出现变化的患者，需再次评定营养状态，以确定营养因素在病情变化中的作用，必要时调整营养干预方案。

（二）营养随访的目的

1.通过营养随访，定期跟踪了解管理对象的不良生活方式是否改变；膳食结构是否改变、评估膳食是否合理，是否需要进行调整；运动阶段是否改变，及其所采取的运动类型、时间和频率是否改变，评估其运动量是否适宜，是否需要进行调整。

2.通过营养随访，了解管理对象在坚持良好生活方式、膳食、运动干预的过程中存在的问题和障碍，给予个体化的咨询建议。

3.通过营养随访，定期掌握管理对象健康状况及相关指标的变化情况，实时对管理计划进行调整。

（三）营养随访的方式

传统的随访方法有医院就诊、家庭访问、通信随访、电话随访等，互联网技术的出现极大地提高了随访的效果和随访率，改变了传统的随访方式，但是不能取代传统的医院门诊就诊。

1.信件随访　信件是最早广泛采用的随访方式，给管理对象或家属发信，根据其回信内容，将随访的结果记录到随访卡上，对来信提出的营养膳食方面的问题经营养医师商量研究，认真给予回复。信访特别适合于农村、边远地区，有经济适用的优势，但缺点是工作量大，信件随访周期较长、信息准确度差、随访率低，已明显不能适应营养指导工作发展的需要。

2. 电话随访　随着生活水平的提高，电话在农村和城市相当普及，电话在营养随访工作中发挥着越来越重要的作用。通过电话随访能够直接与管理对象交谈，了解其饮食、生活方面情况，这是通过信件随访很难得到的资料。其优点在于直接与管理对象或家属联系，提供更为直接的咨询服务。电话随访能明显提高营养随访率，指导和管理更加直接有效，获得的资料比较准确可靠。

3. 上门家访　家访一般在前两种方法不能奏效的前提下才使用。通过上门对营养指导对象进行定期探访，进行面对面的交流，给予其心理支持及正确具体的饮食治疗和护理指导，消除压抑的情绪，保持积极向上的心态。这种家访以全人、全程和全方位的服务调动了家庭支持力量，对提高管理对象的生活质量，对其身心治疗和恢复有着重要的意义。但是家庭访问由于受人力、物力限制极少使用。

4. 门诊随访　把管理对象来营养门诊复查视同随访一次，门诊随访虽然可以获得最可靠最全面的资料，但对大部分外省市或偏远地区的人来说有一定困难。

5. 网络随访　随着网络信息技术的发展和计算机用户逐渐增多，利用互联网进行随访呈现迅速发展的趋势。网络工具的应用扩大了营养医师和管理对象进行交流的途径，营养医师可以依托计算机网络、数据存储技术，充分利用网站平台、微信平台、移动终端等对管理对象开展营养随访服务，随访对象覆盖面大，随访数据相对客观、可即时更新共享且易保存。管理对象亦可通过应用程序（APP）、小程序、发送电子邮件（E-mail）和进行视频对话的方式将存在的问题及时反馈和交流。网络提供了一种快捷方式，通过网络对管理对象进行营养指导跟踪服务，进行健康提示，提供相关营养知识，对其提出的问题可以作出及时回复。信息化管理是未来的发展方向，随着计算机使用的普及和互联网信息技术的发展，网络随访必将在未来的营养随访工作中发挥主导作用。

根据管理对象情况的不同，通常将以上几种方法结合使用。例如，服务对象是体重超重者，在初次指导时征求对方同意，将其相关资料登记建档，建立体重管理电子健康个人档案，发放体重管理随访本，记录每日食物摄入种类及摄入量、运动形式及时间、每日早晚净体重。另外建立减重微信群，定时收集管理对象的体重管理日记，每日在微信群发送 2～3 条体重管理相关知识，增强患者的信心及改善依从性。如条件允许，超重及肥胖者每 4 周返回营养门诊复测，根据结果调整方案。同时为管理对象举办减重沙龙，相互交流减重体会及心得，增强体重管理的信心。干预 12 周后复测体重、腰围、人体成分及认知度调查，评估干预效果。

（四）营养随访的步骤

在营养随访服务中，除了专业知识和技能之外，工作人员的综合素质和沟通技巧很大程度上影响着随访效果，完成一次有效的随访通常分为以下 5 个步骤：

1. 事前准备　提前查看对方的基本信息和进展情况，设立本次随访的目标，准备好信息发送方法（如电话、邮件或交谈等）和信息内容。

2. 总结前一阶段营养方案执行的进展　在开始沟通时询问对方自上次随访以来的情况，提问后以聆听为主，理解对方的意思，并及时进行确认和反馈，做到有效沟通。

3. 确认对方目前的营养需求　在对随访对象已有的进步予以肯定后，与其共同分析目前存在的问题。

4. 达成共识   协助随访对象找到解决问题的办法，并达成进一步共识，制订下一阶段的目标。

5. 安排下次随访的时间和方式   在与随访对象沟通过程中要尽可能地多听，努力发现对方对某一问题的了解程度和看法，可用点头或作出简单应答等方式鼓励对方表达。不急于表达自己的观点，不轻易对对方的话作出评论。对敏感的问题更要善于听出话外音，以捕捉真实的信息。当自己表达时用听者熟悉、能懂的语言，尽量避免使用专业词汇，尽量用通俗语言代替专业术语，讲话速度适中，发音吐词要清晰，要让对方能够听清楚，适当重复重要的和不易被理解的话。

参考文献

1. 聂宏，李艳玲 . 医学营养学 [M].全国中医药行业高等教育"十四五"规划教材 . 北京：中国中医药出版社，2021.

2. 焦广宇，蒋卓勤 . 临床营养学 [M].3 版 . 北京：人民卫生出版社，2020.

3. 孙长颢 . 营养与食品卫生学 [M].8 版 . 北京：人民卫生出版社，2017.

4. 中国营养学会 . 中国居民膳食营养素参考摄入量（2013 版）[M]. 北京：科学出版社，2014.

5. 王士雄 . 随息居饮食谱 [M]. 北京：中国商业出版社，1985.

6. 李时珍 . 本草纲目（金陵版排印本）[M]. 王育杰，整理 . 北京：人民卫生出版社，2004.

7. 孟诜 . 食疗本草译注 [M]. 张鼎，增补 . 郑金生，张同君，译注 . 上海：上海古籍出版社，2007.

8. 陶毅 . 清异录 [M] // 上海古籍出版社 . 宋元笔记小说大观 . 上海：上海古籍出版社，2007.

9. 贾铭 . 饮食须知 [M] // 中华饮食物语编委会 . 食之语 . 昆明：云南人民出版社，2004.

10. 伊永文 . 明清饮食研究 [M]. 台北：洪叶文化事业有限公司，1998.

11. 胡雯 . 营养与医疗膳食学 [M].2 版 . 北京：人民卫生出版社，2022.

12. 杨月欣，葛可佑 . 中国营养科学全书 [M].2 版 . 北京：人民卫生出版社，2019.

13. 王达，陈宝贵 . 基于九种生理体质的药膳食材分类方法之初探 [J]. 中华中医药杂志，2013，28（11）：3351-3353.

14. 包丽丽，刘继贤 . 一级预防措施预防过敏性疾病研究进展 [J]. 中国实用儿科杂志，2013，28（07）：543-546.

15. 赵蔚波，王雅琦，赵海虹，等 . 中医特禀（过敏）体质相关疾病及防治思路探析 [J]. 中华中医药杂志，2022，37（8）：4499-4502.

16. 郭姣 . 中医营养治疗学 [M]. 北京：人民卫生出版社，2009.

17. 何建成 . 中医学基础 [M].2 版 . 北京：人民卫生出版社，2016.

18. 谢梦洲，朱天民 . 中医药膳学 [M].3 版 . 北京：中国中医药出版社，2016.

19. 黄帝内经·素问 [M]. 姚春鹏，译注 . 北京：中华书局，2018.

20. 方泓 . 中医饮食营养学 [M]. 北京：中国中医药出版社，2020.

21. 施洪飞，方泓 . 中医食疗学 [M].2 版 . 北京：中国中医药出版社，2021.

22. 中国营养学会 . 中国居民膳食指南（2022）[M]. 北京：人民卫生出版社，2022.

23. 齐玉梅 . 现代营养治疗 [M]. 北京：中国医药科技出版社，2016.

24. 刘德培 . 中华医学百科全书：公共卫生学 营养与食品卫生学 [M]. 北京：中国协和医科大学出版社，2019.

25. 郭顺堂 . 现代营养学［M］. 北京：中国轻工业出版社，2020.

26. 胡盛寿 . 中国心血管健康与疾病报告 2020［M］. 北京：科学出版社，2021.

27. 葛均波，徐永健，王辰 . 内科学［M］.9 版 . 北京：人民卫生出版社，2022.

28. 焦广宇，李增宁，陈伟，等 . 临床营养学［M］. 北京：人民卫生出版社，2017.

29. 中国中西医结合学会消化系统疾病专业委员会 . 消化性溃疡中西医结合诊疗共识意见（2017）［J］. 中国中西医结合消化杂志，2018，26（2）：112.

30. 李增宁 . 健康营养学［M］. 北京：人民卫生出版社，2019.

31. 石汉平，凌文华，李增宁 . 临床营养学［M］. 北京：人民卫生出版社，2022.

32. 中华医学会肝病学分会，中华医学会消化病学分会 . 终末期肝病临床营养指南（2019）［J］. 中华肝脏病杂志，2019，27（5）：330-342.

33. 北京医学会，肠外肠内营养学专业委员会，《慢性肝病患者肠外肠内营养支持与膳食干预专家共识》专家委员会 . 慢性肝病患者肠外肠内营养支持与膳食干预专家共识（2017）［J］. 中华临床营养杂志，2017，25（1）：1-11.

34. 单姗，赵连晖，马红，等 . 肝硬化的定义、病因及流行病学［J］. 临床肝胆病杂志，2021，37（1）：14-16.

35. 临虹，夏维波，林华 . 骨质疏松症防治［M］. 北京：北京大学医学出版社，2017.

36. 王俊华，刘刚 . 骨质疏松症的预防与康复［M］. 北京：人民卫生出版社，2014.

37. 王晓雯，陈贵全 . 传统养生与现代体育运动防治原发性骨质疏松的研究进展［J］. 国际老年医学杂志，2022，43（6）：755-758.

38. 余晓波 . 骨质疏松症的临床研究进展［J］. 中国医学创新，2022，19（21）：175-178.

39. 范晓雪，武九龙，陆丽娟 . 针灸治疗原发性骨质疏松症的临床应用进展［J］. 实用老年医学，2022（11）：1155-1161.

40. 王月明 . 骨质疏松症治疗药物的研究进展［J］. 中国社区医师，2022，38（15）：9-14.

41. 虞陆超，程晏，周强，等 . 维生素 K 对骨质疏松症患者特征性的骨转换指标、骨密度的影响［J］. 中国实验诊断学，2016，20（10）：1690-1693.

42. 徐蕾，张春芳，韩国柱，等 . 骨质疏松发病机制的研究进展［J］. 大连医科大学学报，2022，44（5）：433-439.

43. 郭红卫 . 医学营养学［M］.2 版 . 上海：复旦大学出版社，2009.

44. 于康 . 临床营养治疗［M］.2 版 . 北京：中国协和医科大学出版社，2008.

45. 顾景范，杜寿玢，郭长江 . 现代临床营养学［M］.2 版 . 北京：科学出版社，2009.

46. 吴翠珍 . 医学营养学［M］. 北京：中国中医药出版社，2016.

47. 张仲景 . 金匮要略［M］. 北京：中国医药科技出版社，2016.

48. 贾建平，陈生弟 . 神经病学［M］.8 版 . 北京：人民卫生出版社，2018.

49. 王者悦 . 中国药膳大辞典［M］. 北京：中医古籍出版社，2017.

50. 刘晴，黄哲宙，郭雁飞，等 . 中国 50 岁及以上人群心脑血管疾病和认知功能的关联［J］. 中华疾病控制杂志，2021，25（3）：295–299.

51. 崔军，于向东 . 中风恢复期的药膳食疗［J］. 中国食物与营养，2001（5）：42–45.

52. 王陇德，彭斌，张鸿祺，等 .《中国脑卒中防治报告2020》概要［J］. 中国脑血管病杂志，2022，19（2）：136–144.

53. 张辉，王运良 . 帕金森病的发病机制及治疗进展［J］. 中国实用神经疾病杂志，2021，24（15）：1371–1380.

54. 姜瑾，周文，彭舞雪，等 . 帕金森病患者营养不良的研究进展［J］. 保健医学研究与实践，2020，17（1）：1–5.

55. 中华医学会呼吸病学分会慢性阻塞性肺疾病学组，中国医师协会呼吸医师分会慢性阻塞性肺疾病工作委员会 . 慢性阻塞性肺疾病诊治指南（2021年修订版），中华结核和呼吸杂志［J］.2021，44（3）：170–205.

56. 谭冠先 . 疼痛诊疗学［M］.3版 . 北京：人民卫生出版社，2011.

57. 杨月欣 . 中国食物成分表标准版［M］.6版 . 北京：北京大学医学出版社，2018.

58. 陈伟 .2型糖尿病患者自我管理一本通［M］. 北京：人民卫生出版社，2015.

59. 张胜利 . 公共健康营养学［M］. 北京：科学技术文献出版社，2022.

NOTE

附　录

附录 1　NRS2002 营养风险筛查表

评分项目		分值	评估结果		
			1次	2次	3次
营养状况	正常营养状态	0分			
	3 个月内体重丢失大于 5%； 或前 1 周的食物摄入为正常食物需求的 50%～75%	1分			
	2 个月内体重丢失大于 5%； 或者体重指数在 18.5～20.5 并全身情况受损； 或前 1 周的食物摄入为正常食物需求的 25%～50%	2分			
	1 个月内体重丢失大于 5%（3 个月内大于 15%）； 或体重指数小于 18.5 并全身情况受损； 或前 1 周的食物摄入为正常食物需求的 0%～25%	3分			
疾病严重程度	正常营养需求	0分			
	髋骨折、慢性疾病有急性并发症； 肝硬化、慢性阻塞性肺疾病、长期血液透析、糖尿病、恶性肿瘤	1分			
	腹部大手术、卒中、重度肺炎、血液系统恶化肿瘤	2分			
	头部损伤、骨髓移植、重症监护的患者（APACHE ＞ 10）	3分			
年龄	＜ 70 岁	0分			
	≥ 70 岁	1分			
得分					
筛查日期					
筛查医生签字					

附录 2　常见食物血糖生成指数表（GI）

食品种类	食物名称	GI	食品种类	食物名称	GI
糖类	葡萄糖	100	谷类及制品	黏米饭（含直链淀粉高，煮）	50
	绵白糖	84		黏米饭（含直链淀粉低，煮）	88
	蔗糖	65		黑米饭	55
	果糖	23		速冻米饭	87
	乳糖	46		糯米饭	87
	麦芽糖	105		大米糯米粥	65
	蜂蜜	73		黑米粥	42
	胶质软糖	80		大麦（整粒，煮）	25
	巧克力	49		大麦粉	66
	MM 巧克力	32		黑麦（整粒，煮）	34
	方糖	65		玉米（甜，煮）	55
谷类及制品	小麦（整粒煮）	41		玉米面（粗粉，煮）	68
	粗麦粉（蒸）	65		玉米面粥	50
	面条（强化蛋白质，细煮）	27		玉米糁粥	51
	面条（全麦粉，细）	37		玉米饼	46
	面条（白细，煮）	41		玉米片（市售）	79
	面条（硬质小麦粉，细煮）	55		玉米片（高纤维，市售）	74
	线面条（实心，细）	35		小米（煮）	71
	通心面（管状，粗）	45		小米粥	60
	面条（小麦粉，硬，扁粗）	46		米饼	82
	面条（硬质小麦粉，加鸡蛋，粗）	49		荞麦（黄）	54
	面条（硬质小麦粉，细）	55		荞麦面条	59
	面条（挂面，全麦粉）	57		荞麦面馒头	67
	面条（挂面，精制小麦粉）	55		燕麦麸	55
	馒头（全麦粉）	82		莜麦饭（整粒）	49
	馒头（精制小麦粉）	85		糜子饭（整粒）	72
	馒头（富强粉）	88		燕麦饭（整粒）	42
	烙饼	80		燕麦片粥	55
	油条	75		即食燕麦粥	79
	稻麸	19		白面包	75
	米粉	54		全麦（全麦面包）	74
	大米粥	69		面包（未发酵小麦）	70
	大米饭（籼米，糙米）	71		印度卷饼	62
	大米饭（粳米，糙米）	78		薄煎饼（美式）	52
	大米饭（籼米，精米）	82		意大利面（精制面粉）	49
	大米饭（粳米，精米）	90		意大利面（全麦）	48

NOTE

食品种类	食物名称	GI	食品种类	食物名称	GI
谷类及制品	乌冬面	55	豆类及制品	青刀豆（罐头）	45
	饼干（小麦片）	69		豌豆	42
	马铃薯	62		黑马诺豆	46
	马铃薯（煮）	66		黑豆汤	46
	马铃薯（烤）	60		四季豆	27
	马铃薯（蒸）	65		四季豆（高压处理）	34
	马铃薯（用微波炉烤）	82		四季豆（罐头）	52
	马铃薯（烧烤，无油脂）	85		芸豆	24
	马铃薯泥	87	蔬菜类	甜菜	64
	马铃薯粉条	13.6		胡萝卜（金笋）	71
	马铃薯片（油炸）	60		南瓜（倭瓜、番瓜）	75
	炸薯条	60		麝香瓜	65
	甘薯（山芋）	54		山药（薯蓣）	51
	甘薯（红，煮）	77		雪魔芋	17
	藕粉	33		芋头（蒸芋头，毛芋）	48
	茗粉	35		朝鲜笋	15
	粉丝汤（豌豆）	32		芦笋	15
豆类及制品	黄豆（浸泡）	18		绿菜花	15
	黄豆（罐头）	14		菜花	15
	黄豆挂面（有面粉）	67		芹菜	15
	豆腐（炖）	32		黄瓜	15
	豆腐（冻）	22		茄子	15
	豆腐干	24		鲜青豆	15
	绿豆	27		莴笋（各种类型）	15
	绿豆挂面	33		生菜	15
	蚕豆（五香）	17		青椒	15
	扁豆	38		西红柿	15
	扁豆（红，小）	26		菠菜	15
	扁豆（绿，小）	30		胡萝卜（煮）	39
	扁豆（绿，小，罐头）	52	水果类及制品	苹果	36
	小扁豆汤（罐头）	44		梨	36
	利马豆（棉豆）	31		桃	28
	利马豆（加5克蔗糖）	30		桃（罐头，含果汁）	30
	利马豆（加10克蔗糖）	31		桃（罐头，含糖浓度低）	52
	利马豆（嫩，冷冻）	32		桃（罐头，含糖浓度高）	58
	鹰嘴豆	33		杏干	31
	鹰嘴豆（罐头）	42		杏（罐头，含淡味果汁）	64
	咖喱鹰嘴豆（罐头）	41		李子	24
	青刀豆	39		樱桃	22

续表

食品种类	食物名称	GI	食品种类	食物名称	GI
水果类及制品	葡萄	43	速食食品	荞麦方便面	53
	葡萄干	64		即食羹	69
	葡萄（淡黄色，小，无核）	56		营养饼	66
	猕猴桃	52		全麦维（家乐氏）	42
	柑（橘子）	43		可可米（家乐氏）	77
	柚	25		卜卜米（家乐氏）	88
	巴婆果	58		比萨饼（含奶酪）	60
	菠萝	66		汉堡包	61
	芒果	55		白面包	88
	芭蕉（甘蕉板蕉）	53		面包（全麦粉）	69
	香蕉	52		面包（粗面粉）	64
	香蕉（生）	30		面包（黑麦粉）	65
	西瓜	72		面包（小麦粉，高纤维）	68
	哈密瓜	70		面包（小麦粉，去面筋）	70
	枣	42		面包（小麦粉，含水果干）	47
	草莓酱（果冻）	49		面包（50% ～ 80% 碎小麦粒）	52
种子类	花生	14		面包（75% ～ 80% 大麦粒）	34
	腰果	25		面包（50% 大麦粒）	46
乳及乳制品	牛奶	27.6		面包（80% ～ 100% 大麦粉）	66
	牛奶（加糖和巧克力）	34		面包（黑麦粒）	50
	牛奶（加人工甜味剂和巧克力）	24		面包（45% ～ 50% 燕麦麸）	47
	全脂牛奶	27		面包（80% 燕麦粒）	65
	脱脂牛奶	32		面包（混合谷物）	45
	低脂奶粉	11.9		新月形面包	67
	降糖奶粉	26		棍子面包	90
	老年奶粉	40		燕麦粗粉饼干	55
	克糖奶粉	47.6		油酥脆饼干	64
	酸奶（加糖）	48		高纤维黑麦薄脆饼干	65
	酸乳酪（普通）	36		竹芋粉饼干	66
	酸乳酪（低脂）	33		小麦饼干	70
	酸乳酪（低脂，加人工甜味剂）	14		苏打饼干	72
	豆奶	19		格雷厄姆华夫饼干	74
	冰淇淋	51		华夫饼干	76
	酸奶（水果）	41		香草华夫饼干	77
	豆奶	34		膨化薄脆饼干	81
速食食品	大米（即食，煮 1 分钟）	46		闲趣饼干（达能）	47
	大米（即食，煮 6 分钟）	87		牛奶香脆饼干（达能）	39
	小麦片	69		酥皮糕点	59
	燕麦片（混合）	83		爆玉米花	55

NOTE

续表

食品种类	食物名称	GI	食品种类	食物名称	GI
饮料类	苹果汁	41	混合膳食及其他	饺子（三鲜，虾仁＋猪肉＋韭菜）	28
	水蜜桃汁	33		包子（芹菜猪肉）	39
	巴梨汁（罐头）	44		硬质小麦粉肉馅混沌	39
	菠萝汁（不加糖）	46		牛肉面	89
	柚子果汁（不加糖）	48		米饭＋鱼	37
	橙汁（纯果汁）	50		米饭＋芹菜炒猪肉	57
	橘子汁	57		米饭＋炒蒜苗	58
	可乐饮料	40		米饭＋蒜苗炒鸡蛋	68
	芬达软饮料	68		米饭＋红烧猪肉	73
	啤酒（澳大利亚产）	66		玉米粉加入人造黄油（煮）	69
	冰激凌	61		猪头炖粉条	17
	冰激凌（低脂）	50		西红柿汤	38
混合膳食及其他	馒头＋芹菜炒鸡蛋	49		二合面窝头（玉米面＋面粉）	65
	馒头＋酱牛肉	49		牛奶蛋糊（牛奶＋淀粉＋糖）	43
	馒头＋黄油	68		黑五类粉	58
	饼＋鸡蛋炒木耳	48			

附录3　常见食物嘌呤含量表

附表3-1　第一类（含嘌呤较少食物）——100g食物嘌呤含量＜50mg

蔬菜	嘌呤	水果	嘌呤	谷薯	嘌呤	其他	嘌呤	坚果、果干	嘌呤
冬瓜、南瓜	2.8	杏	0.1	红薯	2.4	牛奶	1.4	葡萄干	5.4
洋葱	3.5	石榴	0.8	马铃薯	3.6	白酒	2	核桃	8.4
西红柿	4.3	苹果、凤梨、葡萄	0.9	小米	7.3	茶	2.8	桂圆	8.6
黄秋葵	3.9	西瓜、鸭梨	1.1	玉米	9.4	鸡蛋、番茄酱	3	瓜子	24.5
西葫芦	7.2	香蕉	1.2	高粱米	9.7	蜂蜜	3.2	杏仁、枸杞子	31.7
萝卜	7.5	桃、枇杷	1.3	芋头	10.1	鸭蛋	3.4	花生	32.4
苋菜、青椒、蒜	8.7	木瓜	1.6	通心粉	16.5	海参	4.2	栗子	34.6
胡萝卜	8.9	橙子	1.9	小麦粉	17.1	红酒	5		
芹菜	10.3	芒果	2	糯米	17.7	木耳	8.8		
丝瓜	11.4	橘子	2.2	大米	18.1	海蜇皮	9.3		
大白菜、卷心菜	12.4	荸荠	2.6	糙米	22.4	猪血	11.8		
茄子	14.3	哈密瓜	4	燕麦、薏米	25	奶粉	15.7		
黄瓜、绿豆芽	14.6	李子	4.2	莲子	40.9	豆浆	27.8		

NOTE

蔬菜	嘌呤	水果	嘌呤	谷薯	嘌呤	其他	嘌呤	坚果、果干	嘌呤
芥蓝	18.5	枣	6			猪皮	29.8		
菜花、香菜	20	樱桃	17			奶酪	32		
菠菜、芦笋	23	草莓	21						
韭菜	25	火龙果	< 25						
蘑菇	28	榴莲	> 25						
四季豆	29.7								
油菜	30.3								
茼蒿	33								

附表 3-2　第二类（含嘌呤较高的食物）——100g 食物嘌呤含量 50～150mg

豆类及制品	嘌呤	肉类	嘌呤	海鲜	嘌呤	其他	嘌呤	坚果、果干	嘌呤
红豆	53.2	猪脑	66.3	小龙虾	60	笋干	53.6	黑芝麻	57
豆腐	55.5	猪大肠	69.8	螃蟹	81.6	米糠	54	李干、无花果	64
杂豆	57	牛肚	79	乌贼	87.9	菜豆	58.5	腰果	80
豆腐干	66.5	牛肉	83.7	鳝鱼	92.8	金针菇	60.9	白芝麻	89.5
绿豆	75.1	兔肉	107.6	鳕鱼	109	啤酒	79.3		
豌豆	75.7	羊肉	111.5	鱼翅	110.6	海带	96.6		
黑豆	137.4	鸭肠	121	鲍鱼	112.4	银耳	98.9		
		猪肉	122.5	鳗鱼	113.1				
		鸡心	125	龙虾	118				
		猪肚	132.4	刀鱼	134.9				
		猪肾	132.6	鲤鱼、鲫鱼	137.1				
		鸭肉	138.4	虾	137.7				
		猪肺	138.7	草鱼、红鲋	140.3				
		鸡肉	140.3	黑鲳鱼	140.6				

附表 3-3　第三类（含嘌呤高的食物）——100g 食物嘌呤含量 > 150mg

肉类	嘌呤	海鲜	嘌呤	其他	嘌呤
鹅肉	165	鲨鱼	166.8	黄豆	166.5
猪肝、牛肝	169.5	目鱼	180	香菇	214.5
猪小肠	262.2	鲢鱼	202.4	紫菜	274
鸡肝	293.5	白鲳鱼	238.1	酵母	589.1
鸭肝	301.5	牡蛎	239	浓肉汤	160～400
猪心	530	泥鳅	247	鸡精	518
		带鱼	291.6		
		沙丁鱼	295		
		鲑鱼	297		
		凤尾鱼	363		

续表

肉类	嘌呤	海鲜	嘌呤	其他	嘌呤
		干贝	390		
		蚌蛤	436.3		
		虾皮、虾干、蟹黄	>150		
		小鱼干	1538.9		

附录 4　食物交换份

附表 4-1　食品交换的四大类（八小类）内容和营养价值

组别	类别	每份重量（g）	热量（kcal）	蛋白质（g）	脂肪（g）	碳水化合物（g）	主要营养素
谷薯组	谷薯类	25	90	2.0		20.0	碳水化合物膳食纤维
蔬果组	蔬菜类	500	90	5.0	–	17.0	矿物质、维生素膳食纤维
	水果类	200	90	1.0	–	21.0	
肉蛋组	大豆类	25	90	9.0	4.0	4.0	
	奶类	160	90	5.0	5.0	6.0	蛋白质
	肉蛋类	50	90	9.0	6.0		
供能组	硬果类	16	90	4.0	7.0	2.0	脂肪
	油脂类	10	90	–	10.0		

附表 4-2　谷薯类食品的能量等值交换份表

种类	质量（g）	食品名称
米	25	大米、小米、糯米、薏米、米粉
面	25	面粉、干挂面、龙须面、通心粉、油条、油饼
杂粮	25	高粱米、玉米渣、燕麦、荞麦、莜麦
杂豆	25	绿豆、红豆、芸豆、干豌豆、干蚕豆、干豇豆
面食	35	馒头、面包、花卷、窝头、烧饼、烙饼、切面
糕点	20	饼干、蛋糕、江米条、麻花、桃酥等
鲜品	100	马铃薯、红薯、白薯、鲜玉米
	200	鲜玉米（带棒心）
其他熟食	75	蒸米饭、煮熟的面条

注：每份谷薯类食品提供蛋白质 2g，碳水化合物 20g，能量 376kJ（90kcal）。根茎类一律以净食部分计算。

附表 4-3　蔬菜类食品的能量等值交换份表

种类	质量（g）	食品名称
茎叶类	500	大白菜、圆白菜、生菜、菠菜、油菜、韭菜、茼蒿
薹、花类	500	油菜薹、菜花、西蓝花、绿豆芽
瓜、茄类	500	西葫芦、西红柿、冬瓜、苦瓜、黄瓜、茄子、南瓜
菌、藻类	500	鲜蘑菇、湿海带、水发木耳
根茎类	400	白萝卜、茭白、竹笋、仔姜
鲜豆类	300	豇豆、豆角、四季豆、豌豆苗
	75	毛豆、豌豆、蚕豆（均为食部）
其他	200	胡萝卜
	150	山药、荸荠、藕、凉薯
	100	慈菇、百合、芋头

注：每份蔬菜类食品提供蛋白质 5g，碳水化合物 17g，能量 376kJ（90kcal）。每份蔬菜一律以净食部分计算。

附表 4-4　水果类食品能量等值交换份表

食品名称	质量（g）	食品名称	质量（g）
鲜枣、山楂	100	李子、杏	200
香蕉、鲜荔枝	150	葡萄、枇杷	250
橘子、橙子、柚子、柑	200	草莓	300
猕猴桃、菠萝、梨、芒果	200	西瓜	500
桃、苹果、木瓜	200		

注：每份水果类食品提供蛋白质 1g，碳水化合物 21g，能量 376kJ（90kcal）。

附表 4-5　大豆类食品能量等值交换份表

食品名称	质量（g）	食品名称	质量（g）
腐竹	20	北豆腐	100
大豆	25	南豆腐（嫩豆腐）	150
大豆粉	25	豆浆	250（mL）
豆腐丝、豆腐干、油豆腐	50	（黄豆：水 =1：8）	

注：每份大豆及其制品提供蛋白质 9g，脂肪 4g，碳水化合物 4g，能量 376kJ（90kcal）。

附表 4-6　奶类食品能量等值交换份表

食品名称	质量（g）
全脂奶粉、低脂奶粉	20
脱脂奶粉、奶酪	25
牛奶、羊奶	160
酸奶	125

注：每份奶类食品提供蛋白质 5g，脂肪 5g（脱脂乳类除外），碳水化合物 6g，能量 376kJ（90kcal）。

NOTE

附表 4–7 肉、蛋类食品能量等值交换份表

食品名称	质量（g）	食品名称	质量（g）
热火腿、香肠	20	鸡蛋（1 大个带壳）	60
肥瘦猪肉	25	鸭蛋、松花蛋（1 大个带壳）	60
熟叉烧肉（无糖）、午餐肉	35	鹌鹑蛋（6 个带壳）	60
熟酱牛肉、熟酱鸭、大肉肠	35	鸡蛋清	150
瘦猪肉、牛、羊肉	50	带鱼	80
带骨排骨	50	草鱼、鲤鱼、甲鱼、比目鱼	80
鸭肉	50	大黄鱼、黑鲢、鲫鱼	80
鹅肉	50	对虾、青虾、鲜贝	80
兔肉	100	蟹肉、水发鱿鱼公	100
鸡蛋粉	15	水发海参	350

注：每份肉类食品提供蛋白质 9g，脂肪 6g，能量 376kJ（90kcal）。除蛋类为市品重量，其余一律为净食部分计算。

附表 4–8 油脂类食品能量等值交换份表

食品名称	质量（g）	食品名称	质量（g）
花生油、香油（1 汤匙）	10	猪油	10
玉米油、菜油（1 汤匙）	10	牛油	10
豆油（1 汤匙）	10	羊油	10
红花油（1 汤匙）	10	黄油	10
核桃仁、杏仁、松子、芝麻	15	葵花籽（带壳）	25
芝麻酱、花生酱	15	南瓜子	30
花生仁（30 粒，干）	15	西瓜子	40

注：每份油脂类食品提供脂肪 10g，能量 376kJ（90kcal），其中每份硬果类食品提供蛋白质 4g，脂肪 7g，碳水化合物 2g，能量 376kJ（90kcal）。

附录 5　治疗膳食的制作方法

一、半流质膳食

1. 百合粥

原料：大米 25g，鲜百合 80g，水适量。

制法：大米洗净浸泡 1 小时备用，百合洗净。锅中放入水和大米，大火烧开后捞出浮沫，再转小火炖煮 30 分钟，加入鲜百合，继续炖煮至百合熟软烂即可。

功效：滋阴清热，润肺止咳。

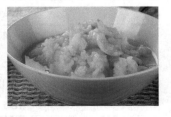

2. 翡翠鸡粥

原料：大米 25g，鸡胸脯 50g，菠菜 100g，葱、姜、盐各适量。

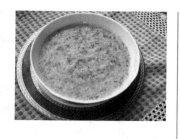

制法：菠菜拣洗干净，用开水焯，将大米、鸡胸脯、菠菜、葱、姜、盐一起放入破壁机，选养生粥档。

功效：补脾养血，益肝肾，清热生津。

3. 焖鲍鱼馇粥

原料：鲍鱼 2 只，小碴子玉米 50g，葱、姜、盐各少许，料酒适量。

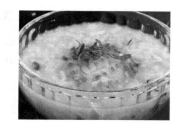

制法：将鲍鱼用刷子刷干净，然后切成小粒，放入碗里，再加入几滴料酒，几片葱姜，腌制去腥；小碴子玉米洗净，泡半个小时后放入砂锅，开大火煮；煮到软，放入腌好的鲍鱼粒；大火煮开转小火，焖熬至 1 个小时，洒上葱花、盐拌匀即可。

功效：滋补肝肾，润燥利肠。

二、治疗膳食

1. 河塘小炒

原料：鲜百合 100g，莲子 80g，荷兰豆 50g，胡萝卜 30g，枸杞子 10g，花生油 10mL，盐 2g，葱、蒜适量。

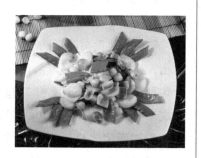

制法：提前泡发好干莲子、枸杞子备用。锅中入水烧开依次加入准备好的百合、莲子、胡萝卜、荷兰豆焯开捞出备用。锅中入油，加入蒜和姜炒香，放入荷兰豆翻炒，加入百合等继续炒，加盐炒匀后出锅。

功效：宁心安神，润肺止咳。

2. 芦笋木耳炒虾球

原料：明虾 200g，芦笋 100g，胡萝卜 30g，黑木耳 5 朵，料酒 5g，姜 3g，葱 3g，蒜泥 3g，油 15g，盐 2g。

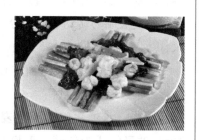

制法：鲜虾剥出虾仁，木耳提前泡发，芦笋斜切段，木耳开水烫熟。芦笋用水焯熟。锅内倒油，烧热，虾仁滑熟，放入葱姜蒜炒香，放入芦笋和木耳，放入盐调味即可。

功效：补气血，清肠胃，温肾壮阳。

3. 葱烧海参

原料：水发海参 1000g，清汤 250g，西蓝花 1 颗，料酒 10mL，湿玉米粉 9g，油 10g，葱 120g，酱油、味精、食盐各适量。

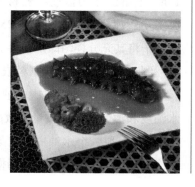

制法：西蓝花洗净用开水焯，沥干水分。将水发海参洗净，用开水氽 1 次，用油将葱段炸黄，捞出葱段，海参下锅，加入清汤 100g 和以上调料的一半，用微火炖烂。捞出海参放入大盘，原汤不用，将西蓝花放在海参旁，锅内放清汤 150g，下入余下的调料，勾芡即成。

功效：滋肺补肾，益精壮阳。

4. 小鸡炖蘑菇

原料：笨鸡 1 只（1000g），榛蘑 200g，干香菇 4 朵，酱油 30g，冰糖 5g，盐 5g，油 20g，葱、姜、香叶、八角、桂皮、花椒、白芷等适量。

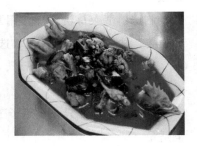

制法：笨鸡洗净斩块、用清水浸泡两小时去血水；将榛蘑、香菇清水泡发洗净；取一块纱布，将大葱、姜、香叶、八角、桂皮、花椒和白芷包成调味包。锅中倒入食用油，烧至五成热；将浸泡干净的鸡块倒入锅中，翻炒至变色；水分炒至干，加酱油、冰糖和盐，继续翻炒均匀；在锅中加入开水，水量没鸡块；加入调味包；加入榛蘑和香菇；大火烧开转小火，加盖慢炖 1 小时，剩余少量汤汁，改大火收汁。

功效：补中益气，补精填髓。

三、主食

1. 茼蒿烧麦

原料：小麦粉 250g，茼蒿叶 200g，火腿末 50g，精盐 2g，香油 20g。

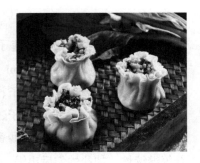

制法：将茼蒿叶择洗干净，放入沸水锅内，焯至三成熟后捞出，捞出控净水，剁碎，盛入盆内，撒上精盐搅拌，加香油拌匀即成馅心。取小麦粉 250g 放入面盆内，加入沸水 70g 搅拌成半熟面，再用冷水 30g 揉匀，取出放案板上。案板上撒少许面粉搓面团成长条，分 20 个剂子拍扁，用长约 23cm 的枣核形擀面杖将其制成中间稍厚、边缘较薄、有褶纹并略凸起呈荷叶形的面皮。左手托起面皮，挑馅心抹在面皮中间，随即五指合拢包住馅心，五指顶在烧麦坯的 1/4 处捏住，让馅心微露，再将烧麦在手心转动一下位置，以大拇指与食指捏住"颈口"，并在烧麦坯口上点缀少许火腿末，放入有马尾松针的蒸笼内，盖上盖，上锅蒸约 5 分钟即成。

功效：宽中理气，清血养心。

2. 淮山茯苓小烧饼

原料：水油皮组成为小麦粉 100g、水 38g、油 38g、糖 10g。油酥组成为低筋小麦粉 120g、油 20g。馅料为茯苓粉、芡实粉、莲子粉、白芝麻各 25g（将馅料内的原料放入碗中，用筷子将其充分拌匀即是馅料）。

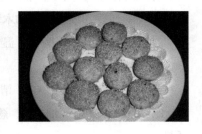

制法：将水油皮的原料依次倒入容器中，揉成可拉至薄膜的面团；把油酥原料中的油和面粉用手抓匀既是油酥；将水油皮和油酥等分成重量一致的水油皮面剂和油酥团。水油皮每个 15g、油酥每个 15g、馅料每个 25g。取一个水油皮，搓圆后按扁包入一份油酥，收口捏紧朝下，擀成牛舌状翻面卷起，依次做完。再取一个卷胚，用擀面杖擀至圆形，包入馅料收口捏紧，滚圆后放在案板上，稍稍按压拍扁刷上一层清水蘸上芝麻，将依次做好的生胚放入烤盘，在预热好的烤箱中层（上火180℃，底火200℃），烤20分钟侧面起酥即可。

功效：宁心安神，健脾和胃。

3.二米饭

原料：大米35g，黑米40g，水200g。

制法：把各原料放入电饭煲中，标准煮，35分钟即可。

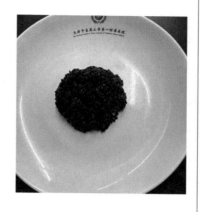

4.杂粮馒头

原料：小麦粉200g，玉米面175g，酵母粉3g。

制法：（1）将玉米面和小麦粉混合。

（2）用少许温水将酵母粉化开后，倒入面粉中。

（3）将剩余的温水倒入面粉，用筷子搅成棉絮状。

（4）用手揉面，揉至面团表面光滑。

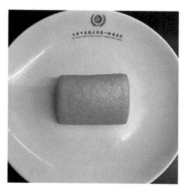

（5）面团放到容器中盖好盖子，或表面盖上潮湿的屉布，放在温暖处发酵至两倍大，时间长短随环境温度高低不等，杂粮较难发酵，可适当延长时间。

（6）发酵好后，将面团放在案板上，再反复揉一会儿。

（7）将揉好的面团整形成圆柱形。

（8）切成同等大小的5个剂子，用手揉搓，整形成圆圆的馒头。

（9）馒头生坯底部沾些面粉，放在盖帘上，每个之间留出距离。

（10）生坯表面盖上潮湿的屉布，继续发酵，使生坯再次涨大。

（11）发酵约30分钟，轻轻按压表面可感觉有弹性即可。

（12）蒸锅内铺上潮湿的屉布，将馒头生坯放入，留出距离。

（13）锅盖盖好，如果锅盖不严，最好用布将锅盖边缘包起来，防止漏蒸汽。

（14）大火烧开蒸锅内的水后，转中火蒸20分钟。关火后，放置3～5分钟再打开盖子。